reinhardt

Walburga Brügge · Katharina Mohs

Therapie bei Sprachentwicklungsstörungen

Eine Übungssammlung

Mit 50 Abbildungen und 3 Tabellen

6., überarbeitete Auflage

Ernst Reinhardt Verlag München

Walburga Brügge und Katharina Mohs sind Logopädinnen mit langjähriger Berufserfahrung in den Bereichen Diagnostik und Therapie von kindlichen Sprach- und Sprechstörungen sowie von Stimmstörungen und Stottern.

Zu diesem Buch ist ein Arbeitsheft erhältlich:
Arbeitsheft zur Therapie der Sprachentwicklungsverzögerung
39 Seiten. 133 Abbildungen. (978-3-497-01665-5)

Bibliografische Information der Deutschen Nationalbibliothek

Die Deutsche Nationalbibliothek verzeichnet diese Publikation in der Deutschen Nationalbibliografie; detaillierte bibliografische Daten sind im Internet über <http://dnb.d-nb.de> abrufbar.
ISBN 978-3-497- 03073-6 (Print)
ISBN 978-3-497- 61529-2 (PDF-E-Book)
6. Auflage

1.–3. Auflage unter dem Titel „Therapie der Sprachentwicklungsverzögerung“

Printed in EU
Zeichnungen: Alexander Feldweg, A. Feldweg@t-online.de
Satz: FELSBERG Satz & Layout, Göttingen

Ernst Reinhardt Verlag, Kemnatenstr. 46, D-80639 München
Net: www.reinhardt-verlag.de E-Mail: info@reinhardt-verlag.de

Inhalt

Vorwort zur sechsten Auflage

„Sprache ist die Kleidung der Gedanken"
(S. Johnson)

Eines der Ziele der logopädischen Therapie von Sprachentwicklungsstörungen ist es, die Kommunikationsfähigkeit eines Kindes zu verbessern oder wiederherzustellen, um die sprachliche Teilhabe am Leben in der Gemeinschaft zu ermöglichen.

Für den Therapieprozess ist eine individuelle und vertrauensvolle Arbeit mit dem Kind, aber auch eine respektvolle Zusammenarbeit mit Eltern und Bezugspersonen wichtig.

Um den therapeutischen Alltag zu erleichtern und die Therapien abwechslungsreich gestalten zu können, wurde diese Übungssammlung für die sechste Auflage aktualisiert.

Wir wünschen einen kreativen und erfolgreichen Umgang mit den Inhalten dieses Buches und Freude im Kontakt mit den Kindern, die wir als Therapeuten ein Stück auf dem Weg in die Welt der Sprache begleiten.

Hamm, im Mai 2021 Walburga Brügge und Katharina Mohs

Einführung

Dieses Buch enthält eine Auswahl von Übungen zur Therapie bei Sprachentwicklungsstörungen. Es werden vor allem Übungen zu den Bereichen Sprachverständnis, Lexikon, Artikulation und Grammatik vorgestellt. Übungen zu Bereichen, die in unmittelbarem Zusammenhang mit der sprachlichen Entwicklung stehen, wie Mundmotorik, auditive Wahrnehmung, Feinmotorik und allgemeine Haltungs- und Entspannungsübungen sind ebenfalls berücksichtigt. Für die Auswahl der Übungen war ausschlaggebend, dass ein schneller und einfacher Einsatz in der praktischen Arbeit möglich ist und dass mit möglichst geringem Aufwand neben handelsüblichen auch Spiele entstehen können, an denen das Kind aktiv bei der Herstellung oder der Gestaltung beteiligt ist. Die Vielzahl der Spielvorschläge zu einem Bereich ist vor allem für die Kinder gedacht, die über einen langen Therapiezeitraum zur Therapie kommen und für die der Therapeut auf ein variables und vielfältiges Angebot zurückgreifen möchte. Therapeuten, die Abwechslung und Spannung in der Therapie suchen und bereit sind, die Übungen mit Phantasie und Kreativität zu gestalten, finden in dieser Übungssammlung entsprechende Anregungen.

Aufgrund der besseren Lesbarkeit, wird meist nur die männliche Form, also z. B. Therapeut genannt, selbstverständlich sind an jeder Stelle alle Geschlechter (m / w / d) angesprochen.

Es wurden Übungen verschiedener Therapiemethoden ausgewählt und zusammengestellt, die sich in einem mehrdimensionalen Ansatz sinnvoll ergänzen. Die Aufgabe des Therapeuten ist es, nach ausführlicher logopädischer Diagnostik und Therapieplanung aus dem vorliegenden Angebot individuell für das jeweilige Kind Spiele und Übungen zusammenzustellen. Die Komplexität eines Spieles sollte sich vor allem nach dem Entwicklungsstand des Kindes, seiner Aufnahmekapazität und Konzentrationsfähigkeit richten.

Ein Therapieverlauf ist nicht immer nach Einzelzielen trennbar, oft greifen Übungen verschiedener Bereiche ineinander und müssen vom Therapeuten störungsspezifisch ausgewählt und sinnvoll kombiniert werden.

Der Therapeut sollte sich in seinem Vorgehen und der Übungsauswahl dem Entwicklungs- und Lerntempo des Kindes anpassen. Auf jeder Stufe müssen Erfahrungen verarbeitet und gefestigt werden, bevor das Kind weitere Entwicklungsschritte machen kann. Es wechseln sich also Phasen deutlicher Entwicklungsfortschritte mit Phasen vermeintlicher Ruhe ab, in denen das Kind neu Erlerntes festigt, anwendet und neu strukturiert, um sich so auf weiteres Lernen vorzubereiten.

Der Therapeut sollte bereit sein, sich in kindliches Rollenspiel einzufügen und mit Einsatz von Mimik und Gestik zu spielen. Es muss – wenn die Therapie gelingen soll – ein stabiler Kontakt bestehen.

Therapeutische Grundkenntnisse: Für den Umgang mit dieser Übungssammlung wird Basiswissen des Therapeuten vorausgesetzt:

- Kenntnis der logopädischen Fachterminologie
- Kenntnis über mögliche Ursachen einer Sprachentwicklungsstörung
- Erfahrung in der Diagnostik und im Erstellen eines differenzierten Therapieplanes
- Erfahrung im Umgang mit Kindern
- Kenntnis über Sprachmodellverhalten, Modellierungstechniken und die Funktion des sprachlichen Vorbilds
- individuelles Eingehen auf jedes Kind bzw. Elternteil
- Sicherheit bei der Planung und Gestaltung von Elterngesprächen

Inhalte: Die hier beschriebenen Therapiebereiche umfassen:

- Gesamtkörperliche Lockerungs- und Entspannungsübungen und gezielter Spannungsaufbau
- Verbesserung der feinmotorischen Geschicklichkeit
- Verbesserung der orofazialen Funktionen durch Förderung der Beweglichkeit, Geschicklichkeit, Kinästhetik und Propriozeption
- Wecken der auditiven Aufmerksamkeit und Förderung der Verarbeitung auditiver Sinneseindrücke
- Lautanbahnung und -festigung mit gesamtkörperlicher Bewegungsunterstützung
- Förderung des Sprachverständnisses und der Semantik, Erweiterung des Wortschatzes
- Erweiterung der grammatikalischen Kompetenz

Diagnostik: Voraussetzung für die Therapieplanung ist neben der pädaudiologischen Untersuchung zum Ausschluss organischer Ursachen eine ausführliche Befunderhebung, die Anamneseerhebung im Gespräch mit den Eltern, sowie die Erfassung und Beschreibung des sprachlichen Entwicklungsstandes des Kindes unter Einbeziehen der sensorischen, motorischen und kognitiven Bereiche und unter Berücksichtigung sozial-emotionaler Gegebenheiten. Das Gespräch mit den Eltern sollte auch eine Beratung über ggf. notwendige weiterführende Diagnostik und/oder Behandlung (interdisziplinäre Zusammenarbeit) beinhalten.

Beratungsgespräch: Der Entwicklungsverlauf des Kindes ist immer in Zusammenhang und unter Berücksichtigung seines Lebensraumes, der augenblicklichen familiären und gesundheitlichen Situation und der Möglichkeiten und Anregungen, die das Kind bekommt, zu sehen. Danach ist auch die Beratung der Eltern oder der für die Therapie maßgeblichen Bezugspersonen zu gestalten (das können auch Tagesmütter, Großeltern, Sozialarbeiter oder Erzieher sein – wir sprechen im Verlauf des Buches immer die Eltern an, die vorgenannten Personen sind an diesen Stellen selbstverständlich auch gemeint).

Die engsten Bezugspersonen sollten individuell, unter Berücksichtigung des familiären Umfeldes und der bestehenden Möglichkeiten, in den therapeutischen Prozess eingebunden werden.

Die Therapiefrequenz: Häufigkeit und -dauer sollten ggf. mit dem verordnenden Arzt abgesprochen werden. Es gibt hier verschiedene Möglichkeiten der Therapiezeiten, -abstände oder -intervalle.

Interdisziplinäre Zusammenarbeit: Der Therapeut entscheidet, immer in Absprache mit dem verordnenden Arzt, ob eine Therapieaufnahme zum Zeitpunkt der Vorstellung des Kindes notwendig ist oder ob die weitere Entwicklung des Kindes beobachtet wird und zunächst nur die Eltern bzgl. ihres Sprachmodellverhaltens beraten werden. Alternativ sind bei manchen Kindern andere Therapien, z. B. Ergotherapie/Physiotherapie/Frühförderung/Psychomotorik/psychologische Beratung, indiziert.

Therapeut: Wichtig ist der Kontakt zum Kind, eine angenehme Atmosphäre (das Kind ist angenommen, wie es ist) und eine genaue Beobachtung verschiedener Situationen: Wie geht das Kind mit Gegenständen/Spielen um, wie ist der Kontakt zu den Eltern, wie geht es mit Anforderungen um, wie ist seine Konzentration und der Blickkontakt zum Gesprächspartner.

Therapeuten sind „Gast" in den Familien, deren Kinder sie ein kurzes, wenn auch wichtiges Wegstück begleiten. Sie können Anregungen geben, sollten aber darauf achten, dass sie die Zuständigkeit und Verantwortung für das Kind bei den Eltern belassen und die Kompetenz der Eltern im Umgang mit ihren Kindern anerkennen und stärken.

Gestaltung des Therapieraumes: Der Therapieraum sollte kindgerecht eingerichtet sein und Möglichkeiten für freies Spiel beinhalten. Insgesamt sollte es ein Raum mit wenig Ablenkern sein, damit sich das Kind auf die jeweils wichtigen Therapie- und Spielabläufe konzentrieren kann.

Arbeitsheft: In vielen Übungen finden sich Vorschläge zum Malen, Stempeln, Kleben oder Drucken. Um die Therapievorbereitung zu erleichtern, sind Bildvorlagen in einem Arbeitsheft zusammengestellt. Dort finden sich auch die Bilder zu den einzelnen Mundbewegungen sowie die Symbole zur Unterstützung der Lautanbahnung, außerdem Abbildungen von Geräusch- und Klangquellen, die bei Spielen im Bereich der auditiven Wahrnehmung eingesetzt werden können. Alle hier beschriebenen Übungen sind auch mit eigenen Bildvorlagen durchführbar.

Übungen: Die Übungen bzw. Übungsgruppen werden jeweils vorgestellt mit ihren Zielen, ggf. mit besonderen Hinweisen und dann detailliert mit dem konkreten Vorgehen. Übungen/Bewegungen sollten gemeinsam bzw. abwechselnd durchgeführt werden, der Therapeut kann so Modellfunktion übernehmen.

Spiele wiederholt anbieten

Bereits bekannte und einfache Spielabläufe und -regeln erfordern weniger Konzentration für das Spiel selbst, so dass sich das Kind besser auf die Eigenwahrnehmung konzentrieren kann.

Dazu ein Beispiel aus der Praxis: Nach einem Spielangebot mit dem Ziel, einen Laut isoliert zu festigen, wurde beim Einräumen der Spielsteine des Jenga-Spiels noch einmal der Laut ausprobiert, indem das Wegpacken eines Steins jeweils mit dem Ziellaut begleitet wurde. Bei diesem einfachen Handlungsablauf gelang die Lautbildung. So können manchmal einfache Handlungsmuster (z. B. Einräumen/Sortieren von Spielmaterial) mit einem Ziel verbunden werden.

Korrektives Feedback

Sprachmodellverhalten sollte immer wieder angeboten werden, sowohl in freien Spielsituationen als auch bei Übungen in den verschiedenen Bereichen und im Gespräch miteinander.

Geschlossene Augen während der Übungen

Bei einigen Übungen ist es sinnvoll, die Augen zu schließen, da eine bessere Konzentration und Wahrnehmung möglich ist, wenn visuelle Reize nicht ablenkend wirken. Kinder, denen es schwer fällt, die Augen geschlossen zu halten, können auch eine Maske aufsetzen (z. B. vom Spiel „Blinde Kuh") oder sich die Augen mit einem Tuch verbinden lassen.

Handzeichen

Bei der Anbahnung und Festigung von Phonemen bietet es sich an, Handzeichen/Handbewegungen mit den Phonemen zu verbinden, die an den Bildungsort/die Bildungsart erinnern. Im Verlauf reicht oft das Handzeichen aus, um die Bildung und den Transfer des Phonems zu unterstützen.

Regeln

Abläufe sollten geplant und strukturiert sein, jedoch lassen sich aufgestellte Spielregeln nicht immer konsequent verfolgen. Wenn sich z. B. eine ausgewählte Übung nicht wie geplant realisieren lässt, müssen während des Spiels neue Regeln gefunden und umgesetzt werden.

Wettspiele/Token

Das Prinzip des „Um-die-Wette-Spielens“ ist nicht für alle Kinder gleichermaßen geeignet, hier muss der Therapeut individuell abwägen, ob Kind und Therapieziel davon profitieren können.

Bei Wettspielen können verschiedene Token für eine Übung eingesetzt werden.

Gruppentherapie

Viele der hier aufgenommenen Übungen eignen sich auch für die Gruppe. Bei einer Gruppentherapie sollte der Therapeut im Auge behalten, ob die Gruppe noch sinnvoll für die Therapieziele aller Kinder ist oder ob er einzelne Kinder herausnehmen, die Gruppe aufteilen oder neu zusammensetzen muss.

Hausaufgaben

Zur Festigung erarbeiteter Therapieinhalte können Hausaufgaben mitgegeben werden, der Therapeut entscheidet dies individuell, wenn er den Eindruck hat, dass das Kind und seine Bezugsperson konstruktiv miteinander arbeiten können. Die Bezugspersonen sollten in diesem Fall genau informiert werden, was und wie sie mit ihrem Kind üben können. Die Aufgabe kann dann während der nächsten Therapieeinheit nochmals aufgegriffen und wiederholt werden.

Sammelmappe

Alle gemalten Bilder, Spiele und Hausaufgaben können in einer Mappe gesammelt werden. So kann das Kind zu Hause oder im Kindergarten, wenn dies die Gruppensituation zulässt, einige Dinge wiederholen. Viele Kinder sind stolz auf eine solche Mappe, weil sie an die Hefte der „großen“ Schulkinder erinnert.

Zeichen/Symbole

Auf einige Besonderheiten möchten wir den Leser an dieser Stelle aufmerksam machen: Einige Textstellen sind mit Zeichen/Symbolen versehen, die einer schnelleren Orientierung dienen sollen.

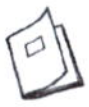

Wenn Sie dieses Zeichen sehen, bietet es sich an, Bildmaterial des Arbeitshefts zu verwenden.

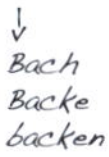

Es handelt sich um einen Verweis auf die Wortlisten in Kapitel XI .

Als Online-Zusatzmaterial stehen Elternbögen mit Informationen und Übungen unter www.reinhardt-verlag.de zum Download bereit.

I Mundmotorik

Für die Artikulation ist die Koordination der Bewegungen verschiedener Muskeln des orofazialen Systems und deren willkürliche Steuerung Voraussetzung. Daher ist es wichtig, Kraft, Beweglichkeit und Geschicklichkeit in diesem System zu fördern.
Ein weiteres Ziel ist die Förderung der taktil-kinästhetischen Wahrnehmung. Die Eigenwahrnehmung und die Artikulationsgenauigkeit sind abhängig von den taktilen, propriozeptiven und kinästhetischen Empfindungen (Druck, Berührung, Lage, räumliche Orientierung) der Lippen, der Zunge, der Wangen und des Gaumens.

Die Koordination der orofazialen Muskulatur ist nicht nur für die Artikulation, sondern auch für die Nahrungsaufnahme von besonderer Bedeutung. Dazu gehören Mundschluss, Zungenruhelage, Zungenbewegungen zum Transport und zur Positionierung der Nahrung, Kaubewegungen zum Zerkleinern der Nahrung, Sensibilität zur Beurteilung der Konsistenz der Nahrung bzw. zur Wahrnehmung von Nahrungsresten im Mundraum und der Schluckvorgang. Bei der Säuberung der Wangentaschen, des Mundvorhofs bzw. der Zahnreihen ist eine gute und gezielte Zungenbeweglichkeit wichtig. Ein sehr kurzes Zungenbändchen kann diese Zungenfunktion erschweren oder verhindern.

Die hier beschriebenen Übungen können Teil der myofunktionellen Therapie sein, die die Herstellung des orofazialen Gleichgewichtes, der Zungenruhelage und des physiologischen Schluckablaufs zum Ziel hat.

Der konsequente Mundschluss unterstützt die physiologische Nasenatmung als Ruheatmung und das muskuläre Gleichgewicht im orofazialen System.

HINWEIS: Indem sowohl der Therapeut als auch das Kind jede Übung gemeinsam bzw. abwechselnd durchführen, hat das Kind ein Vorbild für die Ausführung der Bewegung. Ein spielerischer Rahmen kann die Motivation des Kindes erhöhen. Der Therapeut hat die Möglichkeit, selber auch etwas falsch zu machen, sodass auch das Kind beobachten und korrigieren kann. Besonders bei Kindern mit Störungsbewusstsein kann so die Hemmschwelle gesenkt werden, bestimmte Übungen auszuprobieren. Der Therapeut sollte entscheiden, ob und wann es sinnvoll ist, die Bewegungen vor dem Spiegel durchzuführen, um über die visuelle Eigenkontrolle die taktile, kinästhetische und propriozeptive Wahrnehmung zu unterstützen. Die orofaziale Muskulatur ist abhängig vom gesamtkörperlichen muskulären Spannungszustand. Daher ist auf den Ausgleich unphysiologischer Spannungszustände zu achten. Übungsvorschläge zur Körperhaltung, zum Spannungsaufbau und zur Lockerung finden sich in Kapitel VI S. 113 ff.

Dieses Kapitel ist in folgende Abschnitte aufgeteilt:

A Zungenübungen
B Lippenübungen
C Kombination verschiedener Zungen- und Lippenbewegungen
D Aktivierung der mimischen Muskulatur
E Übungen zur Luftstromlenkung
F Ansaugen durch den Strohhalm

A Zungenübungen

1 Förderung der allgemeinen Zungenbeweglichkeit

ZIELE

- Verbesserung der Beweglichkeit
- Erweiterung der Bewegungsmöglichkeiten
- Einnehmen, Wiederfinden und Halten bestimmter Positionen
- Exaktes Ausführen bestimmter Bewegungen
- Gezielte, schnelle Lageveränderung durch verbesserte Kinästhetik
- Verbesserung der Wahrnehmung des Mundinnenraumes

Vorgehen

Die nachfolgend aufgeführten Bewegungen werden gemeinsam mit dem Kind, evtl. mit Unterstützung durch einen Spiegel, ausgeführt. Die Spielvorschläge bieten Möglichkeiten, die Bewegungen spielerisch umzusetzen. Die meisten Bewegungen sind bildlich dargestellt. Die Bilder können wiederum im Spiel eingesetzt werden.

S. 3–5

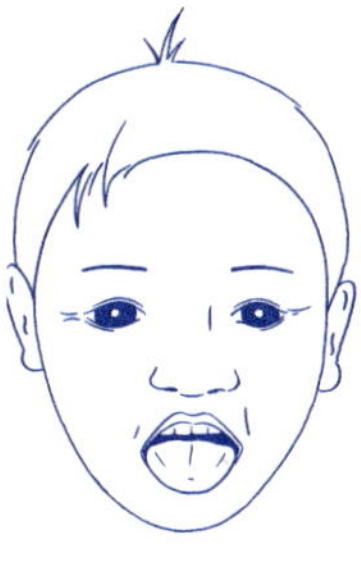

Abb. 1

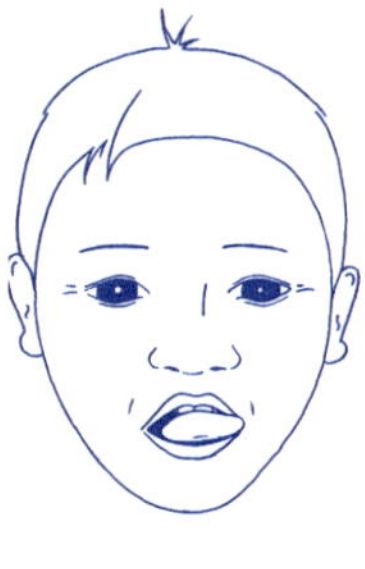

Abb. 2

Bewegungsmöglichkeiten

- Zunge möglichst gerade herausstrecken und auf Kommando (Klopfen, Klatschen) schnell wieder in den Mund ziehen (bei geöffneten oder geschlossenen Lippen) (Abb. 1).
- Zunge bei geöffneten Lippen gerade herausstrecken und im Wechsel breit und spitz machen.
- Zungenspitze bei geöffneten Lippen im Wechsel rechts und links in die Mundwinkel bewegen, Tempowechsel. Darauf achten, dass wirklich nur die Zungenspitze zu sehen ist und sich der Unterkiefer nicht mitbewegt (Abb. 2)!

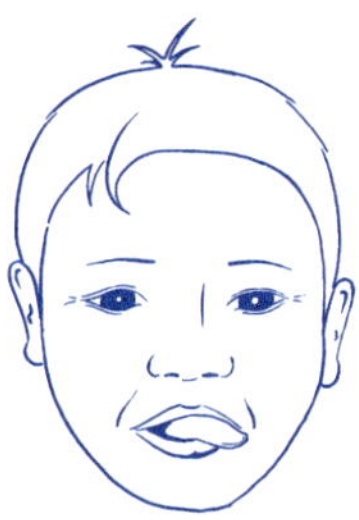
Abb. 3

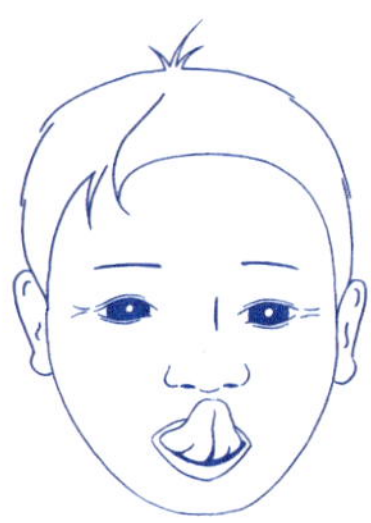
Abb. 4

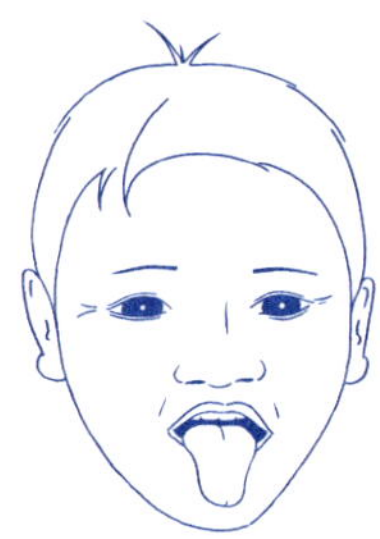
Abb. 5

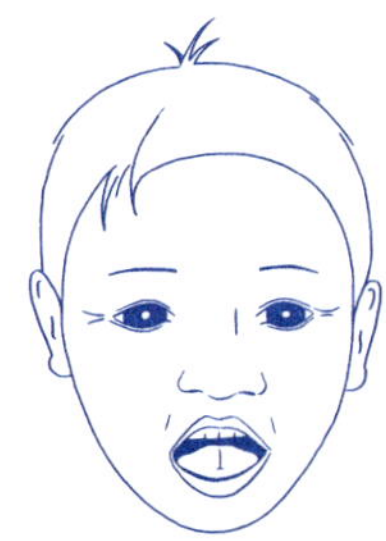
Abb. 6

- Zunge bei geöffneten Lippen weit herausstrecken, dann weit nach rechts bzw. links bewegen, Tempowechsel (Abb. 3). **Variation:** Zunge nur zu einer Seite und zur Mitte zurückbewegen.
- Zungenspitze nach oben zur Nase führen, wieder zur Mitte zurück (Abb. 4). **Hilfe:** Zungenspitze zunächst an die Oberlippe führen, von dort weiter nach oben gehen, evtl. mit dem Finger unterstützen.
- Zungenspitze nach unten zum Kinn führen, wieder zur Mitte zurück (Abb. 5). **Variation:** Die Zunge im Wechsel nach oben zur Nase, dann nach unten zum Kinn führen.
- Zunge bei geöffnetem Mund flach hinter die unteren Schneidezähne legen, die Position für einige Sekunden halten (Abb. 6).
- Zungenspitze bei geöffneten Lippen im Wechsel an die Oberlippe (Abb. 7) und an den Gaumen (Alveolaren) (Abb. 8) legen, Tempowechsel. **Variation:** Zungenspitze im Wechsel an die oberen Schneidezähne (Abb. 9), dann dahinter an den Gaumen (Alveolaren) legen, Tempowechsel.
- Zungenspitze bei geöffneten Lippen am Gaumen entlang nach hinten führen (Abb. 10).
- Zunge bei geöffnetem Mund zurückziehen, der Zungenrücken wölbt sich nach hinten hoch, die Zungenspitze bleibt dabei am Mundboden.

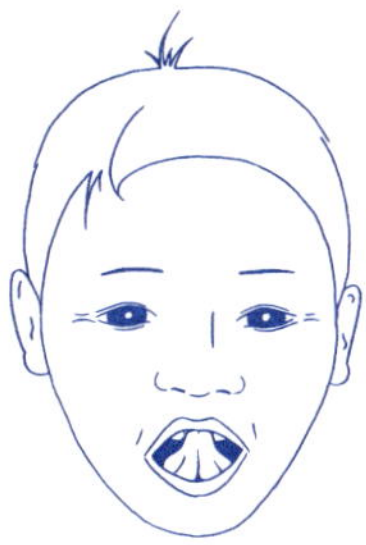

Abb. 7

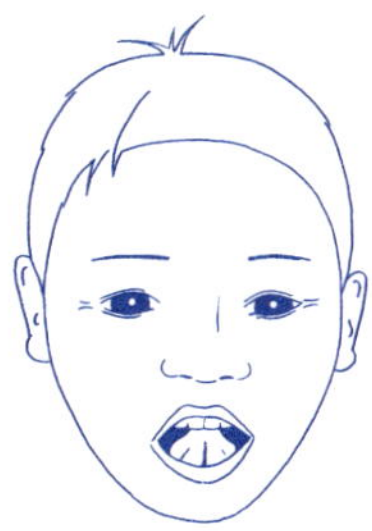

Abb. 8

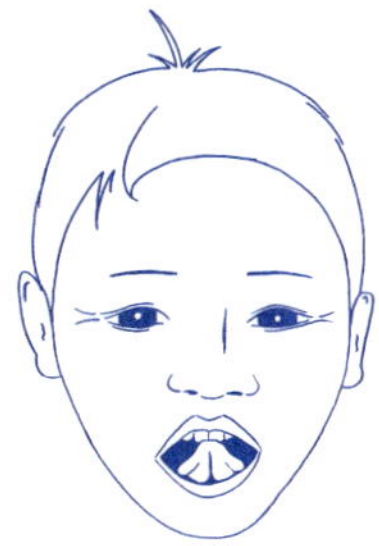

Abb. 9

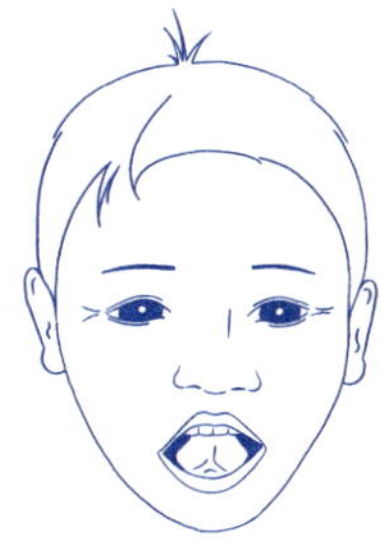

Abb. 10

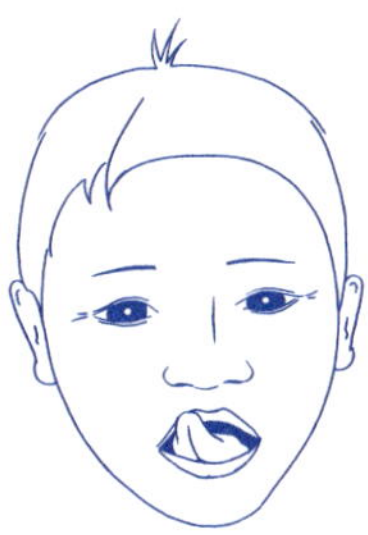

Abb. 11

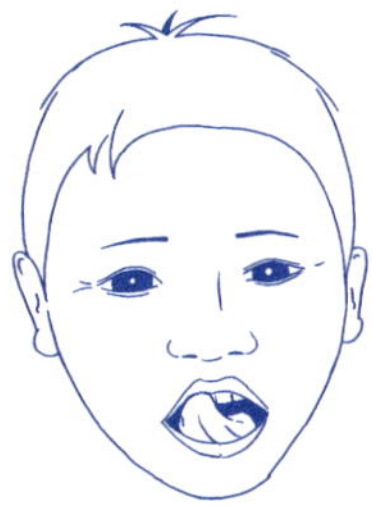

Abb. 12

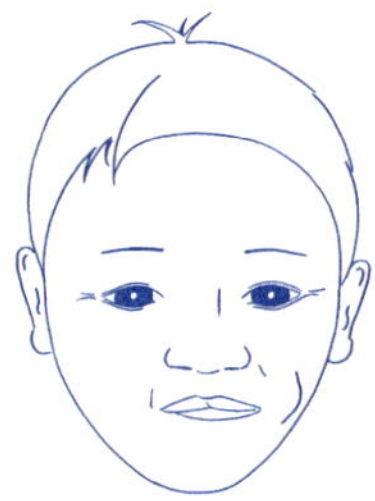

Abb. 13

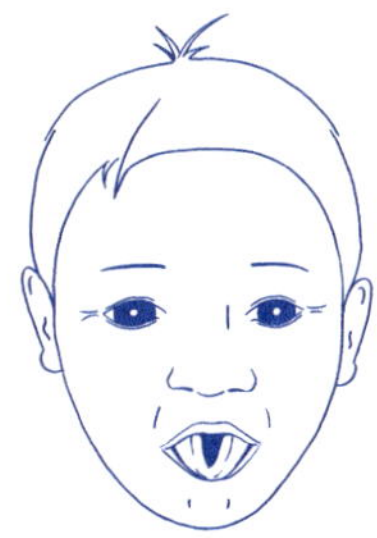

Abb. 14

- Mit der Zungenspitze die geöffneten Lippen ablecken, Richtungs- und Tempowechsel (Abb. 11).
- Mit der Zunge die Zähne putzen, außen und innen, Richtungs- und Tempowechsel (bei geöffneten oder geschlossenen Lippen) (Abb. 12).
- Mit der Zunge bei geschlossenen Lippen eine Beule in die rechte/linke Wange drücken (Abb. 13). **Steigerung:** Mit dem Finger von außen gegen die Zunge drücken, die trotzdem in ihrer Position bleiben soll.
- Eine Zungenrille bilden (Abb. 14).
- Schnalzen: Ansaugen der Zunge am Gaumen, Zunge dann plötzlich lösen.
- Die Zunge bei geöffnetem Mund am Gaumen ansaugen, den hinteren Teil lösen, die Zungenspitze bleibt an den Alveolaren liegen.
- Ansaugen der Zunge am Gaumen bei geöffnetem Mund. Diese Spannung einige Sekunden halten, dann lösen.
- Mit der Zunge bei geöffneten oder geschlossenen Lippen die Zähne (Innenseite) zählen, oben und unten.
- Zunge herausstrecken und mit einem Spatel seitlich gegen den rechten oder linken Zungenrand drücken, die Zunge gegen diesen Druck gerade halten.

Spielvorschläge

S. 3–5

- Regelspiel: Bei einem gemeinsamen Spiel zieht jeder Spieler vor seinem Zug eine Bildkarte, die dargestellte Bewegung wird dann gemeinsam ausgeführt. **Variation:** Vor jedem Zug denkt sich jeder eine Bewegung aus, die dann gemeinsam ausgeführt wird.
- Flaschendrehen: Bildkarten umgedreht im Kreis auf dem Boden verteilen, dann abwechselnd eine Flasche in der Kreismitte drehen. Das Bild, auf das die Flasche zeigt, wird umgedreht, um die Übung gemeinsam auszuführen.
- Angeln: Bildkarten mit Büroklammern versehen und in ein Becken legen (es kann das handelsübliche Angelspiel eingesetzt werden). Abwechselnd eine Karte angeln und die Bewegung gemeinsam ausführen.
- Würfelspiel: Bildkarten umgedreht verteilen und mit farbigen Muggelsteinen belegen, abwechselnd würfeln und die jeweilige Karte umdrehen. Die Bewegung dann gemeinsam ausführen. **Variation:** Einen Zahlenwürfel einsetzen, dann müssen hinten auf den Karten Punkte kleben.
- Auf die umgedrehten Bildkarten jeweils offen eine Memorykarte legen. Die dazu passenden Karten werden verdeckt auf einen Stapel gelegt. Abwechselnd eine Karte vom Stapel ziehen. Wer als Erster das passende Bild gefunden hat, klatscht auf die Karte und darf das Pärchen behalten, nachdem die Bewegung der darunter liegenden Karte gemeinsam ausgeführt wurde.
- Memory: Dazu ist ein doppelter Satz der Mundmotorik-Karten erforderlich. Memory wie bekannt spielen, bei jeder Karte, die umgedreht wurde, die Bewegung gemeinsam ausführen.
- Lotto: Wie bekannt spielen, hier jedoch Mundmotorik-Bilder einsetzen.
- Flohspiel: Bildkarten umgedreht auf dem Boden verteilen und abwechselnd kleine Plättchen oder Frösche darauf schnipsen. Das Bild, das getroffen wurde, wird umgedreht, um die Bewegung gemeinsam auszuführen. **Variation:** Watte auf die Karten pusten, die jeweilige Karte umdrehen und die Bewegung gemeinsam ausführen.
- Bewegungen raten: Einige Bildkarten auswählen und offen hinlegen. Abwechselnd führt jeweils einer eine Bewegung, die auf einer der Karten abgebildet ist, aus. Der andere soll erraten, welche Karte dargestellt wurde.
- Bildkarten verdeckt auf dem Boden verteilen. Abwechselnd über ein Bild springen, umdrehen und gemeinsam die Bewegung ausführen, die dargestellt ist.
- Bildkarten gemeinsam mit dem Kind erstellen. Die Kinder malen dann selbst den Mund dazu (Abb. 15).
- Zaubern, indem mit einem Zauberstab oder Spatel bestimmte Bewegungsrichtungen gezeigt werden, die der andere mit der Zunge nachmacht. Hier kann abwechselnd gespielt werden.[1]

- Alle Spiele, die immer wiederkehrende, für das Kind einfache Handlungen haben, können mit Mundmotorik-Übungen verbunden werden. Froschhüpfen, Tempo kleine Schnecke, Lotto, Puzzle, Stapelmännchen, Packesel, Äpfelchen-Spiel, Angelspiel mit Fischen etc.: Vor jedem Zug/jeder Spielhandlung eine Bewegung ausdenken, die dann gemeinsam ausgeführt wird.
- Würfelspiel: Bei bestimmten vorher verabredeten Zahlen wird eine Übung zur Zungenbeweglichkeit durchgeführt.
- Bildkarten abwechselnd im Raum verteilen und suchen, die darauf abgebildete Bewegung dann gemeinsam ausführen.

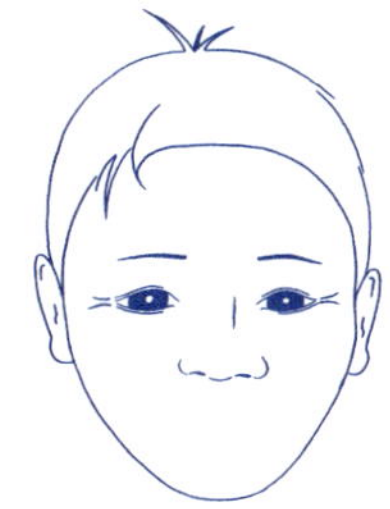

Abb. 15

FÜR ELTERN: Mundmotorik-Bildkarten können dem Kind zum Ausschneiden und Anmalen mit nach Hause gegeben werden. Den Eltern dann Spielvorschläge mitgeben, wie die Bildkarten eingesetzt werden können.

S. 3–5

Elternbogen „Mundmotorik“

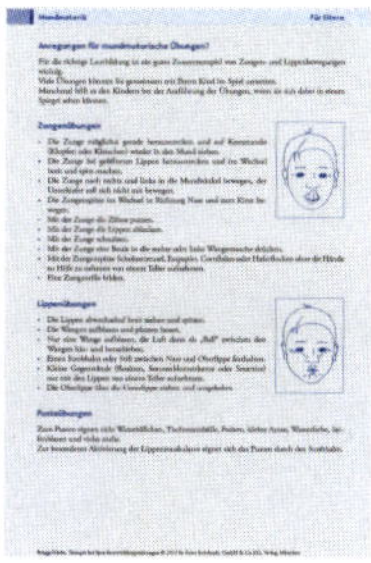

2 Schwerpunkt Zungenspitze

ZIELE

- Erweiterung der Bewegungsmöglichkeiten
- Verbesserung der Kinästhetik
- Exaktes Ausführen bestimmter Bewegungen
- Vorbereitung der Lautbildung der zweiten Artikulationszone
- Vorbereitung der myofunktionellen Therapie. Einnehmen, Wiederfinden und Halten bestimmter Positionen

a) Ablecken mit der Zungenspitze

HINWEIS: Es eignen sich zum Ablecken alle klebrigen Lebensmittel, wie zum Beispiel Honig, Schokoladencreme, Apfelmus, Marmelade, Erdnussbutter. Der Therapeut sollte sich jedoch vorher vergewissern, dass keine Nahrungsmittelunverträglichkeiten vorliegen, und Vorlieben oder Abneigungen des Kindes berücksichtigen.

Oft ist nach den Übungen ein Abtupfen des Mundes erforderlich.

Spielvorschläge

- Der Therapeut verteilt Apfelmus o. Ä. mit einem Wattestäbchen auf den Lippen des Kindes, das Kind soll die Lippen dann mit der Zungenspitze ablecken.
- Der Therapeut tupft Honig o. Ä. an einige Stellen um den Mund des Kindes herum, das Kind leckt den Honig mit der Zungenspitze ab. **Spielidee:** Der Therapeut füttert den Bär (Kind) mit Honig und traut sich nicht an den Mund des Bären. So verschmiert er dabei Honig um den Mund herum.
- Einen Tupfen Marmelade/Schokoladencreme auf die Zungenspitze des Kindes geben, das Kind soll die Zunge dann an einen bestimmten Punkt bringen: Oberlippe, Schneidezähne, Gaumen hinter den oberen Schneidezähnen. Der Punkt kann vorher auf verschiedene Weise bestimmt werden: durch Antippen mit einem Spatel, durch mündliche Anweisung oder durch Anzeichnen des Punktes auf der entsprechenden Bildkarte.

b) Aufnehmen mit der Zungenspitze

HINWEIS: Zum Aufnehmen mit der Zungenspitze eignen sich: Salzstangen-Stücke, Schokoladenstreusel/-raspel, Cornflakes, Stücke von Esspapier, bunte Streusel, Popcorn. Die Gegenstände sollten nicht zu dicht beieinander liegen, da sonst viele auf einmal aufgenommen werden. Darauf achten, dass die Gegenstände tatsächlich nur mit der Zungenspitze aufgenommen werden. Nahungsmittelunverträglichkeiten erfragen und beachten.

Spielvorschläge

- Ein kleines Stück von einer Salzstange auf der Zungenspitze transportieren. **Spielidee:** Ein Gabelstapler befördert Ladung.
- Nur mit der Zungenspitze einige Schokoladenstreusel/Cornflakes von einem Teller aufnehmen. **Gegenprobe:** Zunge breit machen, um möglichst viele Streusel o. Ä. aufzunehmen.
- Jeder bekommt ein Blatt in einer Klarsichthülle, auf dem verschiedenfarbige Kreise gemalt sind. Auf die farbigen Felder werden Cornflakes, Streusel, Kekskrümel etc. verteilt. Abwechselnd wird nun mit dem Farbwürfel gewürfelt. Je nachdem, welche Farbe gewürfelt wurde, darf man mit der Zungenspitze Krümel von dem entsprechenden Feld aufnehmen.

3 Auf Berührungsreize antworten

ZIELE

- Bewusstmachen verschiedener Artikulationsstellen
- Verbesserung der Sensibilität

HINWEIS: Bei diesen Übungen keinen Spiegel einsetzen, da die Aufgabe sonst visuell gelöst wird. Bei Einsatz des Eisstiftes ist es wichtig, darauf zu achten, dass dieser nicht die Zähne berührt.

Spielvorschläge

- Mit einem Spatel/Strohhalm einen Punkt um den Mund herum antippen, das Kind zeigt dann mit der Zunge diesen Punkt oder benennt ihn. Spielidee: Der Spatel/Strohhalm ist ein Zauberstab, der die Zunge verzaubert, sodass sie an die berührte Stelle geht.
- Mit einem Spatel/Strohhalm direkt auf verschiedene Stellen des Zungenvorderteils oder -mittelteils tippen, das Kind zeigt dann mit dem Finger die Stelle.
- Mit einem Eisstift durch Berührung Reize an verschiedenen Stellen (Zunge, Lippen, Wangentaschen, harter Gaumen) setzen. Das Kind zeigt dann oder benennt die Stelle.

4 Formen im Mundraum ertasten

ZIELE

- Verbesserung der oralen Stereognose
- Förderung der Wahrnehmung für Lage und Bewegung
- Verbesserung der Wahrnehmung des Mundinnenraumes

HINWEIS: Sollen z. B. Perlen oder Plättchen im Mundraum mit der Zunge ertastet werden, so sollte der Therapeut vorher sicherstellen, dass das Kind die Gegenstände nicht verschluckt. Zunächst essbare Materialien einsetzen (Nudeln verschiedener Form und Größe, Äpfel, Möhrenscheiben etc.), vorher mögliche Nahrungsmittelunverträglichkeiten abklären und beachten.

Spielvorschläge

- Ratespiel: Einer legt dem anderen einen Gegenstand auf die Zunge, den dieser vorher nicht sehen soll. Durch Fühlen und Schmecken dann erraten, was es ist (z. B. Nüsse, Cornflakes, Rosinen, Reis, Sonnenblumenkerne, kleine Smarties, Apfel- oder Möhrenscheiben, Gummibärchen, Pfefferminz etc.). Variation: Raten, wie viele Gegenstände auf der Zunge liegen.
- Formen erkennen: Verschiedene Formen durch Fühlen mit der Zunge erkennen (Plättchen, Perlen, kleine Nudeln etc.).

B Lippenübungen

1 Förderung der allgemeinen Lippenbeweglichkeit

ZIELE

- Verbesserung der Beweglichkeit und Koordination
- Erweiterung der Bewegungsmöglichkeiten
- Förderung der Eigenwahrnehmung
- Exaktes Ausführen bestimmter Bewegungen
- Sensibilisierung der Wangentaschen
- Verbesserung der Lippenspannung

Vorgehen

Die nachfolgend aufgeführten Bewegungen werden gemeinsam oder abwechselnd mit dem Kind, evtl. mit Unterstützung durch einen Spiegel, ausgeführt. Die Spielvorschläge bieten Möglichkeiten, die Bewegungen spielerisch umzusetzen. Die meisten Bewegungen sind bildlich dargestellt. Die Bilder können wiederum im Spiel eingesetzt werden.

S. 3–5

Bewegungsmöglichkeiten

- Lippen (geöffnet oder geschlossen) im Wechsel breit ziehen (Abb. 16) und spitzen (Abb. 17), Zahnreihen sind dabei geschlossen, Tempowechsel.
- Die Wangen zwischen die Zähne ziehen (Abb. 18), dann die Lippen auf und zu bewegen („Fischmund“) (Abb. 19).

- Lippen spitzen und „Küsschen geben“.
- Lippen bei geschlossenem Mund nach innen zwischen die Zähne ziehen und platzen lassen, indem man den Kiefer öffnet (Abb. 20).

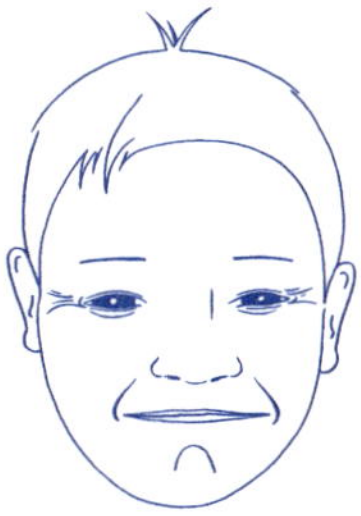
Abb. 16

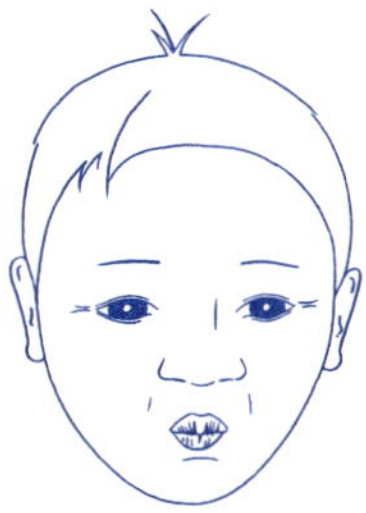
Abb. 17

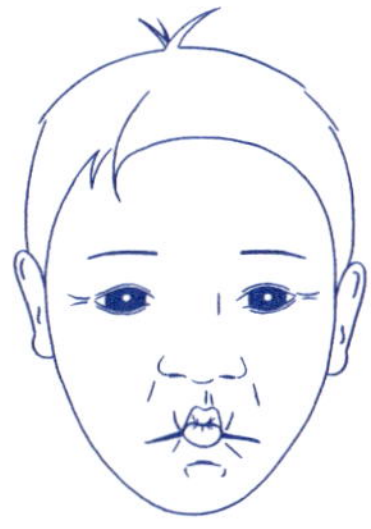
Abb. 18

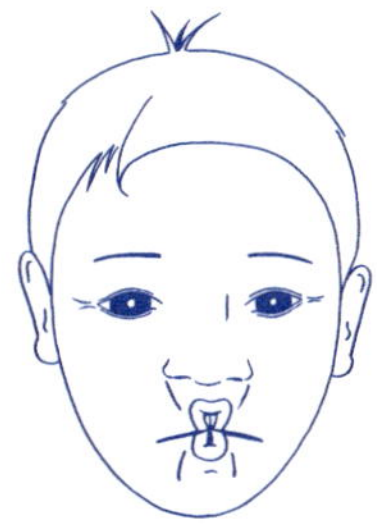
Abb. 19

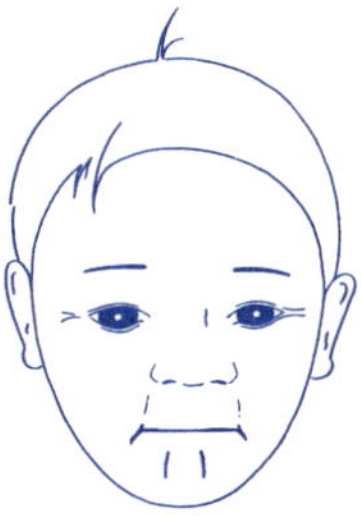
Abb. 20

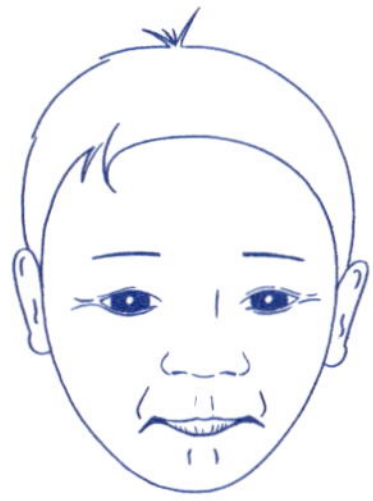
Abb. 21

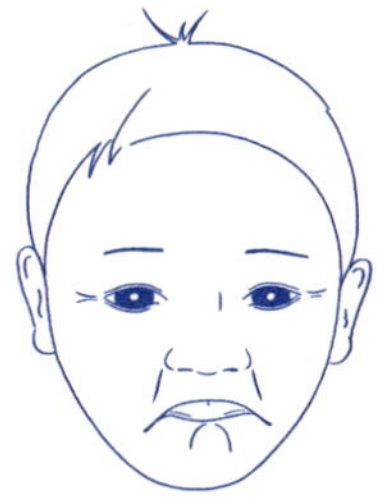
Abb. 22

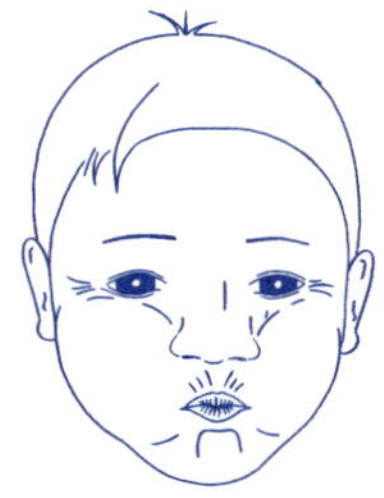
Abb. 23

- Oberlippe über die Unterlippe schieben (Abb. 21), umgekehrt auch Unterlippe über die Oberlippe (Abb. 22).
- Wangen aufblasen, dann die Lippen platzen lassen /ph/, Spannung variieren /bh/ (Abb. 23).
- Lippen vibrieren lassen (Kutscher-Brrr).

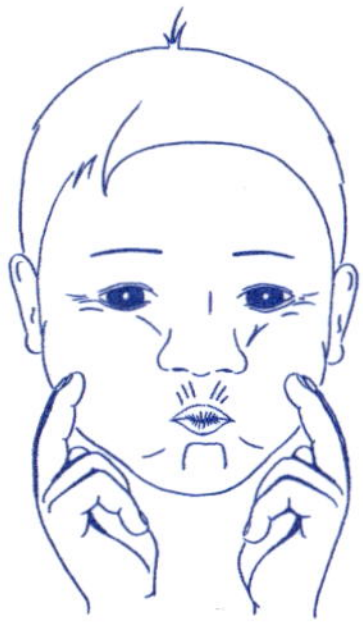
Abb. 24

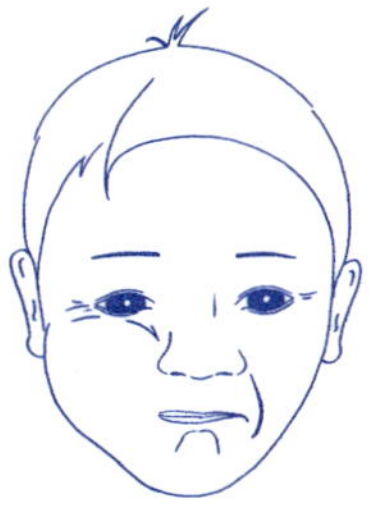
Abb. 25

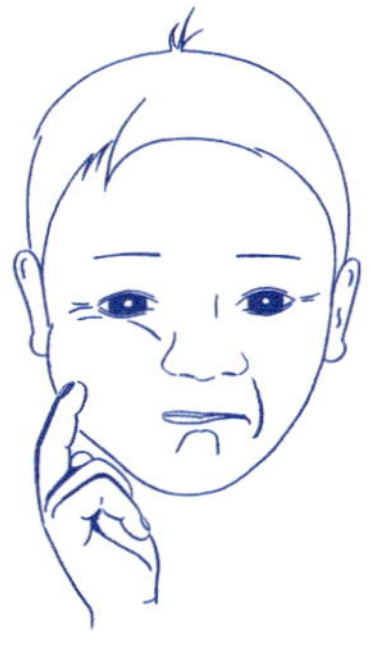
Abb. 26

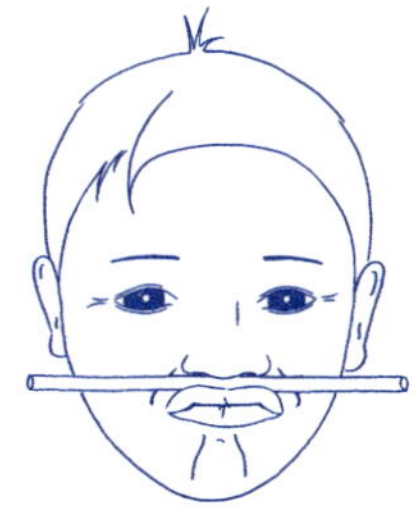
Abb. 27

- Beide Wangen aufblasen, Luft im Mund halten, dann mit den Fingern gegen die Wangen klopfen, die Luft trotzdem im Mund halten (Abb. 24).
- Nur eine Wange aufblasen (Abb. 25), dann mit dem Finger gegen die Wange drücken, die Luft trotzdem in dieser Seite halten (Abb. 26).
- Nur eine Wange aufblasen, dann die Luft als „Ball“ zwischen den Wangen hin- und herschieben.

Spielvorschläge

Es eignen sich hier alle Spielvorschläge, die unter „Zungenübungen“ S. 20 f. beschrieben werden.

S. 3–5

FÜR ELTERN: Mundmotorik-Bildkarten und Spielvorschläge können zum Ausschneiden und Anmalen mit nach Hause gegeben werden.

2 Aktivierung des Lippenringmuskels

ZIELE

- Stärkung der Lippenkraft durch Aktivierung des Lippenringmuskels (M. orbicularis oris)
- Verbesserung der Beweglichkeit
- Förderung der Eigenkontrolle
- Ausgleich der Lippenkraft zwischen Ober- und Unterlippe
- Vorbereitung des /sch/
- Schaffung des Resonanzraumes für die Vokale /o/, /u/
- Sensibilisierung für die Bildung der Labiallaute
- Verbesserung des Mundschlusses

a) Gegenstände zwischen Nase und Oberlippe halten („Schnutenbildung“)

Einen Strohhalm/Buntstift oder einen Schnurrbart aus Watte/Wollfäden zwischen Nase und Oberlippe klemmen (Abb. 27). Mit einem dickeren Buntstift/Strohhalm beginnen, da diese leichter festzuhalten sind.

Spielvorschläge

- Akrobat: Welche Bewegungen können wir ausführen, ohne dass die Gegenstände herunterfallen? Gehen, hüpfen, hinknien, rückwärtslaufen, auf einen Stuhl steigen, auf einem Bein stehen …
- Im Zirkus: Über ein Seil balancieren, das auf dem Boden liegt.
- Elefanten transportieren Lasten: Elefanten tragen Bäume aus dem Wald und verladen diese auf ein Floß, Schiff, einen LKW.[2]
- Seelöwen zeigen Kunststücke und transportieren Wollfäden von einem Ort zum anderen.

b) Gegenstände mit den Lippen aufnehmen

Verschiedene Gegenstände nur mit den Lippen vom Tisch/Teller aufnehmen. Es eignen sich Smarties, Nüsse, Rosinen, kleine Gummibärchen, Liebesperlen, Sonnenblumenkerne, Erbsen, kleine Perlen (auf Nahrungsmittelunverträglichkeiten achten!). Gegenprobe: Die Lippen breit ziehen, dann versuchen, Gegenstände mit den Lippen aufzunehmen.

Spielvorschläge

- Kran: Gegenstände mit den Lippen von einem Teller aufnehmen und an einen anderen Ort transportieren.
- Wettspiel: Wer schafft es, in einer bestimmten Zeit die meisten Gegenstände mit den Lippen von einem Teller auf den anderen zu befördern?
- Auf einem Brett liegen Gegenstände, die auf verschiedene Teller sortiert werden sollen, indem sie mit den Lippen aufgenommen werden.

c) Mit den Lippen drucken

Lippen mit Lippenstift anmalen, dann die Lippen spitzen und Küsschen auf ein Papier drucken. Wir drucken verschiedene Formen, welche Figuren (Käfer, Gesichter) können wir anschließend aus den Formen malen?

d) Mit den Lippen einen Stift halten

Einen kurzen Stift zwischen den Lippen halten und damit malen (z. B. Strahlen an eine Sonne, Wellen), darauf achten, dass der Stift nicht mit den Zähnen gehalten wird. Die Übung mit einem dickeren Stift beginnen, da dieser leichter festzuhalten ist.

3 Mundschluss

ZIELE

- Stabilisierung des Mundschlusses
- Förderung der Eigenkontrolle
- Stärkung der Lippenkraft
- Vorbereitung der Lautbildung der ersten Artikulationszone
- Unterstützung der Nasenatmung
- Vorbereitung der myofunktionellen Therapie

HINWEIS: Als Gegenstände, die zwischen den Lippen gehalten werden können, eignen sich hier: Korken, Strohhalm, Spatel, flacher Knopf.

Darauf achten, dass Nasenatmung möglich ist.

Vorgehen

Einen Gegenstand zwischen den Lippen halten, ohne dass die Lippen dabei als Hilfe zwischen die Zähne gezogen werden oder der Gegenstand mit den Zähnen gehalten wird (Spatel oder Strohhalm, Abb. 28 u. 29).

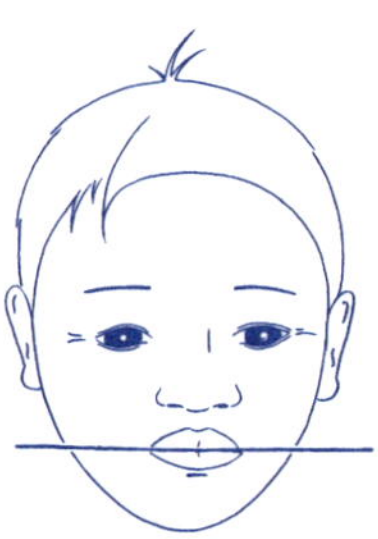

Abb. 28

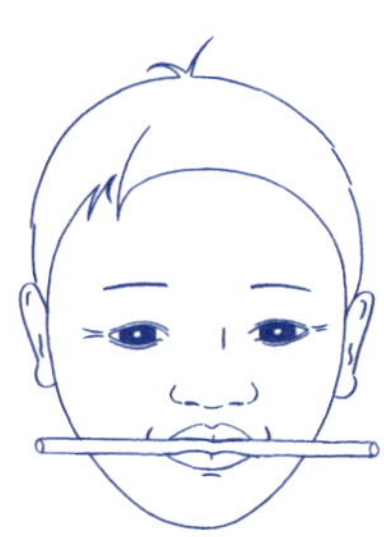

Abb. 29

Spielvorschläge

- Wir legen einen Weg fest, den wir gehen, ohne dabei den Gegenstand zwischen den Lippen zu verlieren.
- Balancieren auf einem Seil, das am Boden liegt (vor- und rückwärts).

- Hindernis-Lauf: Balancieren auf dem Seil, Klettern über den Stuhl, Krabbeln durch einen Kriechtunnel etc., ohne den Gegenstand zwischen den Lippen zu verlieren.
- Einen Spatel zwischen den Lippen halten und dabei z. B. puzzeln, malen, schneiden, kleben, gemeinsam spielen (Stapelmännchen, Packesel etc.).
- Einen Holzspatel halten, dann kleine Gegenstände, z. B. Muggelsteine, darauf durch den Raum transportieren. Je nachdem, welche Farbe gewürfelt wurde, darf ein Stein in dieser Farbe zu einer Kiste transportiert werden. **Variation:** „Quips"-Spiel einsetzen. Wer als Erster seinen Spielplan gefüllt hat, hat gewonnen.

FÜR ELTERN: Während eines Spiels oder anderer Beschäftigungen zu Hause (z. B. Vorlesen einer Geschichte, Regelspiele, Puzzle, gemeinsames Malen) für bestimmte Zeit auf den Mundschluss achten. Als Hilfe kann hier auch der Stiel eines Plastiklöffels zwischen den Lippen gehalten werden.

4 Stärkung der Lippenkraft durch Knopfspiele[3]

HINWEIS: Der Knopf darf nicht hinter den Zähnen festgehalten werden, sondern nur mit den Lippen. – Bei dieser Übung kommt es vor, dass Schultergürtel und Nackenmuskulatur kompensatorisch angespannt werden, daher auf die Haltung achten, nicht zu lange üben und anschließend lockern.

Vorgehen

Durch einen Knopf (Durchmesser ca. 2 cm) wird ein Baumwollband gezogen. Den Knopf hochkant in den Mundvorhof legen, die Lippen schließen. Der Knopf soll auch dann mit den Lippen gehalten werden, wenn am Band gezogen wird.

Spielvorschläge

- Gewichtheben: Am Ende der Schnur wird ein Haken befestigt, mit dem dann Gegenstände gehoben und transportiert werden.
- Angeln: Am Ende der Schnur wird ein Magnet befestigt, mit dem dann verschiedene Dinge geangelt werden können (z. B. Bilder mit Büroklammern, Fische aus dem Angelspiel).
- Wettkampf: Jeder hält seinen Knopf mit den Lippen, die Bänder werden durch einen Haken miteinander verbunden, dann wird um die Wette gezogen. Sieger ist, wer seinen Knopf am längsten hinter den Lippen halten kann.

C Kombination verschiedener Zungen- und Lippenbewegungen

ZIELE

- Verbesserung der Beweglichkeit und Geschicklichkeit der orofazialen Muskulatur
- Verbesserung von Lage- und Bewegungsempfindung
- Kombination verschiedener Bewegungsarten und -richtungen

1 Geschichten

HINWEIS: Die Geschichten eignen sich als „Ritual", um mit den Mundmotorik-Übungen zu beginnen oder als Übungsmöglichkeit für zu Hause. Sind die Geschichten dann im Lauf der Zeit bekannt, können sich Kind und Therapeut mit dem Erzählen der Geschichte abwechseln oder gemeinsam neue Geschichten oder Bewegungen ausdenken.

Vorgehen

Der Therapeut erzählt die Geschichte und macht jeweils eine Pause, um gemeinsam mit dem Kind die Bewegungen zur Geschichte durchzuführen. Variation 1: Geschichte aus den Mundmotorik-Bildkarten legen. Variation 2: Mundmotorik-Bildkarten auslegen, sich dann dazu eine Geschichte ausdenken.

S. 3–5

a) Ein Tag bei Frau Zunge

Frau Zunge wohnt in einem Haus.	⇨	mit der Zungenspitze die geöffneten Lippen umfahren
Sie schaut auch mal zum Fenster raus.	⇨	Zunge gerade rausstrecken
Sie läuft nach oben und auch runter,	⇨	Zunge bei geöffneten Lippen zur Nase bzw. zum Kinn bewegen
und winkt der Nachbarin ganz munter.	⇨	Zunge bei geöffneten Lippen nach oben/unten bzw. rechts/links bewegen

Sie putzt die Fenster außen und innen	⇨	mit der Zunge die Zahnreihen entlang fahren
und fegt die Wände auch noch drinnen.	⇨	Wangen bei geschlossenen Lippen mit der Zunge ausbeulen
Sie lacht dabei und ist ganz froh	⇨	schnalzen
und macht zwischendurch dann so:	⇨	Wangen aufblasen, dann Lippen platzen lassen
Den Staubsauger nimmt sie sodann,	⇨	Zungenrinne bilden, dadurch pusten und Luft einziehen
ihr Haus, das wackelt ab und an.	⇨	Kiefer auf und ab bewegen
Am Abend legt sie sich zur Ruh	⇨	Mund geöffnet, Zunge liegt am Mundboden
und schließt ganz schnell ihr Häuschen zu.	⇨	Zahnreihen und Lippen schließen

b) Was Frau Zunge alles erlebt

Frau Zunge schläft.	⇨	Zunge liegt am Mundboden bei geöffnetem Mund
Sie wacht auf, als der Wecker klingelt.	⇨	Kutscher-Brrr
Sie reckt und dehnt sich.	⇨	Zunge bei geöffneten Lippen in alle Richtungen nach außen führen (oben/unten, rechts/links)
Dann macht sie ihren Hausputz.		
Sie putzt die Wände,	⇨	Zungenspitze beult die Wangentaschen aus
sie putzt den Eingang,	⇨	mit der Zunge die Lippen umfahren
dann den Zaun.	⇨	mit der Zunge die Zähne von außen und innen putzen

Jetzt besucht sie Frau Nase.	⇨ Zungenspitze nach oben zur Nase führen
Frau Nase hat heute schlechte Laune.	⇨ Nase krausziehen
Dann schaut Frau Zunge nach dem Wetter.	⇨ Zunge ganz gerade weit aus dem geöffneten Mund strecken
Sie holt ihr Auto aus der Garage	⇨ Zunge zum Kinn
und startet es.	⇨ Lippen sprudeln
Sie fährt zum rechten und zum linken Ohr.	⇨ Zungenspitze in den rechten/linken Mundwinkel führen
Sie trinken zusammen Kaffee.	⇨ schlürfen
Plötzlich fängt es an zu regnen.	⇨ schnelles Schnalzen mit der Zunge
Frau Zunge fährt mit dem Auto nach Hause,	⇨ Lippen sprudeln
stellt es zurück in die Garage,	⇨ Zunge zum Kinn
geht ins Haus	⇨ Zunge auf den Mundboden legen
und schließt die Türen.	⇨ Lippen aufeinanderlegen

c) Vom Lokführer

Es war einmal eine kleine Lok, die machte p-p-p.	⇨ mit den Lippen knallen
Die Anhänger ratterten so über die Gleise:	⇨ Brrr (Kutscher-Brrr)
Der Lokführer sah aus dem Fenster.	
Als der Zug an einer Wiese vorbeikam, sah er viele Kühe, die Gras kauten	⇨ Kaubewegungen mit dem Kiefer

Auf der nächsten Wiese sah er viele Schweine, die am Boden schnüffelten.	⇨ Lippen vorstülpen und schnüffeln
Vor einem Haus auf einer Bank saß eine Frau. Sie gähnte, ohne sich die Hand vor den Mund zu halten.	⇨ Gähnen
Neben ihr stand ein Hund. Er zeigte seine Zähne und knurrte, als er den Zug vorbeifahren sah.	⇨ Zähne zeigen, Lippen breitziehen und knurren
Der Zug fuhr weiter, vorbei an einem Kinderspielplatz. Die Kinder dort zeigten sich Fratzen.	⇨ rechten/linken Mundwinkel hochziehen, Oberlippe über Unterlippe und umgekehrt
Am Rand des Spielplatzes stand ein kleiner Junge, der hatte so eine dicke Backe: Bestimmt steckte da ein Bonbon drin.	⇨ mit der Zunge die Backe ausbeulen
Vielleicht hatte er auch Zahnschmerzen?	⇨ eine Wange aufblasen
Auf dem Arm trug der Junge eine kleine Katze. Sie leckte sich gerade die Lippen ab.	⇨ mit der Zungenspitze die Lippen umfahren, rechts und links herum
Dann konnte der Lokführer sehen, dass die Katze ihre Zunge ganz hoch zur Nase streckte,	⇨ Zungenspitze hoch zur Nase führen
dann ganz runter zum Kinn.	⇨ Zunge nach unten strecken
Als die Lok zum Bahnhof kam, wurde sie immer langsamer und hielt an. Der Lokführer freute sich, dass er zu Hause angekommen war.	⇨ Lippen breitziehen
Er stieg aus und schloss die Lok ab.	
So knackte der Schlüssel im Schloss:	⇨ schnalzen

d) Familie „Schiefschnut“ spielt Wattefußball

Zuerst ist Opa Schiefschnut dran,	⇨ Unterlippe über Oberlippe legen und versuchen, Watte/Tischtennisball wegzupusten
dann Oma Schiefschnut.	⇨ Oberlippe über Unterlippe legen und pusten
Vater Schiefschnut versucht es auch.	⇨ den linken Mundwinkel nach außen ziehen und pusten
Zum Schluss ist Mutter Schiefschnut an der Reihe.	⇨ den rechten Mundwinkel nach außen ziehen und pusten
Keiner schafft es, die Kinder zeigen, wie es geht!	⇨ Watte/Tischtennisball wegpusten

e) Trickkiste

Die Hand an den Hinterkopf legen,	⇨ Zunge herausstrecken
das Kinn berühren,	⇨ Zunge schnell in den Mund zurückziehen und Lippen schließen
das rechte bzw. linke Ohr berühren,	⇨ Zungenspitze geht jeweils in den Mundwinkel
die Hand flach auf den Bauch legen.	⇨ Zunge umkreist einmal die Lippen

D Aktivierung der mimischen Muskulatur

ZIELE

- **Bewusstmachen der Mimik**
- **Verbesserung der Beweglichkeit der mimischen Muskulatur**
- **Sensibilisierung der Gesichtspartie**

1 Förderung der allgemeinen Beweglichkeit

Vorgehen

Die nachfolgend aufgeführten Bewegungen werden gemeinsam mit dem Kind, evtl. mit Unterstützung durch einen Spiegel, ausgeführt.

Bewegungsmöglichkeiten

- Mit den Zähnen auf den Wangen und Lippen kauen
- Die Stirn runzeln
- Die Nase rümpfen
- Augen zusammenkneifen
- Mundwinkel nach oben ziehen
- Die Augenbrauen hochziehen
- Gemeinsam verschiedene Gesichtsausdrücke ausprobieren: „grimmig/böse", „traurig" oder „gelangweilt"

Spielvorschläge

- Wenn Therapeut und Kind gemeinsam Symbolkarten zu den oben beschriebenen Bewegungsmöglichkeiten erstellen, eignen sich hier alle Spielvorschläge, die unter „Zungenübungen" S. 20 f. beschrieben werden.

2 Sensibilisierung der Gesichtspartie

- Das Kind schließt die Augen, der Therapeut tupft etwas Creme an verschiedene Stellen des Gesichts, das Kind beschreibt oder zeigt mit dem Finger, wo es war.
- Das Kind schließt die Augen, der Therapeut berührt verschiedene Stellen des Gesichts mit einem Eisstift, einem Pinsel oder einem Wattebausch. Das Kind beschreibt, was es wahrgenommen hat.

E Übungen zur Luftstromlenkung

ZIELE

- Bewusste und gezielte Atemführung
- Spannungsaufbau im Lippenbereich
- Sensibilisierung und Aktivierung der Lippen- und Wangenmuskulatur

- Aktivierung der Zwerchfelltätigkeit
- Vorbereitung der Lautbildung, die dosierten Luftstrom erfordert (alle Frikative)

1 Zielgerichtetes Pusten

HINWEIS: Als Materialien zum Pusten eignen sich hier: Watteбällchen, Tischtennisbälle, kleine Plastikautos, Papierschnipsel verschiedener Stärke, Federn.

Die Dauer der Übung individuell anpassen, vor allem bei Kindern, die sich hier besonders verausgaben oder überanstrengen.

a) Tore treffen

In eine Seite eines kleinen Pappkartons (z. B. Schuhkarton) mehrere Tore verschiedener Größe schneiden und den Karton umgedreht auf den Tisch stellen. Über die Tore Punkte oder Zahlen schreiben. Wird die Vorderseite des Kartons mit Folie überzogen, können die Symbole über den Toren ausgewechselt werden (ein- oder mehrfarbige Klebepunkte, Bilder etc.). Kind und Therapeut sitzen nebeneinander, der Karton wird gegenüber aufgestellt. Dann werden z. B. Wattebällchen in die Tore gepustet.

Spielvorschläge

- Je nachdem, welches Tor getroffen wurde, erhält der Spieler entsprechend der über dem Tor stehenden Punktzahl Muggelsteine/Chips o. Ä. Sieger ist, wer die meisten Punkte erreicht hat. Die Spieler sollten sich vorher über die Rundenzahl einigen.
- Die Entfernung zur Kiste verkleinern/vergrößern, sodass eine unterschiedliche Dosierung des Luftstroms notwendig ist.
- Die Tore können Fußballtore darstellen, dann wird zum Pusten ein Tischtennisball eingesetzt.
- Versuchen, nur in ein ganz bestimmtes Tor zu pusten; wer es schafft, bekommt einen Chip o. Ä.
- Papierschnipsel als Müll auf dem Tisch verstreuen. Dieser Müll muss in Container (Tore) oder zu Haufen gepustet werden.
- Bunte Wattebällchen einsetzen, jeweils eine Farbe wird in ein bestimmtes Tor gepustet.
- Durch Würfeln wird das Tor bestimmt, in das gezielt werden soll. Hier bieten sich sowohl der Zahlen- als auch der Farbwürfel an, je nachdem, mit welchen Symbolen die Tore gekennzeichnet sind.
- Aus Bausteinen Tore bauen, Watte etc. in die Tore pusten.

b) Gegenstände von der Handfläche pusten

Wattebällchen o. Ä. auf die flache Hand legen und dann von der Handfläche auf ein Ziel pusten. Als Ziel eignen sich Bilder (z. B. Memory-Karten), bunte Teller, Kreise verschiedener Farbe.

2 Kräftiges Pusten

a) Kerzen auspusten

HINWEIS: Der Einsatz von Kerzen erfordert auch von den Kindern umsichtiges Verhalten.

Spielvorschläge

- Mehrere Kerzen in eine Reihe stellen, dann nur eine ganz bestimmte Kerze auspusten.
- Die Entfernung vergrößern, sodass der Luftstrom verstärkt werden muss, um die Kerze auszublasen. **Gegenprobe:** Vorsichtig pusten, sodass die Kerze nur flackert.
- „Geburtstagstorte": Wir versuchen, mit einem Mal gleich mehrere Kerzen auszupusten, ohne zwischendurch Luft zu holen.
- „Zauberkerzen": Wir verwenden Zauberkerzen, die sich immer wieder von selbst entzünden, nachdem man sie ausgepustet hatte.

b) Wattefußball

Sich einander gegenübersitzend ein Wattebällchen oder einen Tischtennisball zupusten, sie dürfen nicht vom Tisch fallen, die Hände dürfen nicht zu Hilfe genommen werden. Wird das Spiel in der Gruppe gespielt, können alle Teilnehmer während des Spiels die Hände auf den Rücken legen.

c) Mäuse pusten

Eine Maus aus einem Watteball basteln, indem Ohren aus Papier und ein Schwanz aus Wolle angeklebt werden. Die Maus wird zu Käsestücken (Bausteine), die verteilt auf dem Tisch liegen, gepustet. Trifft man ein Käsestück, darf man dies wegnehmen.

d) Durch eine Papprolle pusten

Kind oder Therapeut halten eine Papprolle. Der Therapeut achtet darauf, dass die Rolle waagerecht gehalten wird. Durch diese Rolle werden dann z. B. Watteböllchen gepustet:

- Versuchen, Bilder zu treffen, die auf dem Boden liegen.
- Wer pustet am weitesten?

3 Gezieltes Pusten mit Richtungswechsel[4]

Vorgehen

Aus Bausteinen, die stabil liegen, wird ein Parcours gebaut, durch den ein Plastikauto gepustet werden soll, die Hände dürfen nicht zu Hilfe genommen werden.

Der Parcours kann auch mit Klebeband auf dem Tisch oder mit Seil auf dem Fußboden markiert werden.

Spielvorschläge

- Die Spieler „fahren" abwechselnd die Strecke, die Zeit wird gestoppt.
- Beim Verlassen des Parcours oder bei Berührung der Begrenzungen gibt es „Strafsekunden".
- Tore bauen, durch die die Autos gepustet werden.

4 Vorsichtiges Pusten

a) Leichte Materialien pusten

- Seifenblasen pusten: Die Blasen in der Luft vorsichtig weiterpusten.
- Papiermännchen über den Tisch bis zu einem bestimmten Ziel pusten, sie dürfen nicht umfallen.
- Federn oder kleine Watteböllchen von der Handfläche pusten. Variation 1: Sie fallen als Schnee auf Häuser, die vorher aus Bausteinen gebaut werden. Variation 2: Wir schmücken einen Vogel, dessen Umrisse auf ein Blatt gemalt sind, mit bunten Federn. S. 37
- Gemeinsam Papierschnipsel reißen und von der Handfläche pusten: Sie fallen auf ein Bild, auf das an einigen Stellen Klebstoff aufgetragen wurde, sodass ein Klebebild entsteht.

b) Schiffe übers Wasser pusten

HINWEIS: Gemeinsames Falten der Schiffe fördert die Feinmotorik.

Vorgehen

Aus Papier gemeinsam Schiffe falten oder aus Streichholzschachteln Boote bauen (Spieße als Mast und Papier als Segel), diese dann in eine Schüssel mit Wasser setzen oder auf blaue Pappe, die das Wasser darstellt, und vorwärts pusten.

Spielvorschläge

- Wir beladen die Schiffe mit Muggelsteinen und pusten sie zum anderen Ufer.
- Mit dem Dreier-Würfel wird die Menge der zu transportierenden Gegenstände festgelegt.

5 Kräftiges anhaltendes Pusten durch den Strohhalm

a) Wasserfarbe verteilen

Wasserfarbe mit viel Wasser anrühren, dann mit dem Pinsel auf ein Blatt geben und mit einem Strohhalm verpusten. Am Verlauf der Farbe kann man sehen, wie ausdauernd gepustet wurde.

Spielvorschläge

- Farbe auf die Ecken eines Blattes geben, von dort in die Mitte pusten.
- Phantasiegestalten pusten.
- Wege in verschiedenen Farben pusten.
- Nur auf einer Hälfte des Blattes Farbe verpusten, das Blatt mit der noch feuchten Farbe falten, sodass ein Spiegelbild entsteht.
- Straßen auf ein Blatt malen, diese färben, indem Wasserfarbe mit einem Strohhalm verpustet wird.

b) Schaum herstellen

HINWEIS: Der Therapeut sollte vor dieser Übung sicher gehen, dass das Kind die Flüssigkeit auch wirklich nicht ansaugt, sondern nur durch den Strohhalm pustet. Ein „Testgang“ mit Wasser oder Saft verschafft Sicherheit.

Vorgehen

Wasser mit Spülmittel in einem Glas mischen, dann mit einem Strohhalm in das Wasser pusten, bis der Schaum oben am Rand ankommt. Variation: Mehrere Gläser mit Wasser füllen und mit Wasserfarbe einfärben, um bunten Schaum herzustellen, der verkauft wird: Einer bestellt z. B. viel vom gelben Schaum, dafür nur ein wenig vom roten Schaum.

c) Papierschnipsel pusten

Viele Papierschnipsel auf dem Tisch/Fußboden verteilen und mit Hilfe des Strohhalms zu Haufen zusammenpusten.

Spielvorschläge

- Wir bauen Nester für Igel, es können auch echte, kleine Blätter von Büschen verwendet werden.
- Wir pusten Wege frei wie ein Schneeschieber.
- Einige der vorher beschriebenen Spiele eignen sich auch zum Pusten durch den Strohhalm: „Tore treffen“, „Wattefußball“, „Parcours“.

F Ansaugen durch den Strohhalm

ZIELE

- **Aktivierung der Rachenmuskulatur/hinterer Mundbereich**
- **Aktivierung des hinteren Zungendrittels**
- **Aktivierung des Velums**
- **Spannungsaufbau im Lippenbereich**
- **Tonusregulierung der Haltemuskulatur durch Aufrichtung der Wirbelsäule**

HINWEIS: Die Übungen zum Ansaugen sollten nicht zu häufig nacheinander durchgeführt werden. Die Wege, die das Kind mit dem angesaugten Gegenstand zurücklegt, nicht zu lang werden lassen, da der Atemrhythmus sonst zu lange unterbrochen wird und dem Kind schwindelig werden kann. Es bieten sich Übungen zur Luftstromlenkung oder allgemein anregende Übungen zur Lockerung und Entspannung im Wechsel an. Als Materialien zum Ansaugen eignen sich: Papierschnipsel verschiedener Farbe, Stärke und Größe, ausgestanzte Formen aus Papier,

Linsen, kleine Plättchen aus Plastik, kleine Formen aus Moosgummi. Die Dicke des Strohhalmes/Schlauches sollte individuell angepasst werden. Je dünner der Strohhalm ist bzw. je länger, desto schwerer ist das Ansaugen.

Vorgehen

Papierschnipsel o.Ä. mit einem Strohhalm/Kauschlauch ansaugen und zu bestimmten Zielen bringen.

Spielvorschläge

- Eine bestimmte Anzahl von Schnipseln/Plättchen zu einem Haufen bringen. Sieger ist, wer als Erster alle Plättchen auf seinem Haufen hat.
- Plättchen ansaugen und damit eine Straße legen. **Variation:** Abwechselnd mit dem Farbwürfel/Zahlenwürfel würfeln; je nachdem, welche Farbe/Zahl gewürfelt wurde, wird ein Plättchen in der Farbe/werden Plättchen in entsprechender Menge angelegt.
- Papierschnipsel nach verschiedenen Formen (ausgestanzt) sortieren.
- Einige Plättchen (z.B. aus Moosgummi) aufeinanderstapeln.
- Lotto-Spiel aus kopierten Bildern herstellen, die passenden Bilder werden mit Hilfe des Strohhalms aufgelegt.
- Transporter: Einen LKW beladen, indem man verschiedene Materialien ansaugt und auf der Ladefläche ablegt (Schnipsel verschiedener Stärke, Folie, Pappe etc.). Der LKW wird dann an einen anderen Ort geschoben, um dort abgeladen zu werden.
- „Schattenbilder“: Umrisse von Gegenständen als Vorlage, dazu Bilder, die angesaugt werden und in die passenden Umrisse sortiert werden sollen: z.B. Tiere, Fahrzeuge, Möbel. **Variation:** Tierpaare (z.B. Fische) mischen, dann zuordnen.[5] S. 29–30
- Aus Plättchen verschiedener Form und Farbe Bilder gestalten.

Materialliste

Materialien zum Pusten: Wattebällchen in verschiedenen Farben, Tischtennisbälle, kleine Plastikautos, Federn in verschiedenen Farben, kleine Windräder, Pustespielzeug (Tröten, Pfeifen etc.), Luftschlangen, Kerzen, Seifenblasen, Strohhalme verschiedener Stärke, Kauschlauch mit unterschiedlichen Durchmessern, Wollfäden.

Materialien für Zungen- und Lippenübungen: Holzspatel, Eisstift, Pinsel, Knöpfe, Muggelsteine, Baumwollfaden, Plättchen verschiedener Form, z.B. aus Moosgummi, Pappe, Spiegel.

Lippenstift, Salzstangen, Cornflakes, Nudeln, Schokostreusel, Esspapier, Puffreis, Sonnenblumenkerne, kleine Smarties, Gummibärchen, Nüsse, Rosinen, Möhren, Äpfel.

Materialien zur Spielgestaltung: Stifte, Schere, Klebstoff, Wasserfarben, Papprollen, Papier/Pappe für Papierschnipsel (verschiedene Stärke und Farben).

Zauberstab, Zahlen- und Farbwürfel, bekannte Regelspiele wie Lotto, Memory, Angelspiel etc., Bausteine, Seil, Zeitungen, Teppichfliesen, Schuhkarton, Streichholzschachteln, Kegel oder Plastikflasche zum Flaschendrehen, Bälle (Soft-Ball), Reifen.

II Auditive Wahrnehmung und Verarbeitung

Die auditive Wahrnehmung und Verarbeitung umfasst den Prozess, akustische Signale wahrzunehmen und zentral zu verarbeiten. Zu dieser Leistung gehören verschiedene Bereiche. Die grundlegende Leistung ist die auditive Aufmerksamkeit, d.h. die Fähigkeit des Kindes, akustische Stimuli, also Geräusche, Töne/Klänge oder Sprache wahrzunehmen, zu verarbeiten und darauf zu reagieren.

Nach Schmidt und Thews (1995) gehören zu den Leistungen des auditiven Systems:

- die Verarbeitung von Lautstärke und Tonhöhe
- die Lokalisation von Schallquellen
- die Verarbeitung von Musik
- die Verarbeitung von Sprache

„Auditive Verarbeitungsstörungen treten dann auf, wenn die zentrale Weiterleitung und Verarbeitung auditiver Informationen beeinträchtigt ist".[6] Bei allen Wahrnehmungsprozessen lassen sich die elementare Reizaufnahme und die sequentielle Integration von Reizen unterscheiden. Zurückgehend auf Affolter beschreibt Zimmer (2019) das Lernen in einem Sinnesgebiet als modales Lernen. Sobald Informationen aus zwei Sinnesgebieten miteinander verbunden werden, ist diese Leistung der intermodalen Stufe zuzuordnen. Wenn Kinder Informationen aus mehreren Wahrnehmungsbereichen aufnehmen, miteinander verknüpfen und verarbeiten können, wird dies als seriale Wahrnehmung bezeichnet.

Das bedeutet für die therapeutische Arbeit, dass individuell für jedes Kind auf den verschiedenen Modalitätsstufen trainiert wird:

1. Modale/modalitätsspezifische Stufe: Das Wecken der auditiven Aufmerksamkeit durch Wahrnehmen von Höreindrücken.
2. Intermodale Stufe: Übungen zum Richtungshören, Zuordnungsaufgaben, einfache Reaktionen auf Schall.
3. Seriale Stufe (Integration): Reproduzieren gehörter Klangfolgen oder Sprache und Befolgen komplexer Aufträge bzw. Verbinden verschiedener Handlungen.

Die Übungen in diesem Kapitel gliedern sich in 5 Bereiche. Nicht alle Übungen lassen sich strikt einordnen, in diesem Fall sind die Übungen dem Bereich zugeordnet, der den Schwerpunkt der Übung bildet. So ergibt sich die folgende Einteilung:

A Aufmerksamkeit
B Figur-Hintergrund-Wahrnehmung
C Lokalisation
D Merkfähigkeit
E Differenzierung

Innerhalb der Bereiche A–D finden sich jeweils die Untergruppen 1. Geräusche/Klänge und 2. Sprache. Die Untergruppe Sprache im Bereich E (Differenzierung) fällt unter die Förderung der phonologischen Bewusstheit (s. Kap. III, S. 71 ff.). Die Übungen zu Geräuschen bzw. Klängen sind nicht noch einmal unterteilt, der Therapeut wählt hier jeweils individuell nach den Fähigkeiten des Kindes aus. Grundsätzlich gilt, dass unperiodischer Schall (Geräusch) leichter als periodischer Schall (Klang) wahrgenommen wird, die Übungen mit Klängen also im-mer eine Steigerung des Schwierigkeitsgrades gegenüber den Übungen mit Geräu-schen bedeuten. Die Reihenfolge der Übungen in den Bereichen Sprache wurde zur besseren Übersicht von kleineren Einheiten hin zu größeren gewählt (Laut – Silbe – Wort – Satz) und ist somit keine Hierarchie nach Schwierigkeitsgrad.

Da die Verarbeitung von Geräuschen und Klängen nicht im gleichen Gebiet der Großhirnrinde geschieht wie die Verarbeitung sprachlicher Impulse, können die Übungen mit Geräuschen bzw. mit Klängen nur als Vorbereitung für sprachliche Wahrnehmungsübungen angesehen werden, es gibt keine unmittelbar übertragbaren Leistungen. Eine Verbesserung der Aufmerksamkeit für und Konzentration auf auditive Stimuli kann jedoch durch die Spiele mit Geräuschen/Klängen erreicht werden, dadurch ergibt sich oft schon eine erhöhte Aufmerksamkeit auch für sprachliche Stimuli.

HINWEIS: Die Konzentration auf auditive Reize gelingt oft besser, wenn die Kinder nicht durch visuelle Reize abgelenkt sind. Daher können sie während der Übung dazu aufgefordert werden, die Augen zu schließen. Nicht alle Kinder können mit geschlossenen Augen arbeiten, der Therapeut kann in diesem Fall ausprobieren, ob es ausreicht, wenn sich das Kind von der Schallquelle abwendet. Der visuelle Sinn ist anfangs hilfreich, um das Verständnis für die Aufgabe zu erleichtern und dem Kind die Lösung der jeweiligen Aufgabe zu erleichtern. Dazu gehört z. B., dass man gemeinsam Instrumente ausprobiert. Diese Hilfen werden im Lauf der Zeit abgebaut.

Am Ende des Kapitels findet sich eine Liste mit Klanginstrumenten und Materialien zur Geräuscherzeugung (s. S. 70).

A Aufmerksamkeit

Die Fähigkeit, auditive Reize wahrzunehmen bzw. auf diese zu reagieren, ist die Basis für alle anderen Leistungen im Bereich der auditiven Wahrnehmung, da ohne auditive Aufmerksamkeit keine Aufnahme und Verarbeitung von Reizen möglich ist.

ZIELE

- Wecken der Aufmerksamkeit für Geräusche, Klänge und Sprache
- Reaktion auf auditive Reize zeigen

FÜR ELTERN: Die Eltern können ihre Kinder in Alltagssituationen auf Geräusche aufmerksam machen und gemeinsam mit dem Kind diesen Geräuschen/Klängen lauschen. Das Kind muss die Beobachtungen, die in diesem Bereich gemacht werden, noch nicht selber in Worte fassen können. Die Eltern können diese beschreiben.

Elternbogen „Auditive Wahrnehmung“

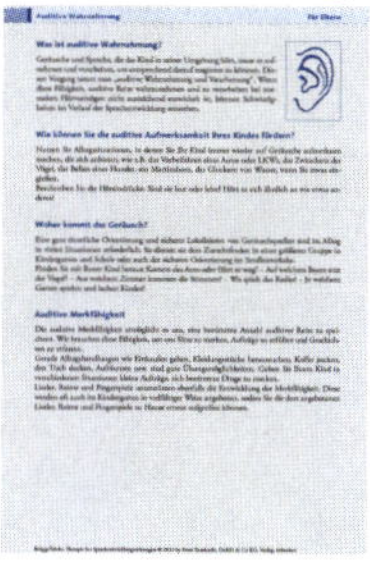

- Bewusstes Wahrnehmen der Alltagsgeräusche in der Wohnung/dem Haus/auf der Straße: Was hörst du aus der Küche? Ist die Waschmaschine angestellt? Spielt das Radio? Hörst du das Auto?
- Wahrnehmen von Stille im Gegensatz zu Geräusch: Kannst du etwas hören?
- Wahrnehmen auch leiser Töne/Geräusche: Wie macht der Vogel? Macht das Papier ein Geräusch?
- Wahrnehmen von sprachlichen Reizen im Alltag: z. B. Stimmen im Radio, Gespräche im Bus oder Stimmen im Kindergarten: Hörst du die Kinder lachen oder rufen? Ist das Radio angestellt?
- Eltern und Kinder bewegen sich nach der Musik oder spielen „Eistanz“: Jedes Mal, wenn die Musik aufhört, bleiben alle regungslos stehen. Es darf immer jemand anderes im Wechsel die Musik stoppen.
- Malen nach Musik: Solange Musik läuft, darf das Kind malen, sobald die Musik stoppt, unterbricht das Kind sein Malen.

1 Geräusche/Klänge

a) Geräusche wahrnehmen[8]

Es geht darum, dass das Kind unterschiedliche Geräusche wahrnimmt. Dies können Geräusche aus der Umgebung oder von einem Tonträger sein. Geräusche können auch aktiv erzeugt werden (Wecker, Telefon, Türklingel), dabei hat das Kind die Augen geschlossen bzw. verbunden oder es wendet sich von der Geräuschquelle ab.

Spielvorschläge

Jedes Mal, wenn das Kind ein Geräusch gehört hat, darf es:

S. 17

- einen Setzstein in einem Würfelspiel weiter setzen,
- einen Stempel auf ein Bild drucken,
- ein Klebebild herstellen,
- einem Fisch eine weitere Schuppe bunt anmalen,
- ein weiteres Stapelmännchen anhängen,
- ein Auto auf den Verkehrsteppich stellen,
- der Lok einen weiteren Anhänger anhängen,
- einen Fisch angeln,
- ein Puzzleteil nehmen.

b) Vibrationen spüren und mit dem Höreindruck verbinden

Es geht darum, mit Gegenständen zu experimentieren, die neben dem Geräusch/Klang gleichzeitig eine Vibration erzeugen, dabei das Geräusch/den Klang zu hören sowie die Vibration zu spüren: Wecker, Stundenwecker (Eieruhr), Trommel, Aufziehspielzeug, Perlen- und andere Geräuschdosen. Später hört das Kind mit verbundenen Augen oder von der Schallquelle abgewendet nur ein Geräusch/einen Klang, ohne dabei die Vibration zu spüren, und zeigt an, wenn es dies gehört hat.

Spielvorschläge

S. 16, 26

- Bei jedem Geräusch/Klang eine Lottokarte ziehen und zuordnen.
- Für jedes Geräusch/jeden Klang ein Möbelstück in ein Puppenhaus stellen.
- Bei jedem Geräusch/Klang einen Fingerabdruck auf ein Papier oder in vorgegebene Umrisse stempeln.

c) Unterschied Stille – Geräusch/Klang wahrnehmen[9]

Nach deutlicher Lautstärke – durch Musik oder Trommelspiel – herrscht plötzlich Stille, die das Kind wahrnehmen soll. Was hat sich verändert bzw. was fehlt?
Das Kind soll auf den Unterschied zwischen Stille und Geräusch/Klang reagieren, indem es sich während des Geräusches/Klanges um einen Reifen herumbewegt, läuft, malt, ein Auto zu einem Ziel fahren lässt oder eine andere kontinuierliche Handlung ausführt. Wenn kein Geräusch/Klang zu hören ist, hält das Kind in der Bewegung inne.

Spielvorschläge

- „Reise nach Jerusalem": Die Kinder laufen um zusammengestellte Stühle, solange die Musik spielt. Wenn diese aufhört, müssen sich alle einen Stuhl suchen. Da ein Stuhl zu wenig bereitsteht, bleibt ein Mitspieler übrig, der als Nächster die Musik stoppen darf.[10] Alternativ zu Stühlen können auch Zeitungen oder Teppichfliesen im Raum verteilt werden, auf die sich die Kinder stellen, sobald die Musik stoppt.
- In der Zeit, in der die Musik spielt, möglichst viele Autos in einer Garage parken, möglichst viele Stempel auf ein Blatt Papier machen, viele Stecker in ein Steckspiel stecken. Die Handlung stoppen, sobald die Musik aufhört.
- Jedes Mal, wenn die Musik aufhört, ein Stück Zeitung einmal falten und sich dann daraufstellen, bis das Zeitungsstück zu klein geworden ist.
- Solange malen, wie ein Geräusch/ein Klang gehört wird. Die Handlung stoppen, sobald Geräusch oder Klang enden.

d) Geräusche/Klänge erzeugen und wahrnehmen

Mit verschiedenen Gegenständen experimentieren, ausprobieren, welche Geräusche sie machen, wie sie klingen und Unterschiede wahrnehmen. Zunächst mit offenen, später mit geschlossenen oder verbundenen Augen mit den Gegenständen/Instrumenten hantieren, einer erzeugt ein Geräusch/einen Klang, der andere hört zunächst nur zu, später kann auch die Geräuschquelle erraten werden. Es eignen sich verschiedene Geräusch- und Klangquellen (siehe Liste am Ende des Kapitels, S. 70).

Spielvorschläge

- Die Gegenstände/Instrumente mit einem bunten Punkt versehen, mit einem Farbwürfel würfeln, dann entsprechend der gewürfelten Farbe einen Gegenstand/ein Instrument nehmen und mit diesem Geräusche/Klänge erzeugen.
- Mit den Klanginstrumenten wird wie in einem echten Orchester gespielt. Die Kinder sollen alle auf ein Zeichen hin aufhören. **Variation 1:** Diese „Orchesterprobe" kann man aufnehmen und später gemeinsam wieder anhören. **Variation 2:** Es werden Unterschiede in der Lautstärke, der Anzahl der eingesetzten Instrumente und der Tatsache, ob eine oder mehrere Personen gleichzeitig spielen, ausprobiert.
- Die Geräuschquellen/Klanginstrumente sind jeweils auf Bildkarten abgebildet oder als Realgegenstände vorhanden, sodass das Instrument anhand der Gegenstände/Bilder, die auf dem Tisch liegen, erkannt und gezeigt werden kann. S. 6–9

- Die Quellen für die Geräusche/Klänge sind als Gegenstände/Instrumente im Raum verteilt. Es wird ein Ball zu dem Gegenstand/Instrument gerollt, der/das erkannt worden ist.

e) Körpergeräusche wahrnehmen[11]

Erforschen, welche Geräusche der eigene Körper/Mund machen kann: Klatschen, Stampfen, Schlurfen, mit den Fingern schnipsen, Hände aneinander reiben, Schnalzen, Stöhnen, Schmatzen, Schreien, Pfeifen oder einzelne Töne singen.

Spielvorschläge

S. 8

- Auf Bildern sind verschiedene Dinge abgebildet; ausprobieren, welche Geräusche imitiert werden können.
- Eine kurze Geschichte mit Bildunterstützung erzählen, später mit körpereigenen Geräuschen untermalen.
- Einer hat die Augen geschlossen oder verbunden, der andere erzeugt ein Körpergeräusch. Das Geräusch imitieren, raten oder auf Bildern zeigen.

f) Laute und Töne wahrnehmen

- Hören von Bedeutungslauten, d. h. Tierstimmen oder Ausrufen (Ekel – iii, Erstaunen – oh), die zur Nachahmung reizen. Während das Kind eine Spielfigur durch den Zoo gehen lässt, gibt der Therapeut Laute (Tierstimmen oder Ausrufe) von sich. Jedes Mal, wenn das Kind ein Geräusch/einen Klang gehört hat, nimmt es ein Tier weg.
- Stimmen und Geräusche/Klänge wahrnehmen: Einer hat die Augen geschlossen, der andere singt einen Ton oder macht ein Geräusch/Klang. Das Geräusch/den Klang oder die Töne wahrnehmen und jeweils auf einem Bild einen kleinen Gegenstand anmalen – Rollenwechsel.
- Aufnehmen und anhören der eigenen und fremder Stimmen.[12] Zunächst gemeinsam eine Geschichte erzählen und aufnehmen. Später die Geschichte anhören.
- Aufnehmen von Geräuschen/Klängen und Stimmen oder Tierstimmen im Wechsel. Beim Anhören bei jeder gehörten Stimme eine Spielzeugfigur auf den Spielplatz oder ein Tier zum Bauernhof stellen.

2 Sprache

HINWEIS: Bei den folgenden Übungen mischen sich die Bereiche Sprachverständnis und auditive Aufmerksamkeit. (vgl. Kapitel IV, S. 84 ff.) Daher ist es wichtig, darauf zu achten, ob das Kind sprachlichen Reizen gegenüber auditiv unaufmerksam ist oder ob zudem Einschränkungen im Sprachverständnis vorliegen.

a) Anweisungen verstehen

Der Therapeut gibt einfache Anweisungen: Hol dir einen Buntstift, ein Buch, ein Spiel, eine kleine Puppe.

Spielvorschläge

- Ein Puppenhaus einrichten.
- Das Spiel auf dem Verkehrsteppich vorbereiten.
- Eine Mal- und Bastelaktion vorbereiten.
- Einen Bauernhof aufbauen.
- Gegenstände suchen, die nicht in einem thematischen Zusammenhang stehen.

b) Auf Fragen reagieren

Der Therapeut stellt einfache Fragen zu einem Situationsbild oder einem Puzzle: Wo ist der Junge? Wo steht das Auto? Welches Kind weint? Dabei ist es ausreichend, wenn das Kind auf die Abbildungen zeigt, es braucht diese nicht zu benennen.

Spielvorschläge

- Das Kind darf bei jeder richtigen Reaktion das entsprechende Puzzleteil herausnehmen.
- Das Kind stellt jeweils eine Spielfigur auf den Spielteppich.
- Das Kind darf jedes Mal einen Fisch angeln.
- Das Kind darf jeweils einen Frosch in einen Brunnen hüpfen lassen.

c) Einer Geschichte lauschen[13]

Der Therapeut erzählt eine Geschichte zuerst mit, später auch ohne Bildunterstützung. Bilderbücher siehe Anhang: „Zusammenstellung von Büchern und Spielen“, S. 210 ff.

Spielvorschlag

Die Geschichte gemeinsam betrachten, bei wiederkehrenden Fragen/Spielhandlungen in den Geschichten kann das Kind später abwechselnd mit dem Therapeuten erzählen.

d) Sprache im freien Spiel wahrnehmen[14]

HINWEIS: Der Therapeut sollte darauf achten, wie das Kind mit gezielten Anweisungen, die während des Spiels gegeben werden, umgeht. Reagiert das Kind selten auf die Sprache des Therapeuten, sollten die sprachlichen Anforderungen an das Kind leichter gestaltet oder die Spielregeln insgesamt einfacher formuliert werden, um die Anforderungen an das Sprachverständnis des Kindes zu reduzieren

Vorgehen

Während des gemeinsamen Spiels sollte das Kind auf die sprachlichen Anforderungen, Fragen und Aufträge des Therapeuten achten und entsprechend reagieren.

Beispiele für Interventionen

- Wo darf der Lkw parken?
- Wer sitzt auf der Rutsche?
- Was können wir aus der Knete formen?
- Hilfst du mir, die Gehege zu bauen?
- Was suchst du?
- Möchtest du mit der roten oder der blauen Farbe weitermalen?

B Figur-Hintergrund-Wahrnehmung

Der Begriff der Figur-Hintergrund-Wahrnehmung bedeutet, einen Sinnesreiz vor dem Hintergrund eines anderen Sinnesreizes aus demselben Wahrnehmungsbereich aufzunehmen, sich z. B. in einer lauten Kindergartengruppe/Schulklasse oder im Straßenverkehr zurechtzufinden und adäquat auf die jeweilige Situation zu reagieren.

ZIELE

- Wahrnehmen wichtiger Schallereignisse trotz störender Hintergrundgeräusche
- Trennen wichtiger von unwichtigen Geräuschen bei gleichzeitigem Auftreten mehrerer Schallereignisse

1 Geräusche/Klänge

HINWEIS: Es mischen sich in diesen Übungen häufig Figur-Hintergrund-Wahrnehmung und Differenzierung, sodass sich der Schwierigkeitsgrad der Übung dadurch steigert.

a) Geräusch/Klang erkennen[15]

Während Musik oder Straßenlärm im Hintergrund zu hören sind, soll das Kind ein vorher verabredetes und gemeinsam ausprobiertes Geräusch (Tür zuschlagen, etwas umfallen lassen) erkennen und anzeigen – Rollenwechsel. Diese Übung sollte möglichst mit geschlossenen Augen durchgeführt werden, das Kind dreht sich von der Schallquelle weg oder es hat die Augen verbunden.

Spielvorschläge

- Das Kind nimmt jedes Mal, wenn es ein Geräusch/einen Klang gehört hat, einen Klotz und baut einen Turm oder eine Straße auf.
- Das Kind stempelt bei jedem Geräusch/Klang einen Abdruck; dabei kann ein komplettes Bild entstehen (Zoo, Straße, Spielzeugschrank etc.).
- Jedes Mal, wenn das Geräusch/der Klang gehört wird, mit Fingerfarbe mit den Fingerspitzen Punkte drucken, daraus kann später ein Bild entstehen, indem aus den Punkten Regentropfen, Käfer oder Blumen werden.

b) Verschiedene Geräusche/Klänge voneinander unterscheiden

Vorgehen wie unter a) beschrieben, jedoch werden verschiedene Geräusche oder Klänge abwechselnd gemacht. Das Kind errät jeweils, was es gehört hat.

Steigerung

- Zunächst wird der Ziellaut deutlich lauter als die Störgeräusche angeboten, mit der Zeit wird die Lautstärke angeglichen.
- Der Hintergrund wird dem zu erkennenden Geräusch/Klang immer ähnlicher, d.h. es wird später beim Erkennen von Klanginstrumenten auch Musik als Hintergrundgeräusch eingesetzt.

Spielvorschläge

S. 6–9

- Die zu hörenden Geräusche/Klänge sind als Gegenstände oder auf Bildern vorhanden, das Kind zeigt auf das entsprechende Bild oder den Gegenstand – Rollenwechsel. **Variation 1:** Bilder wie im Lottospiel benutzen. **Variation 2:** Spielsteine auf die Bilder legen.
- Das gehörte Geräusch/der Klang wird nachgemacht.
- Das Geräusch/den Klang ohne Gegenstand oder Bildhilfe benennen.
- Den Gegenständen/Instrumenten werden Farben zugeordnet, das Kind sucht dann einen passenden Klotz heraus oder malt mit der entsprechenden Farbe einen Strich auf das Blatt, z.B. rot für die Trommel, blau für das Telefon etc. Als Kontrollhilfe sollten die Gegenstände oder Instrumente mit einem entsprechenden Farbpunkt versehen werden.
- Das gehörte Geräusch/den Klang auf einem Situationsbild zeigen. Hier mischen sich auditive und visuelle Figur-Grund-Wahrnehmung.

c) Melodien hören

Eine vorher gemeinsam gehörte Melodie/ein bekanntes Kinderlied wird bei laufender Hintergrundmusik vorgespielt und zwischendurch angehalten, das Kind soll Beginn und Ende der Melodie/des Liedes anzeigen. Dabei sollte das Spiel so gewählt werden, dass für die Kinder der Anreiz besteht, ein bestimmtes Ziel zu erreichen.

Spielvorschläge

- Während der Dauer des Liedes einen Regenbogen oder Sonnenstrahlen malen.
- Sich für die Dauer des Liedes bewegen und während der Pause wie versteinert stehen bleiben.
- Einen LKW fahren lassen und Klötze oder anderes Transportgut zu einem bestimmten Platz transportieren, solange das Lied spielt.
- Aus Klötzen eine Straße legen.

d) Körpergeräusche und Stimmen wahrnehmen

Parallel zum Hintergrundgeräusch (Musik oder Straßenlärm) werden dem Kind verschiedene Körpergeräusche (Husten, Klatschen, Schmatzen, Schnalzen, mit dem Finger schnipsen) oder stimmliche Reize angeboten, die das Kind wahrnehmen und auf die es reagieren soll.

Spielvorschläge

- Es werden Tierstimmen vorgespielt. Das Kind zeigt an, wenn es die Tierstimme hört, es kann die Tiere auf einem Bild zeigen oder versuchen, die Laute nachzumachen.
- Es wird abwechselnd ein Geräusch gemacht oder ein Ton gesungen, der Zuhörer stempelt bei jedem Geräusch/Ton eine vorgemalte Note aus.[16]
- Therapeut und Kind probieren abwechselnd aus, welche Geräusche sie mit ihrem Körper machen können. Der Zuhörende erkennt diese Geräusche/Töne mit geschlossenen Augen und imitiert sie.

2 Sprache

HINWEIS: Die Trennung von Stör- und Nutzschall ist besonders im sprachlichen Bereich wichtig. Der Schwierigkeitsgrad steigert sich, wenn die Hintergrundgeräusche/Klänge durch Sprache ersetzt werden.

FÜR ELTERN: Im Elterngespräch sollte darauf hingewiesen werden, dass diese Übungen zeitlich begrenzt ihren Sinn haben, dass jedoch damit nicht eine ständige Lärmbeschallung des Kindes verbunden sein darf. In der Regel sollte während eines Gespräches, des Vorlesens oder der Erledigung der Hausaufgaben kein zusätzlicher Lärm bzw. keine Musik laufen.

a) Worte hören[17]

Während Musik oder andere Hintergrundgeräusche zu hören sind, spricht der Therapeut ein Wort. Das Kind soll zunächst nur anzeigen, dass es das Wort gehört hat. Steigerung: Das Hintergrundgeräusch wird durch Sprache ersetzt, z. B. eine Geschichte, die Verkehrsnachrichten, den Wetterbericht.

Spielvorschläge

- Das Kind zeigt den Gegenstand auf einem Bild.[18]
- Das Kind wiederholt das Wort (kann bei Störungsbewusstsein schwer sein). Die phonetisch/phonologische Realisation bleibt hier unbeachtet.

- Das Kind sucht das gesagte Wort auf einem Situationsbild[19] (kann für Kinder mit Einschränkungen im Bereich der visuellen Figur-Grund-Wahrnehmung schwer sein).

b) Aufträge verstehen[20]

Während Musik oder andere Hintergrundgeräusche zu hören sind, gibt der Therapeut dem Kind einen Auftrag.

Steigerung

- Die Musik als Hintergrundgeräusch wird durch Sprache ersetzt.
- Die Aufträge werden zweiteilig[21] (hier überschneiden sich Figur-Hintergrund-Wahrnehmung und Merkfähigkeit).

Spielvorschläge

- Alle Gegenstände holen, die für die Einrichtung des Puppenhauses nötig sind.
- Das Spiel auf dem Verkehrsteppich vorbereiten.
- Eine Mal- und Bastelaktion vorbereiten.
- Unübliche Aufträge geben: Leg die Puppe in den Papierkorb. Stell die Blume in den Schrank. Stell die Tasche auf deinen Kopf. (Kann für Kinder mit Einschränkungen im Sprachverständnis schwer sein.)

c) Geschichten erfassen

HINWEIS: Hier überschneiden sich Figur-Hintergrund-Wahrnehmung und mehrere andere Bereiche: Merkfähigkeit, Konzentrationsfähigkeit und Sprachverständnis, sodass der Therapeut genau beachten muss, welche Anforderungen den Kindern die Übung erschweren. Steigerung: Das Hintergrundgeräusch durch Sprache ersetzen.

Vorgehen

Während im Hintergrund Musik oder Störlärm zu hören ist, erzählt der Therapeut dem Kind eine kurze Geschichte oder liest eine Geschichte vor. Die Länge der Geschichte muss dem Alter des Kindes und seinem Entwicklungsstand angemessen sein.

Spielvorschläge

- Das Kind erzählt die Geschichte nach, dabei bietet der Therapeut Hilfe an, indem er Fragen zur Geschichte stellt oder Bilder zu der Geschichte zeigt. Er kann auch helfend die bisherigen Äußerungen des Kindes zusammenfassen.
- Gemeinsam die Geschichte malen.
- Gemeinsam die Geschichte aus Einzelbildern legen oder kleben.

d) Kommunikation im freien Spiel beachten

HINWEIS: Der Therapeut sollte darauf achten, wie das Kind mit gezielten Anweisungen, die während des Spiels gegeben werden, umgeht. Reagiert das Kind selten auf die Sprache des Therapeuten, dann sollten die sprachlichen Anforderungen an das Kind leichter gestaltet, das Hintergrundgeräusch leiser gestellt oder die Spielregeln insgesamt vereinfacht werden.

Vorgehen

Während des gemeinsamen Spiels sollte das Kind auf die sprachlichen Anforderungen, Fragen und Aufträge des Therapeuten achten und entsprechend reagieren, sodass ein gemeinsames Spiel entsteht. Dabei ist Musik oder Störlärm zu hören.

Beispiele für Interventionen

- Wo darf das Auto parken?
- Kannst du mir die Stifte geben?
- Welches Tier stellst du ins Gehege?
- Hilfst du mir beim Einräumen des Puppenhauses?
- Was suchst du?
- Wen nimmst du auf dem Schiff mit?

C Lokalisation

Die Lokalisation ermöglicht es uns, Höreindrücke in Bezug auf ihre Richtung und Entfernung einzuordnen.

ZIELE

- Sicheres Lokalisieren einer Geräuschquelle
- Sicheres Lokalisieren eines Sprechers

HINWEIS: Eine gute räumliche Orientierung und sicheres Lokalisieren von Geräuschquellen sind im Alltag in vielen Situationen erforderlich. So dienen sie dem sich Zurechtfinden in einer größeren Gruppe in Kindergarten und Schule oder auch der sicheren Orientierung im Straßenverkehr.

Bei den folgenden Übungen ist es wichtig sicherzustellen, dass die Kinder die Geräuschquelle mit ihrem auditiven Sinn suchen und finden und nicht vorher sehen können, wo sich die Geräuschquelle befindet.

Eine Vermischung der Bereiche Lokalisation und Differenzierung lässt sich nicht immer vermeiden, der Therapeut muss individuell entscheiden, in welchem Ausmaß das Kind die Aufgaben lösen kann.

Als Vorbereitung kann es zunächst eine Hilfe sein, die Geräuschquelle mit allen Sinnen zu suchen und zu finden, also mit dem visuellen, dem taktilen und dem auditiven Sinn zu erkunden, woher das Geräusch/der Klang kommt. Wenn diese Vorübungen gut gelingen und der Sinn der Übung verstanden worden ist, schließt das Kind die Augen, dreht sich von der Schallquelle ab oder bekommt ein Tuch/eine Maske vor die Augen.

FÜR ELTERN: Zu Hause oder auf Spaziergängen auf Geräusche hinweisen, Geräuschquellen gemeinsam suchen, z. B. Autogeräusche, Vogelgezwitscher, Stimmen, Türenklappern, dabei durch Fragen helfen: Kommt das Auto oder fährt es weg? – Auf welchem Baum sitzt der Vogel? – Aus welchem Zimmer kommen die Stimmen? – Wo spielt das Radio? – In welchem Garten spielen und lachen Kinder?

Elternbogen „Auditive Wahrnehmung“

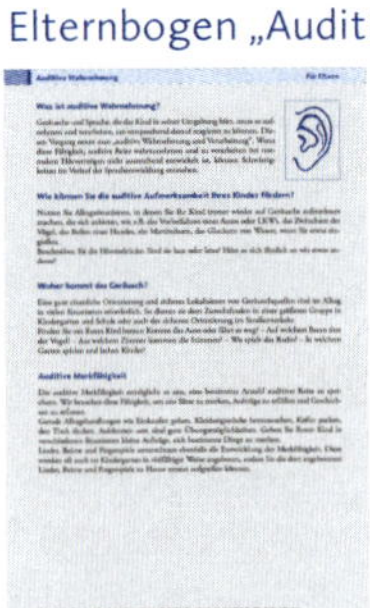

1 Geräusche/Klänge

a) Umweltgeräusche lokalisieren

Gemeinsam auf die Suche nach Geräuschen gehen und versuchen herauszufinden, woher das Geräusch kommt.[22] Beispiele: Straßenlärm, Toilettenspülung, Wasserhahn, Aufzug im Haus, Radio im Nebenzimmer, Geräusche vor der Tür.

b) Geräusch-/Klangquellen im Raum suchen[23]

Kind und Therapeut suchen ein Geräusch/einen Klang aus (z. B. Wecker/Triangel). Das Kind schließt die Augen, der Therapeut geht an eine bestimmte Stelle im Raum und bleibt dort stehen. Dann macht er das Geräusch bzw. den Klang. Das Kind zeigt mit geschlossenen Augen in die Richtung des Therapeuten oder rollt einen Ball dorthin – Rollenwechsel.

Steigerung

- Vor der Übung werden zwei oder mehr mögliche Gegenstände vorgestellt, das Kind soll nachher auf den Gegenstand zeigen, mit dem das Geräusch gemacht wurde (zusätzliche Anforderung an die Differenzierungsfähigkeit des Kindes).
- Die Lautstärke des Geräusches nimmt ab.
- An die Stelle der Geräusche oder Klänge kommen leise Tierstimmen oder einzelne Töne des Therapeuten.

c) Einem Geräusch/Klang folgen

HINWEIS: Für diese Übung muss im Raum genügend Bewegungsfreiheit sein, auch sollte der Therapeut darauf achten, dass sich das Kind auf seinem Weg nicht verletzen kann.

Vorgehen

Ein Geräusch/einen Klang erzeugen, das/der sich durch den Raum bewegt und an einer Stelle stehen bleibt, damit das Kind auf seinem Weg ein Ziel hat.

Das Kind hat die Augen geschlossen oder eine Maske/ein Tuch vor den Augen und krabbelt oder geht dem Geräusch mit geschlossenen Augen nach.[24]

Spielvorschläge

- Der Therapeut rollt eine Dose, in der sich Perlen oder Kastanien befinden, durch das Zimmer.
- Ein Spielzeugauto mit Motorengeräusch/Signalton oder ein Aufziehspielzeug fährt bzw. hüpft durch das Zimmer.
- Der Therapeut schlägt im Rhythmus auf ein Klanginstrument und bewegt sich dabei durch das Zimmer, bleibt zuletzt an einer Stelle stehen.

Steigerung

- Der Therapeut wechselt auf seinem Weg die Richtung.
- Der Therapeut lässt die Lautintervalle unregelmäßiger werden.
- Der Therapeut setzt unterschiedliche Klanginstrumente ein.
- Die Geräusche/Klänge werden leiser.
- Das als „Hänschen-Piep-mal" bekannte Suchspiel eignet sich besonders für die Gruppe. Dabei verstecken sich alle Personen, der Suchende fordert die anderen einzeln namentlich mit seiner Bitte „Leonie/Max-Piep-mal" auf, Töne von sich zu geben, damit er sie besser finden kann. Der Therapieraum muss eine bestimmte Größe haben und genügend Versteckmöglichkeiten bieten.

d) Richtungen in direkter Nähe zum Körper angeben[25]

Einer hat die Augen verbunden, der andere klingelt nah neben, vor, hinter oder über ihm. Die Richtung anzeigen, aus der das Geräusch/der Klang kommt – Rollenwechsel. Anfangs nur zwei Richtungen miteinander wechseln lassen, bis die Übung gut gelingt. Die Zuordnung rechts – links ist leichter als vorn – hinten bzw. oben – unten.

Je schneller die Richtungen wechseln und je weniger Wiederholungen einer Richtung vorkommen, desto schwieriger ist es für das Kind. Es sollte aber jeweils genug Zeit zwischen zwei Reizen für das Kind bleiben, um sich auf den neuen Höreindruck einzustellen.

2 Sprache

a) Den Erzähler finden

Das Kind schließt die Augen oder hat ein Tuch/eine Maske vor den Augen, der Therapeut geht im Raum an eine Stelle und spricht dort ein Wort oder einen kurzen Satz. Die Lautstärke der gesprochenen Wörter oder Sätze wechselt, die Übung wird mit abnehmender Lautstärke schwieriger. Die Wörter und Sätze können als Gegenstands- oder Situationsbilder vorliegen.

Spielvorschläge

- Das Kind zeigt in die Richtung des Therapeuten.
- Das Kind rollt einen kleinen Gegenstand in die Richtung des Therapeuten.
- Das Kind zeigt in die Richtung und wiederholt als Echo das Wort/den Satz. Die phonetisch/phonologische Realisation bleibt hier unbeachtet.

- Das Kind zeigt in die Richtung und auf das entsprechende Gegenstands- oder Situationsbild.
- Das Kind zeigt in die Richtung, bekommt das jeweilige Bild und legt es später auf die dazugehörige Lottokarte.

b) Einer Stimme folgen

HINWEIS: Für diese Übung muss im Raum genügend Bewegungsfreiheit sein, auch sollte der Therapeut darauf achten, dass sich das Kind auf seinem Weg nicht verletzen kann.

Vorgehen

Das Kind hat die Augen geschlossen oder mit einem Tuch/einer Maske verbunden, und der Therapeut erzählt eine kurze Geschichte, mit der er das Kind „lockt", ihm hinterherzukrabbeln oder -zugehen. Er bleibt zuletzt an einer Stelle stehen, damit das Kind auf seinem Weg ein Ziel hat. Der Therapeut kann auf seinem Weg die Tonlage wechseln oder verschiedene Personen nachahmen.

Wenn das Kind beim Therapeuten angekommen ist, kann gemeinsam ein Ende für die nur angefangene Geschichte erzählt werden, die Geschichte noch einmal mit Hilfe von Bildern erzählt, oder zu der Geschichte gemeinsam ein Bild gemalt werden.

Steigerung

- Der Therapeut wechselt auf seinem Weg die Richtung.
- Der Therapeut variiert auf seinem Weg die Lautstärke, die Übung wird mit abnehmender Lautstärke schwieriger.

c) Richtung der Sprachquelle angeben

Einer hat die Augen verbunden, der andere spricht nah neben, vor, hinter oder über ihm. Die Richtung anzeigen, aus der die Stimme kommt – Rollenwechsel. Der Therapeut kann die Tonlage wechseln oder verschiedene Personen nachahmen. Anfangs nur zwei Richtungen miteinander wechseln lassen, bis die Übung gut gelingt. Die Zuordnung rechts – links ist leichter als vorn – hinten bzw. oben – unten.

Je schneller die Richtungen wechseln und je weniger Wiederholungen einer Richtung vorkommen, desto schwieriger ist es für das Kind. Es sollte aber genug Zeit zwischen zwei Reizen für das Kind bleiben, um sich auf den neuen Höreindruck einzustellen.

Steigerung

Der Therapeut wechselt die Lautstärke, die Übung wird mit abnehmender Lautstärke schwieriger.

D Merkfähigkeit

Die auditive Merkfähigkeit ermöglicht es uns, eine bestimmte Anzahl auditiver Reize zu speichern, bei der zunächst die Reihenfolge der vorgegebenen auditiven Stimuli unbeachtet bleibt. Die Steigerung der Leistung ist die Speicherung und Wiedergabe in der vorgegebenen Reihenfolge (Sequenz).

Die Merkfähigkeit ist eine wichtige Voraussetzung für andere Teilfunktionen im Bereich der auditiven Wahrnehmung bzw. der phonologischen Bewusstheit, da die Weiterverarbeitung auditiver Reize, z. B. das Erkennen von Lautfolgen, nur dann gelingt, wenn das Kind sich diese für einen gewissen Zeitraum auch merken kann.

1 Geräusche/Klänge

ZIELE

- **Speicherung einer bestimmten Anzahl von Schallereignissen**
- **Speicherung der Reihenfolge einer Anzahl von Schallereignissen (Sequenzbildung)**

HINWEIS: Die Speicherung und Wiedergabe von Schallereignissen ohne Beachtung der vorgegebenen Reihenfolge (Sequenz) ist grundsätzlich leichter, als bei der Wiedergabe zusätzlich auf die Reihenfolge zu achten. Die Übungen sind jeweils nach diesem Prinzip aufgebaut. Viele Übungen lassen sich durch Beachtung der Reihenfolge in ihrem Schwierigkeitsgrad steigern.

Vor der Übung sollte eine Auswahl von Gegenständen, mit denen man Geräusche machen kann oder von Instrumenten gemeinsam ausprobiert werden, damit sie im Verlauf der Übung sicher erkannt werden können. Der Schwierigkeitsgrad der Differenzierungsleistung sollte gering sein, daher zunächst Klang- oder Geräuschquellen auswählen, die sich deutlich voneinander unterscheiden, denn hier soll vor allem die Merkfähigkeit gefördert werden, nicht die Diskrimination. Während der Übung sollte das Kind die Geräusch-/Klangquellen nicht sehen, es kann sich umdrehen oder die Augen schließen, da es sich sonst über den visuellen Sinn die Reihenfolge einprägen kann ohne die auditive Merkfähigkeit zu aktivieren.

a) Reihenfolgen speichern und nachahmen

Zunächst als Vorbereitung zwei Geräusche/Klänge aus einer Auswahl von Geräusch- und Klanginstrumenten vorspielen, die das Kind sich merken und nachmachen soll. Danach die Anzahl der Geräusche/Klänge langsam steigern – Rollenwechsel.[26]

Spielvorschläge

- Wir proben für ein Konzert: Der Therapeut macht einzelne Geräusche/Klänge vor, das Kind versucht die Einzelgeräusche, später auch die Klangreihenfolgen nachzuahmen – Rollenwechsel.
- Ein LKW verliert während der Fahrt verschiedene Dinge: Es werden nacheinander verschiedene Gegenstände auf den Tisch fallen gelassen, das Kind schließt dabei die Augen oder dreht sich um und nennt die Gegenstände, die fallen gelassen worden sind (Becher, Büroklammern, Bleistift, Schere, Nägel, Buch, Münze, Kamm, Tennisball …).
- Ein Besuch im Zoo: Es werden verschiedene Tierstimmen vorgemacht oder vorgespielt. Das Kind nennt die Tiere, später auch die Reihenfolge, in der die Tiere zu hören waren. **Variation 1:** Es liegen Bilder von allen Tieren vor, sodass ein Bild vom Zoo geklebt werden kann, dabei soll auf die Reihenfolge der Tierstimmen geachtet werden. **Variation 2:** Mit den Bildern wird ein Weg gelegt, die Tiere werden in der Reihenfolge der Stimmen auf den Weg gestellt oder geklebt. S. 35, 38

b) Rhythmen klatschen

- Verschiedene Geräusche/Klänge werden mit unterschiedlichen Rhythmen angeboten. Das Kind soll diese Rhythmen imitieren – Rollenwechsel. Dabei zuerst einen einfachen Rhythmus vorgeben, später den Schwierigkeitsgrad steigern.
- Melodie und Rhythmus von bekannten Kinderliedern werden gesummt und geklatscht, das Kind summt oder klatscht nach.

c) Rhythmen wiedererkennen

Es werden zwei gleiche oder verschiedene Rhythmusfolgen hintereinander angeboten, das Kind entscheidet, ob diese gleich oder verschieden waren.

Spielvorschläge

- Nach jeder Aufgabe darf ein Setzstein auf einem Spielplan um ein Feld weitergezogen werden.
- Nach jeder Aufgabe darf man ein Puzzleteil einsetzen.

2 Sprache

ZIELE

- **Speicherung einer bestimmten Anzahl sprachlicher Stimuli (Laute, Silben, Worte, Sätze)**
- **Speicherung der Reihenfolge (Sequenz) sprachlicher Stimuli (Silbe, Wort, Satz und Text)**

HINWEIS: Bei den Wort-, Satz- und Textübungen überlagert sich die Leistung der Speicherfähigkeit mit dem Wortschatz und Sprachverständnis des Kindes. Der allgemeine sprachliche Entwicklungstand des Kindes sollte daher bei der Auswahl dieser Übungen besonders beachtet werden. Eingesetzte Begriffe sollten den Fähigkeiten und Interessen des Kindes entsprechen.

Die Speicherung und Wiedergabe von Sprache ohne Beachtung der vorgegebenen Reihenfolge (Sequenz) ist grundsätzlich leichter, als bei der Wiedergabe zusätzlich auf die Reihenfolge der Worte zu achten. Viele Übungen lassen sich durch Beachtung der Reihenfolge in ihrem Schwierigkeitsgrad steigern. Die Merkfähigkeit für einen Satz ist für Kinder immer leichter als die für Wörter oder sinnlose Silben, da das Verstehen des Satzinhalts die Merkfähigkeit unterstützt. Manchmal speichern Kinder nur die Schlüsselwörter eines Satzes, geben den Satz aber nicht in der vorgegebenen Reihenfolge wieder.

Elternbogen „Auditive Wahrnehmung“

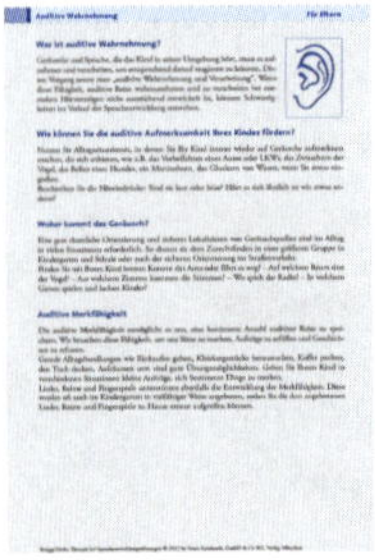

FÜR ELTERN: Gerade Alltagshandlungen wie Einkaufen gehen, Kleidungsstücke heraussuchen, eine Tasche packen, den Tisch decken, Aufräumen usw. sind gute Übungsmöglichkeiten. Darüber hinaus bieten Lieder und Reime eine abwechslungsreiche Möglichkeit, die auditive Merkfähigkeit im Alltag zu fördern. Diese werden oft auch im Kindergarten angeboten, sodass Eltern vielleicht von dort entsprechendes Material bekommen und auf dieses zu Hause zurückgreifen können. Anregungen für Reime, Klatsch- und Fingerspiele finden sich im Anhang unter „Zusammenstellung von Büchern und Spielen“, S. 210 ff.

a) Laute und Silben speichern und wiedergeben[27]

Das Kind soll die vom Therapeuten vorgegebenen Laute oder Silben (Phantasie- oder Pseudowörter) wiedergeben.

Spielvorschläge

- Geheimsprache: Der Therapeut gibt mit entsprechender Mimik einzelne Laute oder Silben an das Kind weiter, das Kind gibt diese an ein anderes Kind, an eine Puppe oder einen Teddy weiter.
- Einkaufen in einer fremden Sprache: Der Therapeut verlangt mit sinnfreien Silben bestimmte Waren und bekommt vom Kind bunte Klötze oder Gegenstände, das Kind wiederholt dabei die vorgegebenen Silben – Rollenwechsel. In diesem Fall entscheidet das Kind, ob der Therapeut die Laute/Silben richtig wiedergegeben hat.
- Indianer: Der kleine Indianer lernt vom großen die Stammessprache, dabei kann für jede Silbe ein Muster in ein Indianerzelt gemalt werden. S. 21

b) Einzelworte speichern

Das Kind soll die vom Therapeuten vorgegebenen Worte wiederholen und ggf. die Bildkarten oder Gegenstände dazu suchen.

HINWEIS: Während die Gegenstände oder Bildkarten benannt werden, können diese für das Kind zunächst sichtbar sein. Jedoch sollte der Therapeut darauf achten, dass die Aufgabe nicht über das visuelle Einprägen der einmal benannten Gegenstände oder Bilder gelöst wird, sie sollen also während der eigentlichen Aufgabenstellung nicht sichtbar sein. Die Bildkarten können als Kontrollmöglichkeit genommen werden, um nachzusehen, ob alle Gegenstände richtig gesucht worden sind. In den nachfolgenden Spielen geht es darum, die Anzahl der Gegenstände, die sich das Kind merken soll, langsam zu steigern. Später soll auch die richtige Reihenfolge wiedergegeben werden.

Spielvorschläge

- Einkaufen gehen: Das Kind soll sich die Gegenstände oder Bilder, die es kaufen soll bzw. die es als „Verkäufer" heraussuchen soll, nur merken und erst im Anschluss die entsprechenden Gegenstände nennen oder heraussuchen. Der Therapeut kann z.B., bevor er die Gegenstände/Bilder nennt, diese mit einem Tuch abdecken, so dass das Kind die Aufgabe wirklich als auditive Leistung lösen muss. Variation 1: Einkaufsspiel mit einem kleinen Kaufladen und Realgegenständen. Variation 2: Einkaufsspiel nur mit Bildkarten. Variation 3: Einen LKW beladen.

- Gegenstände suchen: Als Vorbereitung für ein gemeinsames Spiel soll das Kind bestimmte Gegenstände suchen, die der Therapeut nennt. Es eignen sich fast alle Vorbereitungen für andere Spiele oder Beschäftigungen, für die verschiedene Gegenstände gebraucht werden. Variation 1: Einen Kaufladen einrichten. Variation 2: Bekleidung für die Puppe holen. Variation 3: Gegenstände für das Puppenhaus zusammensuchen. Variation 4: Tiere für einen Bauernhof suchen. Variation 5: Fahrzeuge und Geräte für eine Baustelle finden. Variation 6: Einen Koffer packen. Variation 7: Auf dem Markt einkaufen, dazu werden Bilder/Gegenstände im Raum verteilt.
- Detektiv spielen: Ein Situationsbild gemeinsam betrachten, dann wie ein Detektiv auf die Suche nach verloren gegangenen Gegenständen, Menschen oder Tieren gehen. Durch die Anzahl der zu suchenden Abbildungen kann der Schwierigkeitsgrad individuell gesteigert werden. Der Therapeut gibt dem „Detektiv" einen Auftrag: Finde Hund, Kind und Fahrrad – Rollenwechsel.
- Das Floß: Der Fährmann bekommt den Auftrag, bestimmte Gegenstände/Tiere über den Fluss zu bringen. Dafür wird aus blauem Papier oder Stoff ein Fluss gelegt, über den mehrere Tiere/Gegenstände transportiert werden sollen. Hier kann am anderen Ende des Flusses mit Hilfe der Bildkarten kontrolliert werden, ob der Fährmann die richtigen Dinge transportiert hat.
- Auf der Baustelle: Im Laufe eines Tages werden hier bestimmte Dinge benötigt, das Kind darf – mit einem Helm und Handschuhen bekleidet – den Maurern helfen und in einer Schubkarre die Sachen holen (z.B. Kelle, Sand, Brot, Getränke ...).
- Zugfahrt: Auf die Anhänger werden Gegenstände/Bildkarten entsprechend dem Auftrag des Therapeuten aufgeladen.

c) Wortreihenfolge finden und Sätze bilden[28]

Der Therapeut gibt mehrere Wörter, die zu einem Satz gehören, hintereinander vor, jedoch nicht in der richtigen Reihenfolge. Das Kind soll dann mit diesen Wörtern einen Satz bilden, z.B. aus „rund – Ball – der – ist" wird „der Ball ist rund."

d) Sätze speichern

- Aufträge speichern und erledigen: Komplexe Aufträge erledigen, z.B. für die Einrichtung des Puppenhauses, des Verkehrsteppichs, die Vorbereitung einer Bastelaktion mit Heranholen aller notwendigen Gegenstände, Präparieren des Tisches, Umziehen etc.
- Detektiv spielen: Ein Situationsbild gemeinsam betrachten, dann wie ein De-

tektiv auf die Suche nach verloren gegangenen Gegenständen, Menschen oder Tieren gehen: Durch die Komplexität der Beschreibungen kann der Schwierigkeitsgrad individuell gesteigert werden. – Der Therapeut gibt dem „Detektiv" einen Auftrag: Finde für mich den Hund, das kleine Kind und die Frau mit dem blauen Kleid – Rollenwechsel.

e) Reime, Fingerspiele und Lieder wiedergeben

- Die auditive Merkfähigkeit wird durch Bewegungen, Rhythmen, Vorstellungshilfen und häufige Wiederholungen unterstützt. Es eignen sich alle bekannten Kinderlieder, Reime und Fingerspiele. Für jüngere Kinder gibt es auch viele in Reimform geschriebene Bücher, siehe Anhang „Zusammenstellung von Büchern und Spielen", S. 210 ff.
- Sprechzeichnen:[29] Ähnlich wie bei Liedern und Reimen wird hier die auditive Leistung durch andere Wahrnehmungsleistungen (visuelle, taktil-kinästhetische Wahrnehmung und Rhythmus) unterstützt. Für Kinder mit Schwierigkeiten im Bereich der Koordination kann das Sprechzeichnen eine erhöhte Anforderung darstellen.

f) Kurze Geschichten speichern und wiedergeben

Eine Geschichte erzählen, im Anschluss dazu Fragen stellen. Hier sind zunächst Entscheidungsfragen leichter zu beantworten als offene Fragen.

- Bildergeschichten erzählen: Geschichten, die aus einzelnen Bildern bestehen, kopieren und auseinanderschneiden. Zunächst die einzelnen Ereignisse gemeinsam betrachten und besprechen. Der Therapeut erzählt die Geschichte komplett. Dann soll das Kind die Geschichte, ohne die Bilder sehen zu können, wiedergeben. Zuletzt kann die Geschichte noch einmal gelegt und erzählt werden. Bilderbücher, z. B. mit wiederkehrenden Handlungen, können eine gute Hilfe sein (siehe „Zusammenstellung von Büchern und Spielen" S. 210 ff.).
- Geschichten zunächst ohne Bildunterstützung erzählen: Dabei sollte bei der Auswahl der Geschichten darauf geachtet werden, dass sie eindeutige, dem Kind bekannte und sinnvoll zusammenhängende Einzelheiten enthalten, die das Kind sich merken kann, zum Beispiel einen Tagesablauf mit Kindergartenbesuch, Mittagessen, Besuch bei der Oma oder einen Stadtbummel mit der Aufzählung verschiedener Geschäfte. – Bilder können später als Kontrollhilfe dienen. Eine andere Kontrollmöglichkeit bietet eine Aufnahme der Geschichte. So kann das Kind selbst später hören und die eigene Geschichte mit der Bildvorlage vergleichen.
- Eine Tätigkeit beschreiben: Beschreiben, wie man einen Kuchen backt, und da-

bei auf die Reihenfolge der Handlungen achten, wenn möglich zusammen ausprobieren. Es ist auch hier günstig, Bilder für die einzelnen Schritte zu haben.

E Differenzierung

Eine sichere Differenzierungsfähigkeit (Diskrimination) ist nötig, um verschiedene auditive Reize, auch sehr ähnlich klingende, voneinander unterscheiden zu können.

1 Geräusche/Klänge

ZIELE

- Unterscheiden verschiedener Geräusche/Klänge
- Kennenlernen von Unterscheidungsmerkmalen
- Erkennen und Zuordnen der gehörten Geräusche, Klänge und Stimmen

FÜR ELTERN: Viele der hier vorgestellten Anregungen lassen sich auch zu Hause in der Familie gut spielen, wenn das Kind die Übungen aus der Therapie kennt. Die Eltern sollten im Beratungsgespräch über Ablauf und Zielsetzung der Spiele informiert werden.

HINWEIS: Am Ende des Kapitels findet sich eine Aufstellung von Geräuschquellen und Klanginstrumenten, mit denen sich die nachstehende Merkmale erarbeiten lassen.

Der Therapeut muss individuell für das Kind entscheiden, welchen Schwerpunkt er setzt. Nicht in jeder Übung lassen sich alle Merkmale einsetzen.

Besonders die Differenzierung langer und kurzer auditiver Reize dient der Vorbereitung der phonologischen Therapie, z. B. der Unterscheidung von Plosiven und Frikativen.

Grundsätzlich gilt: Je ähnlicher die Geräusche sind, desto schwieriger ist die Unterscheidung.

Merkmale, nach denen die Geräusche/Klänge zu differenzieren sind:[30]

Dauer:	lang – kurz	Rhythmus:	schnell – langsam
Lautstärke:	laut – leise		regelmäßig – unregelmäßig
Tonhöhe:	hoch – tief		gleich – nicht gleich
Klang:	hell – dunkel		

a) Zwei Geräusche/Klänge voneinander unterscheiden

Es werden zwei sich deutlich voneinander unterscheidende Geräusche/Klänge, z. B. LKW und Wasserhahn oder Trommel und Triangel, angeboten. Dann schließt einer die Augen oder dreht sich um, während der andere eines der beiden Geräusche/Klänge macht, der andere zeigt, welches Geräusch/welchen Klang er gehört hat – Rollenwechsel.

Bei gleichem Vorgehen lassen sich mit jeweils nur einer Geräusch-/Klangquelle die o. g. Merkmale erarbeiten.

Spielvorschläge

- Eine Spielfigur muss einen bestimmten Weg auf einem Spielplan oder in einem selbstgebauten Parcours gehen und darf sich nur bei dem vorher verabredeten Geräusch/Klang fortbewegen. S. 39
- Das Kind geht jedes Mal, wenn es die Lösung gefunden hat, um einen Schritt auf einem mit Zeitungen oder Teppichfliesen gelegten Weg weiter, bis zu einem festgelegten Ziel.
- Bei dem einen Geräusch/Klang wird ein roter, bei dem anderen ein blauer Turm weitergebaut, dazu müssen die Geräusch-/Klangquellen mit den Farben verbunden werden, d. h. z. B. die Trommel liegt auf einem roten Tuch, die Triangel auf einem blauen. **Variation:** Bei einem Geräusch/Klang eine grüne, bei dem anderen eine gelbe Perle auf eine Kette fädeln.
- Bei einem bestimmten Geräusch aufstehen, bei einem anderen sitzen bleiben. Es können auch Puppen oder Spieltiere bewegt werden. Hier kann man auch mit den Unterschieden laut/leise, hoch/tief oder lang/kurz arbeiten.
- Perlen auf eine Schnur fädeln: z. B. bei lauten Tönen eine große Perle, bei leisen Tönen eine Kleine.
- Bei schnell aufeinanderfolgenden Trommelschlägen um einen Reifen herumlaufen, bei langsam aufeinanderfolgenden Schlägen stehen bleiben oder auch sehr langsam gehen.
- Sich groß oder klein machen, je nachdem, was man gehört hat, z. B. bei einem hohen Ton aufstehen und sich bei einem tiefen Ton hinhocken. **Variation:** Bei einem lauten Geräusch groß werden und sich bei einem leisen Geräusch klein machen.
- Aus Bausteinen eine Treppe aufbauen. Es werden dann auf einem Glockenspiel einige Töne der Tonleiter gespielt. Das Kind soll eine Spielfigur auf der Treppe versetzen: wird die Tonleiter aufwärts gespielt, dann geht die Spielfigur entsprechend eine Treppenstufe hinauf; wird die Tonleiter abwärts gespielt, so soll auch die Spielfigur die Treppe wieder hinuntergehen. **Variation 1:** Kind baut einen Turm aus Bauklötzen auf oder wieder ab, je nachdem, ob die Tonleiter herauf- oder hinunter-

gespielt wird. Variation 2: Das Kind streckt sich selbst immer weiter nach oben, wenn die Tonleiter nach oben gespielt wird, es macht sich immer kleiner, wenn die Tonleiter abwärts gespielt wird – Rollenwechsel.

- Bauklötze in zwei verschiedenen Farben zu einem Turm stapeln: Hier kann man mit den Unterschieden laut/leise, hoch/tief oder lang/kurz arbeiten, es wird jeweils ein Merkmal einer Farbe zugeordnet.

b) Mehrere Geräusche/Klänge voneinander unterscheiden[31]

Eine Auswahl von Gegenständen, mit denen man Geräusche machen kann oder Klanginstrumente vorstellen und gemeinsam mit dem Kind ausprobieren. Das Kind bekommt die Augen verbunden oder dreht sich um, während ein Geräusch/Klang zu hören ist. Das Geräusch/der Klang soll erkannt und zugeordnet werden.

Spielvorschläge

- Die Geräusch-/Klanginstrumente bekommen Klebepunkte verschiedener Farbe. Mit einem Farbwürfel würfeln und das entsprechende Geräusch/den Klang vormachen, ohne dass der andere es sieht. Wer das richtige Geräusch/Instrument erkennt, bekommt ebenfalls einen Klebepunkt in der gleichen Farbe – Rollenwechsel.
- Die Gegenstände/Instrumente sind auf Bildkarten abgebildet, diese Karten werden von einem Stapel gezogen, der gezogene Gegenstand/das Instrument wird gespielt, ohne dass der andere dies sieht und soll erkannt werden – Rollenwechsel.

S. 6–9

- Ein LKW hat verschiedene Dinge geladen, von denen jeweils eins auf den Tisch fällt, z.B. Becher, Büroklammern, Bleistift, Schere, Nägel, Buch, Münze, Kamm, Tischtennisball. Es wird geraten, welchen Gegenstand die Müllabfuhr verloren hat. Diesen dann in die Mülltonne (z.B. eine Kaffeedose) stecken. Variation 1: Auf welche Unterlage (Teller, Tischplatte, Trommel, Stoff) wurde der Gegenstand fallen gelassen?
- Selbst hergestelltes Geräuschmemory:[32] Sand, Reis, Erbsen, Nägel, Murmeln o.Ä. werden in undurchsichtige Dosen gefüllt und auf ein Raster gestellt, damit die Dosen leichter auf ihren Platz zurückgestellt werden können. Spielablauf wie bei Memory, nur werden die Dosen hier nicht wie Bilder umgedreht, sondern geschüttelt, um die Dose mit dem gleichen Geräusch zu finden. Auf der Unterseite der Dose kann ein bunter Kontroll-Klebepunkt sein, der die Richtigkeit der Zuordnung bestätigt.
- Den Geräuschen/Klängen werden Handlungen zugeordnet, so darf bei einem vorher verabredeten Geräusch/Klang immer ein bestimmtes Tier zum Bauernhof gestellt werden.

- Ein Besuch im Zoo:[33] Zuerst wird eine Auswahl von Tierbildern vorgestellt und die Tierstimmen werden gemeinsam ausprobiert. Es werden dann verschiedene Tierstimmen vorgespielt, das Kind soll die Tierstimmen erkennen und den Bildern zuordnen. Für jede erkannte Tierstimme bekommt das Kind das Bild des Tieres. Diese Bilder können anschließend in einen gemalten Zoo geklebt werden. **Variation 1:** Eine Auswahl von Tierbildern vorlegen. Jedes richtig erkannte Tier wird gezeigt, das Kind erhält das Bild für seine Lottokarte. **Variation 2:** Eine Auswahl von Tierbildern vorlegen. Jedes richtig erkannte Tier wird gezeigt, das gleiche Bild wird zur Seite gelegt und mit den so entstandenen Tierpaaren kann später Memory gespielt werden. S. 35, 38

c) Geräusche/Klänge ohne Vorübung erkennen

- Mit verschiedenen Geräusch-/Klanginstrumenten spielen, der andere muss raten, was er gehört hat. Später die Geräusche/Klänge einzeln aufnehmen, die Geräusche/Klänge gemeinsam anhören und benennen oder zeigen. **Variation:** Zunächst die Geräusche/Klänge erkennen und die entsprechenden Bilder sammeln. Mit den Bildern eine Geschichte erfinden und gemeinsam erzählen.[34] S. 6–9
- Hörrätsel mit Geräuschen: Einer knackt Nüsse, zerreißt Papier, lässt Wasser laufen, klatscht in die Hände, stampft auf den Boden etc. Der andere erkennt die Geräusche und zeigt auf die Gegenstände oder deren Abbildungen – Rollenwechsel.[35]
- Tierstimmen nachahmen und gegenseitig raten lassen – Rollenwechsel.
- Tiere nach ihren Stimmen in zwei Gruppen einteilen: Dazu zwei Gehege bauen oder malen und die Tiere/Bilder entsprechend zuordnen, z. B.: Tiere mit lauten Stimmen (Löwe) oder leisen Stimmen (Maus).
- Es werden Bildkarten auf dem Tisch verteilt, auf denen Geräusch-/Klanginstrumente abgebildet sind. Nun werden verschiedene Geräusche gespielt; wer zuerst das Bild mit dem gesuchten Gegenstand findet, klatscht in die Hände oder direkt auf die Karte und darf diese behalten. – Ist der Wettspiel-Charakter zu schwer, kann das Spiel wie ein übliches Lottospiel mit weniger Bildern gespielt werden. Das Kind muss dann nur auf eine kleinere Auswahl von Bildern achten. S. 6–9

S. 6–9

F Geräusch- und Klangquellen

1 Geräusche mit Gegenständen

Ball prellen
Mit einem Bleistift auf Holz oder Papier kratzen
Fahrradklingel
Fön
Geschirr/Besteck klappern
Holz zerbrechen
Kamm
Knackfrosch
Mit Kreide an der Tafel schreiben
Luftpumpe
Mixer
Münzen auf den Tisch fallen lassen
Murmeln
Nägel
Papier verschiedener Qualitäten zerknüllen oder zerreißen
Papiertüte aufpusten und platzen lassen
Radio
Mit einer Schere unterschiedliche Dinge zerschneiden
Schlüssel klappern oder fallen lassen
Seiten umblättern
Staubsauger
Steine
Streichholz anzünden
Streichhölzer ausschütten
Streichholzschachtel schütteln
Stuhl rücken
Tafel abwischen
Telefon
Türklingel
Umweltgeräusche
Wasser in eine Schüssel gießen
Wasser tropfen lassen
Wecker schellen lassen

Geräuschdosen mit:

- Büroklammern
- Federn
- Glocken
- Murmeln
- Reis/Erbsen/Nudeln
- Sand
- Steinchen

2 Geräusche, die man mit dem eigenen Körper machen kann

Gehen
Hände reiben
Hauchen
Hüpfen
Husten
Klatschen
Küssen
Mit den Fingern schnipsen
Mit den Zähnen klappern
Pfeifen
Pusten
Schlurfen
Schmatzen
Schnalzen
Schnarchen
Schreien
Sich räuspern
Singen
Stampfen
Stöhnen
Summen
Zischen

3 Klanginstrumente

Becken
Fingerzymbel
Flöte
Gitarre
Glockenspiel
Kastagnetten
Klangbausteine
Klanghölzer
Klangspiel
Klangstäbe
Kleine Glocken
Rassel
Rumbarassel
Schellenring
Tamburin
Triangel
Trommeln (kleine und große)
Xylophon
Zither

III Phonologische Bewusstheit

Die phonologische Bewusstheit ist eine metasprachliche Leistung, es geht um das Erkennen der formalen Struktur von Sprache. Bei der phonologischen Bewusstheit geht es nicht darum, die Wortbedeutung zu erfassen, sondern die phonematische Struktur zu erkennen. Die phonologische Bewusstheit gilt als eine wichtige Voraussetzung für den Erwerb der Schriftsprache.

- Unabhängig vom Inhalt kann gesprochene Sprache formal-lautlich bearbeitet werden. Sätze und Wörter lassen sich in kleinere Einheiten wie Silben und einzelne Phoneme zerlegen (phonologische Bewusstheit im weiteren Sinne).
- Die phonologische Bewusstheit im engeren Sinne ist eine Leistung, die Kinder im Grundschulalter entwickeln. Es können dann kleinere Einheiten bearbeitet werden, z. B. können einzelne Sprachlaute ausgetauscht oder ausgelassen werden oder Worte können rückwärts gesprochen werden. Die phonologische Bewusstheit im engeren Sinne besteht aus zwei Komponenten, der Analyse- und der Synthesefähigkeit.
- Vor allem bei Kindern mit phonologischen Störungen sollten Übungen zur phonologischen Bewusstheit ein wichtiger Bestandteil in der Therapie sein.

Ein Phonem ist die kleinste bedeutungsunterscheidende Einheit unserer Sprache (z. B. Kasse/Gasse). Bei Übungen zur Förderung der phonologischen Bewusstheit ist darauf zu achten, dass von größeren Einheiten zu kleineren gearbeitet wird.

Nach Schnitzler (2008) wird die phonologische Bewusstheit in einem zweidimensionalen Konstrukt beschrieben, d. h. die Komplexität einer Aufgabe wird im Wesentlichen von zwei Faktoren bestimmt: Das ist zum einen die zu analysierende sprachliche Einheit (Silbe, Onset-Reim, Phonem) und zum anderen die Explizitheit der Operation, d. h. die mentale Anforderung, die zum Lösen einer Aufgabe erforderlich ist (Identifizieren, Synthetisieren, Segmentieren, Manipulieren).

Kinder, die im Bereich der Sprachwahrnehmung und der auditiven Verarbeitung Schwierigkeiten haben, ermüden bei auditiv orientierten Aufgabenstellungen schneller als andere Kinder, ihre Konzentration lässt eher nach, weil sie sich mehr anstrengen müssen, um diese Anforderungen zu erfüllen.

In diesem Kapitel finden sich die Bereiche:

A Differenzierung

B Analyse

C Ergänzung und Synthese

A Differenzierung

Bei der Differenzierung von Sprachlauten ist das Erfassen phonetischer und phonologischer Merkmale entscheidend, dazu gehören der Artikulationsort, die Artikulationsart und die Dauer.

ZIELE

- Unterscheiden gleicher und nicht gleicher Phoneme, Silben, Wörter und Sätze
- Erkennen verschiedener Laute
- Unterscheiden falsch und richtig gesprochener Wörter
- Erkennen von Reimpaaren

HINWEIS: Kinder, die unsicher im Bereich der Diskrimination sind, orientieren sich häufig am Mundbild des Sprechers. So kann zu Beginn der Übungen das Mundbild als Unterstützung angeboten werden, im Lauf der Zeit sollte diese Hilfe abgebaut werden. Hält sich der Therapeut die Hand oder ein Blatt Papier vor den Mund, um sein Mundbild abzudecken, muss so viel Abstand vor dem Mund bleiben, dass sich der Klang nicht ändert.

Auf den Bildkarten, die eingesetzt werden, sollten keine Buchstaben sichtbar sein, da sich die Kinder sonst das Schriftbild einprägen und über die visuelle Hilfe die Aufgabe lösen. Kontrollmöglichkeiten sind Laute oder Klebepunkte auf der Bildrückseite oder eine Zusammenstellung der Bildkarten als Kontrollbogen.

1 Erkennen und unterscheiden einzelner Laute / Laute in Silben

HINWEIS: Je weniger phonetische Merkmale zwei Sprachlaute voneinander unterscheiden, desto schwieriger ist die Differenzierungsleistung.

Vorgehen

Als Vorbereitung der Übung mit dem Kind die Verbindung eines Lautes zum Bild erarbeiten. Beispiele: K=Specht, T=Wassertropfen, S=Schlange.

S. 10–11

Die Laute werden einzeln oder in Silben angeboten, das Kind sucht das entsprechende Bild dazu.

Spielvorschläge

- Wenn das Kind den entsprechenden Laut erkannt hat, z.B. /s/ für die Schlange, darf es einen Punkt zum Symbolbild kleben.
- Nachdem der richtige Laut erkannt wurde, darf das Kind dem Specht eine Feder bunt anmalen, Wassertropfen des Wasserhahnes anmalen, der Schlange ein Muster malen etc.
- Den Sprachlauten werden bestimmte Bewegungen zugeordnet, z.B. bei /a/ hochspringen oder sich bei /s/ klein machen wie eine Schlange.
- Die Laute werden bestimmten Bildern zugeordnet, z.B. /k/ oder /ke/ zum Specht, /t/ oder /ta/ zum Wassertropfen, /s/ zur Schlange etc. Diese Bilder liegen auf dem Tisch, und sobald das Kind den Laut erkannt hat, legt es einen Muggelstein auf das Bild.
- Auf den Bildern liegen Muggelsteine, das Kind nimmt jedes Mal, wenn es den gesuchten Laut gehört hat, einen Muggelstein weg.

2 Erkennen gleicher und ungleicher Laut- oder Silbenpaare

Es werden Laut- oder Silbenpaare mit gleicher Betonung und Stimmführung vorgesprochen, das Kind soll erkennen und deutlich machen, ob es die Paare als gleich oder nicht gleich wahrgenommen hat.

Spielvorschläge

- Gleiche Laut- oder Silbenpaare werden mit einem „ja“ oder einem Nicken beantwortet, ungleiche mit einem „nein“ oder Kopfschütteln.
- Bei gleichen Paaren darf das Kind eine vorher verabredete Spielhandlung ausführen. Das Spiel sollte einen Sinn und ein Ziel haben, z.B. bei einem Puzzle ein Teil hinzufügen, beim „Stapelmännchen“ ein weiteres Männchen aufhängen, bei einem Setzspiel die Figur um ein Feld weitersetzen.
- Bei jedem ungleichen Paar werden die Rollen getauscht. Hier muss dann eine maximale Paaranzahl verabredet werden, sonst kann das Kind dem Therapeuten das Spiel aus der Hand nehmen.
- Frösche hüpfen von einem Blatt zum nächsten: Sie dürfen immer nur dann weiterhüpfen, wenn zwei Silben oder Laute gleich waren.

Beispiele für Laut- und Silbenpaare

wop	wop	scha	schwa	ch	s	n	n
lup	lup	scho	scho	m	n	r	l
lim	lim	wie	nie	w	w	p	r
ting	king	on	on	d	t	f	f
lag	zag	ka	ka	k	k	f	s
lag	lag	wop	lop	s	s	t	k
um	um	zip	zap	sch	f	sch	sch
ol	ol	ka	ga	r	w	d	g

3 Erkennen gleicher und ungleicher Wortpaare

Es werden Wortpaare mit gleicher Betonung und Stimmführung vorgegeben, bei diesen Wortpaaren soll das Kind erkennen, ob beide Worte gleich sind, z. B.: Hase – Hose, Hase – Hase, Keller – Teller. Als Vorübung zunächst die einzelnen Worte auf Bildkarten zeigen lassen.

Spielvorschläge

- Das Kind darf sich die genannten Wörter aus einer Auswahl auf dem Tisch liegender Karten heraussuchen. Dabei müssen natürlich auch doppelte Karten vorhanden sein.
- Für gleich/nicht gleich werden bestimmte Symbole vereinbart, z. B.: Bei gleichen Wörtern wird ein Klebepunkt auf ein Blatt Papier geklebt (dann können in dieser Übung auch sinnfreie Worte vorkommen).
- Zwei Stapel mit Bildkarten liegen auf dem Tisch. Jedes Mal, wenn ein ungleiches Wortpaar kommt (z. B. Hase – Hose) werden die Rollen (Zuhörer – Ansager) getauscht. Dazu muss die Bildreihenfolge für das Kind gut vorbereitet sein, das heißt: Bei gleichen Wortpaaren darf die Schnecke, bei ungleichen Paaren der Hase um ein Feld näher zum Salat rücken: Wer erreicht zuerst das Ziel?
- Bei gleichen Wortpaaren darf immer ein Frosch ins Wasser springen.

4 Erkennen richtig und falsch gesprochener Wörter

Es werden einzelne Wörter falsch oder richtig ausgesprochen, das Kind soll die falsch ausgesprochenen Wörter erkennen.

Spielvorschläge

- Das Kind hält eine Handpuppe als den Fehlerteufel, der sich über alle

Fehler freut, die gemacht werden. Bei jedem erkannten Fehler bekommt die Puppe einen bunten Spielstein.
- Ist das richtig so: Geburtstatote? Zuckerkuss? Fernsehtom? Armbandohren? Eine Pfanne zum Brüten? – Das Kind entscheidet mit richtig oder falsch.
- Auf dem Boden liegen Bilder in einer Reihe. Das Kind darf immer erst dann über eine Karte springen, wenn diese vom Therapeuten korrekt benannt wurde.
- Eine Handpuppe, die der Therapeut hält, will Bilder sammeln und bekommt immer nur die Dinge, die sie richtig gesprochen hat.

5 Erkennen von Reimpaaren

Zuerst ein einzelnes Wort vorsprechen, das Kind sucht dazu aus einer Auswahl von Wörtern das Reimwort. Der Therapeut kann die zur Auswahl stehenden Worte vorsprechen oder das Kind sucht das passende Wort mit Hilfe der Bildkarten.

Spielvorschläge

- Memoryspiel: Als Paare gelten jeweils die Reimwörter.
- Lottospiel: Auch hier gehören Reimwörter zusammen.
- Den Anfang des Reimes vorgeben, das Ende soll ergänzt werden. Hilfestellung sind die entsprechenden Lösungswörter als Bildkarten. Die Beispielsätze sollten einfach sein und richten sich nach dem vorhandenen Bildmaterial.

  Beispiele
  In einem kleinen Haus sitzt gerade eine ________ .
  Ich hole für meinen Teller etwas aus dem________.
  Ich gehe zur Kasse und bezahle meine ________.
  Unter dem Tuch liegt ein ________.
  Heute kannst du mich besuchen, denn ich backe einen ________.
  Ene mene Dose – ich suche meine ________.

- In einer Reihe von Wörtern, die vorgesprochen werden, ist ein Wort dabei, das sich nicht reimt [36]: z.B. Band, Sand, Tal oder Schuh, Milch, Kuh.

B Analyse

Analyse bedeutet die Fähigkeit, Einzelheiten aus größeren Einheiten herauszuhören, dazu gehört das Segmentieren von Silben, die Identifikation und die Positionsbestimmung von Phonemen.

ZIELE

- Zerlegen von Wörtern in Silben
- Erkennen der Silbenanzahl eines Wortes
- Heraushören und Erkennen bestimmter Phoneme
- Erkennen der Position der Phoneme im Wort / der Worte im Satz
- Erkennen der Anzahl der Wörter eines Satzes
- Heraushören bestimmter Worte aus einer Wortreihe
- Heraushören bestimmter Worte im Satz

HINWEIS: An- und Auslaute werden eher erkannt als Inlaute.

1 Erkennen der Anlaute auf Silbenebene

Der Therapeut nennt mehrere Silben nacheinander, das Kind muss erkennen, welche Silbe anders beginnt als die anderen (z. B. da – fa – da / pe – pe – le). Zunächst Phoneme wählen, die sich deutlich voneinander unterscheiden, dann auch einander ähnliche Phoneme anbieten.

2 Erkennen des Anlautes auf Wortebene

HINWEIS: Mit Konsonanten beginnen, die sich dehnen lassen (s, sch, l, m, n, w, f, r), da diese für das Kind leichter wahrnehmbar sind.

Spielvorschläge

- „Ich sehe was, was du nicht siehst, und das fängt mit /f/ an", dazu sollte eine Auswahl von Bildkarten/Gegenständen vorliegen, aus der das Kind das entsprechende Bild/den Gegenstand heraussuchen kann.
- Die Bildkarten der zu differenzierenden Laute werden mit Büroklammern versehen und in ein Angelspiel gelegt. Nun werden die Karten herausgeangelt und zu den entsprechenden Symbolen gelegt, z. B.: alle Worte mit /k/ im Anlaut zum Specht und alle Worte mit /t/ im Anlaut zum Tropfen.
- Das Kind bekommt als Postbote einen Stapel Karten und soll diese zu den Empfängern bringen. Die Empfänger werden nach den Anlauten der zu verteilenden Bildkarten erkannt.
  Tiere: A-Anlaut zum Affen, B-Anlaut zum Bären, K-Anlaut zum Kamel …
  Namen: M-Anlaut zu Monika, O-Anlaut zu Otto …

Gebäude: Sch-Anlaut zur Schule, K-Anlaut zur Kirche, P-Anlaut zur Post, B-Anlaut zur Bäckerei, T-Anlaut zur Tankstelle, F-Anlaut zum Fischgeschäft …

- Schmuggler spielen: Abwechselnd Karten aus einem Beutel ziehen, nur wer den gesuchten, vorher festgelegten Anlaut hat, darf sein Männchen mit dem Boot über den See (blaues Tuch) schicken. Wer mogelt, bei dem läutet der andere mit einer kleinen Glocke.
- „Fischer, Fischer, mit welchem Zauberwort kann das Boot über den Teich kommen?“: Aus einem Stapel Karten mit Lautsymbolen/Buchstaben wird ein „Zauberlaut“ gezogen, zu diesem Laut müssen Wörter mit dem entsprechenden Anlaut gefunden werden, bevor das Boot zum anderen Ufer fahren darf. **Variation:** Der Therapeut schlägt Worte vor, das S. 10–11 Kind gibt bei jedem richtig erkannten Wort ein Zeichen und darf als Belohnung einen Muggelstein oder ein Spielzeuglebensmittel mit einem kleinen Boot über den See (Pappe oder blaues Tuch) transportieren. **Steigerung:** Es liegen Bildkarten mit verschiedenen Anlauten vor dem Teich, und das Kind sucht ohne Hilfe Bildkarten heraus. Der Therapeut als „Fischer“ lädt bei jedem richtig herausgefundenen Wort einen Muggelstein oder ein Spielzeug auf.
- Bildkarten liegen auf der Erde, es wird mit Muggelsteinen auf die Karten geworfen oder mit einer Flasche gedreht. Die getroffene Karte wird umgedreht und nach Anlaut zu den vorliegenden Symbolen/Buchstaben sortiert. **Steigerung:** Es stehen mehr als zwei Symbolkarten zur Auswahl für zwei vorkommende Anlaute oder es kommt eine Vielzahl verschiedener Anlaute vor. S. 10–11
- Memory: Als Paare gelten hier Wörter mit gleichem Anlaut.
- Auf dem Markt: Bildkarten mit verschiedenen Anlauten sind im Zimmer verteilt wie die Verkaufsstände auf einem Marktplatz. Es dürfen nur Waren mit dem vereinbarten Anlaut eingekauft werden. **Variation 1:** Es werden erst Waren ohne Berücksichtigung des Anlautes eingekauft und nach dem Einkauf sortiert, welche Waren behalten werden. **Variation 2:** Die Marktstände werden gemeinsam nach Anlauten sortiert eingerichtet.
- Der Therapeut nennt eine Reihe von Worten, die bis auf eins alle den gleichen Anlaut haben. Das Kind nennt das Wort, das anders beginnt.[37]

3 Erkennen des Auslautes

HINWEIS: Mit Konsonanten beginnen, die sich dehnen lassen, damit diese für das Kind deutlicher hörbar sind (z. B. Maus, Hof, Turm).

Spielvorschläge

- „Ich sehe was, was du nicht siehst, und das hört mit /m/ auf“, dazu sollte eine Auswahl von Bildkarten/Gegenständen vorliegen, aus der das Kind das entsprechende Bild/den Gegenstand heraussuchen kann.
- Die Bildkarten der zu differenzierenden Laute werden mit Büroklammern versehen und in ein Angelspiel gelegt. Nun werden die Karten herausgeangelt und zu den entsprechenden Symbolen gelegt, z. B.: alle Worte mit /f/ im Auslaut zum Wind und alle Worte mit /s/ im Auslaut zur Schlange.
- Eine Auswahl von Bildkarten liegt auf dem Tisch und es werden immer die beiden gesucht, die den gleichen Auslaut haben.
- Wörterschlange: Eine Karte erwürfeln, sie benennen und ein Wort finden, das so beginnt, wie das gezogene Wort aufhört, z. B. Baum – Maus.[38]
- Memory: Als Paare gelten hier Wörter mit gleichem Auslaut.

4 Bestimmung der Position eines Phonems/einer Silbe im Wort

Das Wort wird vorgesprochen und die Position des vorher verabredeten Phonems/der Silbe wird gekennzeichnet.

Spielvorschläge

- Die möglichen Positionen werden symbolisch als Quadrate dargestellt. Es wird jeweils ein Muggelstein oder eine Spielfigur in das Kästchen gelegt, das der Laut- oder Silbenposition entspricht.
- Die möglichen Positionen werden als Ringe auf die Erde gelegt, das Kind geht selbst an die entsprechende Stelle.
- Das Wort wird gemeinsam gesprochen, und bei der gesuchten Silbe stehen beide auf oder klatschen in die Hände.
- Ein Tuch dort hinlegen, wo der gesuchte Laut/die Silbe im Wort zu hören ist.

5 Ordnen von Wörtern nach An-/In-/Auslaut

Es geht darum, Wörter, die als Bilder gezogen werden, auf ein bestimmtes Phonem hin zu untersuchen und zu entscheiden, ob es am Anfang des Wortes steht, in der Mitte oder am Ende. Für die Position des Phonems im Wort gibt es symbolische Platzhalter. Die Bilder werden den jeweiligen Platzhaltern zugeordnet.

Spielvorschläge

- Die Karten werden mit farbigen Steinen belegt, mit einem Farbwürfel werden die Karten erwürfelt.
- Die Karten werden geangelt oder aus einem Beutel gezogen.

6 Zerlegen von Wörtern in Silben

Verschiedene Wörter werden in Silben zerlegt. Zu jeder Silbe wird geklatscht, getrommelt oder ein Schritt gemacht.

Spielvorschläge

- Abwechselnd werden Bilder gezogen. Zu jeder Silbe wird ein Schritt auf einem mit Teppichfliesen oder Ringen ausgelegten Weg gegangen. Wer kommt zuerst ans Ziel?
- Zu jeder Silbe darf ein Setzstein auf einem Spielplan um ein Feld weitergezogen werden.

7 Erfassen der Anzahl der Silben eines Wortes

Das Kind soll herausfinden, aus wie viel Silben die verschiedenen Wörter bestehen. Indem zu jeder Silbe Steine gelegt werden oder Bögen oder kleine Kreise gemalt werden, wird das Ergebnis visuell deutlich.

Bei der Einteilung eines Satzes in die einzelnen Silben sind Hand- oder Körperbewegungen eine gute Hilfe: Klatschen, Malen, Hüpfen oder die Silben mit Muggelsteinen legen.

Spielvorschläge

- Eine vorliegende Auswahl von Bildern soll nach ihrer Silbenanzahl geordnet werden. Zu jeder Silbe wird ein Stein gelegt oder ein Bogen gemalt.
- Würfelspiel: Die Karten liegen offen auf dem Tisch, es wird mit einem Würfel (1-3 Augen) gewürfelt und das Wort mit der entsprechenden Silbenanzahl wird nach der gewürfelten Zahl gesucht.
- Auf der Erde liegen Bildkarten mit Worten verschiedener Silbenanzahl. Der Therapeut schlägt die Silbenanzahl eines Wortes auf der Trommel, das Kind sucht eine passende Bildkarte – Rollenwechsel.
- Bildkarten mit gleicher Silbenanzahl gelten im Memory als Paar.
- Von einem Stapel darf jeder eine Karte ziehen, wer das Wort mit mehr Silben hat, bekommt beide Karten. Ist die Silbenanzahl gleich, werden beide Karten zur Seite gelegt.

- So viele Schritte weitergehen/Klötze überspringen, wie Silben im Wort sind. Die Anzahl der übersprungenen Klötze kann gezählt und verglichen werden.[39]
- Eine vorliegende Auswahl von Bildern soll nach ihrer Silbenanzahl geordnet werden. Die Bilder werden ihren Silben entsprechend verschiedenen Tieren zugeordnet: Der Hund oder die Kuh fressen nur Dinge, die eine Silbe haben, die Schnecke oder das Kamel fressen alles, was zwei Silben hat, Regenwurm und Elefant alles mit drei Silben.[40]
- Silbenanzahl metasprachlich erfassen, ohne Beachtung der Wortbedeutung, d.h. obwohl ein Gegenstand größer ist, kann das Wort dazu kürzer sein: Welches Wort ist länger: Ameise oder Kuh? Pferd oder Regenwurm? Meerschweinchen oder Käfer? Haus oder Schaukel? Fledermaus oder Bär?

8 Analyse aller Sprachlaute eines Wortes

Ein Wort wird vorgesprochen, das Wort soll in eine Geheimsprache übersetzt werden, in dem jeder Laut einzeln genannt wird, z. B. Sofa: S-O-F-A. Hilfestellung: Das Kind kann so viele Muggelsteine/Symbole bekommen, wie Phoneme in dem Wort vorhanden sind.

9 Erkennen der Position eines Wortes im Satz

Ein vereinbartes Wort (Signalwort) wird angezeigt, wenn es im Satz vorkommt. Bei längeren Sätzen muss nicht die genaue Wortposition angegeben werden, es genügt die Angabe: vorn, in der Mitte, am Satzende. Variation: Aus einer Geschichte ein bestimmtes Wort oder einen bestimmten kurzen Satz heraushören.

Spielvorschläge

S. 16, 17, 21

- Bei dem Signalwort ein Stempelbild auf das Papier machen.
- Bei dem Signalwort einen Schritt weiterhüpfen, bis ein bestimmtes Ziel erreicht ist.
- Bei dem Signalwort ein Puzzleteil nehmen, zuletzt das Puzzle gemeinsam fertigstellen.
- Bei dem Signalwort ein Bild von einem Stapel nehmen. Aus den Bildern eine Bildgeschichte legen und gemeinsam erzählen.
- Bei dem Signalwort auf die Trommel oder an die Triangel schlagen.
- Ein Seil auf den Boden legen, das gesuchte Wort mit einem Tuch auf dem Seil markieren.

10 Erkennen bestimmter Worte in einer Wortreihe

Der Therapeut nennt eine Reihe von Wörtern aus einem semantischen Feld. Ein Wort in der Reihe passt nicht dazu, das Kind soll dieses nennen, z. B. Pullover, Hose, Zange, Socken.

11 Satzlängen miteinander vergleichen

Der Therapeut gibt einen Satz vor, das Kind legt für jedes Wort einen Klotz in eine Reihe. Aus wie vielen Wörtern besteht der Satz? [41]

Später zwei Sätze nennen, das Kind entscheidet, welcher Satz länger ist, die Klötze können als Kontrolle hinzugenommen werden.

12 Erkennen bestimmter Worte im Text (Reizwortgeschichte)

Der Therapeut erzählt oder liest eine kurze Geschichte. Jedes Mal, wenn das vorher festgelegte Wort zu hören ist, gibt das Kind ein Signal, indem es z. B. auf die Trommel schlägt, auf den Tisch klopft oder /stopp/ ruft. Es können auch zwei oder mehrere Wörter festgelegt werden, bei denen ein Signal gegeben werden soll.

C Ergänzung und Synthese

Ergänzung bedeutet, dass Informationen, die unvollständig gegeben werden, so ergänzt werden, dass sie einen Sinn ergeben. Hier ist es ganz entscheidend, dass das Kind über einen ausreichend großen Wortschatz verfügt, um diese Leistung erbringen zu können.

Synthesefähigkeit bedeutet das Zusammensetzen einzelner Elemente zu einem Ganzen.

ZIELE

- Zusammensetzen von Phonemen zu Worten
- Zusammensetzen von Silben zu Worten
- Zusammensetzen von Wörtern (Komposita)
- Ergänzung von Phonemen/Silben im Wort
- Ergänzung von Wortreihen
- Ergänzung von Sätzen/Geschichten

HINWEIS: Die vollständige Analyse und Synthese der Phoneme eines Wortes bzw. der Phoneme zum Wort (Kiste = K-i-s-t-e und S-o-f-a = Sofa) ist eine Leistung, die eine unmittelbare Voraussetzung für den Lese- und Schreiblernprozess darstellt.[42] Bei diesen Übungen sind semantisches Wissen und allgemeines Wissen von der Welt eine erforderliche Grundlage.

1 Ergänzung[43]

HINWEIS: Folgende Möglichkeiten der Ergänzung gibt es:

- einen Phonem im Wort,
- eine Silbe im Wort,
- ein Wort im Satz,
- Teile einer Geschichte, wenn Anfang und Ende bekannt sind,
- das Ende einer Geschichte.

Vorgehen

Der Therapeut spricht ein Wort/einen Satz/erzählt eine Geschichte, und das Kind soll die Lücke, die der Therapeut lässt, mit dem richtigen Laut/Wort oder dem Ende der Geschichte ergänzen.

Spielvorschläge

- Das Wort/der Satz wird mit der Lücke vorgesprochen, der korrekte Laut/das korrekte Wort wird gesucht, als Belohnung gibt es die entsprechende Bildkarte oder ein Puzzleteil.
- Wort: Mehrere Bildkarten liegen auf dem Tisch, der Therapeut nennt ein Bild und lässt dabei einen Laut aus, das Kind ergänzt und sucht das passende Bild dazu, z.B. Scho_olade.
- Eine Geschichte wird bis zu einem bestimmten Punkt erzählt, dann wird das Ende der Geschichte erraten; es können verschiedene Ausgangsmöglichkeiten überlegt werden.[44]
- Von einer Bildgeschichte werden Anfang und Ende erzählt, das Kind erfindet eine mögliche Mitte der Geschichte.
- Das Kind hat eine Handpuppe, die für jede richtige Ergänzung einen Quipsstein bekommt.
- Bei jedem richtig ergänzten Wort/Satz wird ein kleiner Ball in einen Korb geworfen, ein Mal weitergewürfelt, ein Stempel gemacht etc.
- Ein Bewohner eines anderen Planeten ruft Worte und Sätze. Der Angesprochene rät und ergänzt, was dieser sagen wollte.
  Beispiele: „Ist das ____ele__on angekommen?“, „Mein Aut__ ist ka-

putt.“, „Kommst du zu meiner Geburts__ags__eier?“, „Hast du das Flu__eug gesehen?“[45]

- Lückensätze: Einer zieht eine Bildkarte und denkt sich den Anfang eines Satzes zu diesem Bild aus, der andere ergänzt den Satz.[46]

2 Synthese eines Wortes aus zwei oder mehr Wörtern[47]

- Aus zwei Hauptwörtern sollen Komposita gebildet werden, jeweils zwei Bildkarten dienen als Hilfestellung, sodass ausprobiert werden kann: Heißt es Baum-Apfel oder Apfel-Baum?
- Memory oder Lotto einsetzen, bei denen die zusammensetzbaren Worte als Paare gelten, z. B.: Apfel + Baum, Papier + Korb, Fahrrad + Lampe.
- Aus zusammensetzbaren Hauptwörtern, die als Bilder vorliegen, eine Wörterschlange legen, z. B. Taschenlampe-Lampenschirm-Schirmmütze.
- Flaschendrehen: Die einzelnen Bilder liegen im Kreis, zu dem Bild, auf das die Flasche zeigt, wird ein Begriff zum Zusammensetzen gesucht.
- Welche zwei Wörter sind in dem Wort? Zusammengesetzte Worte zerlegen und erkennen, welche Einzelworte darin enthalten sind (Apfelbaum, Zahnbecher).
- Welches Wort ist versteckt? Immer ein Wort ist in beiden vorgegebenen Wörtern gleich, z. B. Schaukelpferd/Schaukelstuhl, Indianerzelt/Indianerfeder, Schlüsselloch/Schlüsseletui.[48]

3 Synthese eines Wortes aus Silben oder Einzellauten[49]

Aus einzeln vorgesprochenen Lauten oder Silben soll ein Wort gebildet werden. Bei richtiger Lösung erhält das Kind das entsprechende Bild.
Beispiele: B-A-L = Ball, FO-TO-AP-PA-RAT = FOTOAPPARAT.
Auf eine lautgetreue Wiedergabe sollte geachtet werden.

Spielvorschläge

- Für jedes richtig zusammengesetzte Wort gibt es ein Puzzleteil, am Ende der Übung ist ein fertiges Bild entstanden.
- Auf dem Tisch liegen verschiedene Bildkarten, der Therapeut spricht ein Wort in Einzellaute/Silben zerlegt vor, das Kind sucht das passende Bild dazu.
- Sobald das Kind die Lösung gefunden hat, bekommt es das gedruckte Wort in Teile zerschnitten zum Zusammensetzen.
- Wie ein Roboter Silben abgehackt und verzerrt sprechen. Das Kind setzt das Wort aus den Silben zusammen.

IV Sprachverständnis

Sprachverständnis entwickelt sich, indem das Kind mit seiner Umgebung und den Menschen seiner Umgebung Kontakt aufnimmt und neugierig seine Umwelt erforscht, sich mit ihr auseinandersetzt sowie soziale und sprachliche Anregungen durch seine Bezugspersonen erfährt.

Der Beginn des Sprachverständnisses ist ein elementarer Schritt in der Entwicklung des Kindes. Das Kind stellt die Verbindung her zwischen dem Gegenstand, mit dem es sich beschäftigt und der Äußerung der Person, mit der es im Kontakt steht.

In diesem Abschnitt werden Möglichkeiten der Interventionen zur Förderung des Sprachverständnisses genannt. Es werden Verdachtsmomente aufgezeigt, die einen ersten Hinweis auf eine mögliche Entwicklungsabweichung in diesem Bereich geben. Die hier beschriebenen theoretischen Überlegungen und therapeutischen Hinweise gehen zum größten Teil auf den von Zollinger[50] beschriebenen Therapieansatz zurück.

Sie beschreibt zwei Bereiche als Voraussetzung für die Entwicklung der Sprache: erstens die Auseinandersetzung mit der Gegenstandswelt und zweitens die mit der Personenwelt, die sich im ersten Lebensjahr zunächst getrennt voneinander entwickeln, bis das Kind die Verbindung zwischen diesen beiden Bereichen (Gegenstand und sprachliche Anregung des Gegenübers) herstellt.

Auseinandersetzung mit der Gegenstandswelt

In der Auseinandersetzung mit der Gegenstandswelt erfährt das Kind etwas von seiner Umwelt, lernt die Gegenstände, ihre Beschaffenheit und ihre Funktion kennen. Dabei sollte es die Möglichkeit zur Beschäftigung mit verschiedenem Spielmaterial haben und Voraussetzungen (z. B. motorische, visuelle, taktile) mitbringen, um Vorstellungen von den Gegenständen aufzubauen und zu speichern.

Auseinandersetzung mit der Personenwelt

Im Kontakt mit den Eltern, Geschwistern und anderen Bezugspersonen erwirbt das Kind Interesse an den Reaktionen anderer und baut so Kommunikationsverhalten auf. Das Kind hat ein natürliches Interesse am Kontakt zu anderen Personen.

Entstehung des referentiellen Blickkontaktes

Bis zum Alter von etwa 9–12 Monaten ist die Aufmerksamkeit des Kindes in einem Bereich komplett gebunden. Es kann entweder den Kontakt zum Gegenüber aufbauen oder sich mit einem Gegenstand beschäftigen, jedoch nicht seine Aufmerksamkeit auf beide Pole gleichzeitig lenken. Spielt das Kind z. B. mit einer Dose und eine Person spricht das Kind währenddessen an, so wird die Dose unwichtig und das Kind verliert sie aus seinem Blickfeld. Umgekehrt vergisst das Kind sein Gegenüber, sobald es seine Aufmerksamkeit einem für ihn interessanten Gegenstand widmet.

Ab dem Alter von 9–12 Monaten beginnt das Kind beide Bereiche über den Blickkontakt miteinander zu verbinden. Während es sich mit einem Gegenstand beschäftigt, nimmt das Kind zwischendurch Blickkontakt zum Gegenüber auf, zeigt ihm etwas oder reagiert, wenn die Bezugsperson etwas sagt. Die Verbindung von Gegenstands- und Personenwelt über den Blickkontakt wird als „triangulärer (oder referentieller) Blickkontakt“ bezeichnet. Die Verbindung der zwei Entwicklungsbereiche (Gegenstands- und Personenwelt) zu einem Dreieck markiert den Beginn des Sprachverständnisses (Abb. 30).

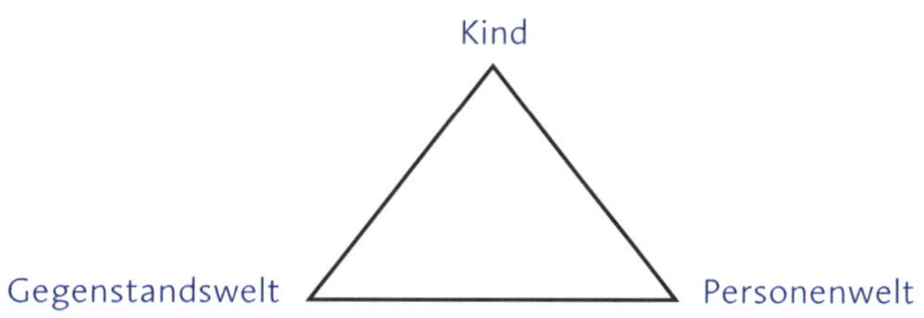

Abb. 30

Jetzt ist dem Kind das Vorhandensein des Gegenstandes weiterhin bewusst, auch wenn es Kontakt zu einer Person aufnimmt. Somit kann es diese auf den Gegenstand aufmerksam machen oder eine Reaktion des Gegenübers dazu erfahren, es bezieht den Gegenstand aktiv in die Kommunikation mit ein. Dies kann durch Zeigen des Gegenstandes, durch einen fragenden Blick oder durch ein Wort, z. B. „da“, geschehen. Das Kind hat gelernt, dass es die Aufmerksamkeit seines Gegenübers durch Blicke und Gesten auf etwas Bestimmtes lenken kann. So bindet sich die Aufmerksamkeit des Kindes als auch die des Erwachsenen auf ein gemeinsames Objekt. Der Kommentar der Bezugsperson ist die Antwort auf das vom Kind ausgehende Kommunikationsverhalten.

Erst wenn das Kind den referentiellen Blickkontakt von selbst herstellt, kann es die Worte, die der andere in dem Moment für den Gegenstand oder die Handlung benutzt, zuordnen und speichern. Das Wort wird Symbol für den Gegenstand/die Handlung. Das Kind erwirbt durch häufige Wiederholungen schnell eine große Anzahl von Bedeutungen und vergrößert seinen aktiven und passiven (rezeptiven) Wortschatz und sein Wissen von der Welt in der aktiven Auseinandersetzung mit der Gegenstands- und Personenwelt.

Verdachtsmomente für eine Sprachverständnisstörung

- Das Kind beginnt spät zu sprechen.
- Fragen an das Kind werden häufig nur mit Ja beantwortet oder nur wiederholt.
- Das Kind kommentiert die offensichtlichen Aktionen des Spiels anderer Kinder, ohne selbst aktiv daran teilzunehmen oder spielgestaltend beteiligt zu sein, z. B. „die bauen" während im Sandkasten mehrere Kinder eine Burg bauen und sich darüber unterhalten, wo die Tür, der Turm etc. hinkommen.
- Das Kind sucht wenig Blickkontakt in Kommunikationssituationen.
- Es verwendet viele Füll- und Flickwörter (Passe-par-tout-Wörter), z. B. „Das kann so machen", „Der steht auf dem Ding".
- Der Wortschatz ist eingeschränkt.
- Im Alter von 3–4 Jahren stellt das Kind wenig Fragen.
- Äußerungen von anderen werden aufgrund von Schlüsselwörtern interpretiert, das Verstehen des Gesamtzusammenhanges ist dadurch erschwert.
- Das Kind zeigt keine oder unangemessene Reaktionen auf sprachliche Aufgaben, es braucht Gestik, Mimik oder ein Beispiel, um die Aufgabe zu erfüllen.
- Es finden Spielhandlungen ohne Ziel statt; ein Spielverlauf fehlt, da dem Spiel keine Bedeutung gegeben wird, z. B. bloßes Aneinanderreihen von Klötzen, ohne dass das Kind eine Spielidee wie das Bauen einer Straße, Sperre, eines Hauses oder ein ähnliches Ziel verfolgt.

FÜR ELTERN: In einem Gespräch mit den Eltern sollte Verständnis für die Situation des Kindes geweckt werden. Die Eltern sollten das Verhalten des Kindes, seine Ursachen und Veränderungsmöglichkeiten sowie den Ansatz der therapeutischen Interventionen verstehen.

ZIELE

- Aufbau fehlender Erfahrungen durch Interaktion mit der Personen- und Gegenstandswelt
- Entwicklung von Handlungsmöglichkeiten und -variationen
- Selbstständige Entwicklung neuer Fähigkeiten durch Variation der eigenen Handlungen

- Verstehen, dass sprachliche Äußerungen Konsequenzen haben können
- Entwicklung der Sprache als Kommunikations- und Repräsentationsmittel
- Lernen, Sprache einzusetzen, um eigene Wünsche auszudrücken

Vorgehen

In Bezug auf die vorgenannten Ziele werden drei Aspekte für die therapeutische Intervention aufgezeigt:

1. Die Entdeckung der anderen Person
2. Die Entdeckung der Welt
3. Die Entdeckung der Sprache

In der einzelnen Therapieeinheit können die Bereiche nicht immer vollständig voneinander getrennt werden, aber das Bewusstsein für die drei Aspekte mit voneinander verschiedenen Teilzielen ist für das Verstärken der einzelnen Anteile wichtig: „Die Aufgabe der Therapeutin besteht im Wesentlichen darin, das Kind entdecken zu lassen, dass Handlungen überhaupt eine Bedeutung haben können, d. h. dass alle Handlungen – seine eigenen und diejenigen anderer, sprachliche und nicht sprachliche – immer neu und immer interessant sind, weil sie immer eine Veränderung der Realität bewirken.“[51] Beispiele: Das Kind baut eine Straße, der Therapeut baut eine Schranke in den vom Kind gebauten Weg, das Kind baut einen Turm, der Therapeut setzt vorzeitig einen Dachstein auf, so dass der Turm nicht weiter gebaut werden kann, es werden also immer Elemente verwendet, die einen Störfaktor bedeuten, so dass ein Innehalten des Kindes provoziert wird. Die Handlungen des Therapeuten sollten das Produkt des Kindes dabei jedoch nicht zerstören.

Die Ausgangslage für alle therapeutischen Interventionen ist das Spontanspiel des Kindes. Der Therapeut spielt mit dem Kind, schaltet sich in das Spiel ein und verändert es.

Die einzelnen Spielsequenzen sind meist kurz, sie richten sich danach, wie lange sich das Kind mit einer Sache beschäftigen kann. Das Prinzip der therapeutischen Interventionen ist in allen Spielsituationen gleich, sodass das Kind jeweils ähnliche Reaktionen auf seine Handlungen erfährt.

Zudem soll die Aufmerksamkeitsspanne des Kindes beachtet werden, damit es von den Interventionen des Therapeuten profitiert. Ziel ist es, möglichst viele kurze Spielsequenzen effektiv zu nutzen.

Der Therapeut sollte bereit sein, sich in kindliches Rollenspiel einzufügen und mit Einsatz von viel Mimik und Gestik zu spielen.

1 Die Entdeckung der anderen Person

ZIELE

- Herstellen des Blickkontaktes
- Die Entdeckung, dass andere Personen eigene – von den Ideen des Kindes verschiedene – Ideen und Wünsche haben und diese interessant sein können

Vorgehen

Hier muss der Therapeut dem Kind deutlich als eigenständige Person gegenübertreten, d.h. er hat nicht die Aufgabe, bei der Lösung von Problemen zu helfen, sondern zu zeigen, dass er eigene Ideen im Spiel hat. Er tritt als eigenständige Person auf und grenzt seine Ideen von denen des Kindes ab. Dazu entwickelt er eigene Spielhandlungen, die er durch Mimik und Gestik unterstützt, oder mischt sich in das Spiel des Kindes ein. Der Therapeut entscheidet für jedes Kind individuell, wie viel Intervention angemessen ist.

Wenn das Kind Hilfe vom Therapeuten erwartet, so muss es dies deutlich zum Ausdruck bringen. Der Therapeut wird seine Hilfestellung dann besonders interessant gestalten und hervorheben, um die Aufmerksamkeit des Kindes auf seine Handlung, Mimik/Gestik und Sprache zu lenken.

Spielvorschläge

- Das Kind klebt kleine Schnipsel auf ein Blatt Papier und der Therapeut beginnt ebenfalls, auf ein eigenes Blatt oder direkt auf das Blatt des Kindes Schnipsel aufzukleben, sodass das Kind auf die Handlung des Therapeuten aufmerksam wird.
- Das Kind malt und der Therapeut beginnt lautstark, sodass das Kind aufmerksam wird, ein Spiel mit dem Auto. Das Kind wird aufschauen und Blickkontakt zum Therapeuten aufnehmen.
- Das Kind braucht Hilfe beim Turmbauen und der Therapeut bringt jeden Klotz mit dem Kran herbei, er unterstützt seine Aktion lautlich, damit das Kind aufmerksam wird.
- Als Hilfe beim Anziehen einer Puppe wird jedes Teil zunächst falsch angezogen. Dieser Irrtum wird sprachlich deutlich gemacht und dann gemeinsam mit dem Kind korrigiert.
- Der Therapeut beendet ein Spiel vorzeitig oder lehnt eine Frage des Kindes mit einem deutlichen NEIN ab. Hier kann die Sprache mit Gestik und Mimik unterstützt werden, das Kind wird in seinem Tun unterbrochen, der Therapeut erwartet eine Reaktion auf die Störung des Spiels.

- Das Kind baut einen Bauernhof auf und der Therapeut baut für sich kleine Gehege oder stellt z. B. einen Löwen dazu oder baut Zäune auf oder ab, das Kind soll so die Erfahrung machen, dass sich die Handlung des Gegenübers von der eigenen unterscheidet.

2 Die Entdeckung der Welt

ZIELE

- **Die Entdeckung machen, dass die eigenen Handlungen eine Veränderung hervorrufen**
- **Interesse am Resultat der eigenen Handlungen entwickeln**
- **Symbolspiel entwickeln**
- **Vorstellungen zu den einzelnen Gegenständen aufbauen**

Vorgehen

Der Therapeut spielt mit dem Kind oder erweitert die Handlung des Kindes, um ihr eine Bedeutung oder ein Ende zu geben. Die Interventionen des Therapeuten haben nicht das Ziel, dem Kind eine komplett neue Handlungsweise zu zeigen, sondern Möglichkeiten zur Spielergänzung anzubieten. Manchmal hilft der Therapeut auch bei der Realisierung der Vorhaben des Kindes, gestaltet diese Hilfe dann jedoch wiederum interessant für das Kind, indem er die Handlungen erweitert bzw. variiert, um dem Spiel eine neue Bedeutung zu geben oder das Weiterspielen zu ermöglichen.

Der Therapeut kann einen vom Kind benutzten Gegenstand verändern, nachbauen etc. und so wesentliche Merkmale darstellen. So entdeckt das Kind die Vielfalt, die sich hinter einem Gegenstand und dem Wort befindet, und baut Vorstellungen zum Wort auf, sodass z. B. auch Knetobst die bereits erworbene Vorstellung von Obst wieder hervorruft.

Spielvorschläge

- Viele Autos stehen in einer Schlange, der Therapeut baut eine Schranke (für einen Zug oder den Zoll) davor auf.
- Der Therapeut baut einen Zaun um die Autos herum als Parkplatz, so können die Autos nicht mehr weiterfahren, das zuerst bedeutungslose Aufstellen der Autos bekommt einen Sinn.
- Das Kind stellt viele Tiere in eine Reihe und der Therapeut ruft: „Oh, die laufen gleich alle weg, da müssen wir Zäune bauen …“ und baut Zäune auf.

- Ein zerrissenes Blatt Papier wird zerstreut und der Therapeut pustet mit einem Strohhalm alle Schnipsel zu einem „Laubhaufen“ zusammen.

3 Die Entdeckung der Sprache

ZIELE

- **Entdecken der kommunikativen Funktion von Sprache**
- **Erkennen der Beziehung zwischen Sprache auf der einen und Gegenstand/Situation auf der anderen Seite**
- **Erkennen, dass Sprache genauso wie die eigenen Handlungen zur Veränderung der Welt beiträgt**
- **Verstehen einfacher Frage**
- **Verstehen einfacher Aufträge**
- **Verstehen paradoxer Aufträge**

Vorgehen

Es ist wichtig sicherzustellen, dass das Kind Gegenstands- und Personenwelt über den triangulären Blickkontakt miteinander verbindet, um es dann durch Handlung und Sprache aufmerksam machen zu können. Das Kind soll die wenigen Worte oder Lautmalereien verstehen, die gesprochen werden. Da es unter diesem Aspekt sehr auf das Sprachverstehen ankommt, wird während des Sprechens auf Mimik und Gestik verzichtet; das Kind soll sich auf die Sprache konzentrieren und ihr einen Sinn entnehmen und nicht den Gesten.

Schweift das Kind mit seiner Aufmerksamkeit ab, so wird die weitere Handlung nicht von Sprache begleitet. Sprache soll nicht Hintergrundgeräusch werden.

Alle Äußerungen des Kindes sollen erlebbar gemacht werden, indem der Therapeut darauf reagiert und so die kindlichen Äußerungen in das Spiel einbringt und verstärkt. Der Therapeut gibt einem Wort mehrere Realisierungsmöglichkeiten: Schokolade kann echt, aus Knete oder Papier oder einfach nur ein Wort sein.

Spielvorschläge

- Das Spiel mit Autos wird – sobald der Blickkontakt hergestellt ist – mit „brr“ begleitet.
- Tiere laufen durch den Raum und machen die für sie typischen Geräusche/Laute.

- Mit einfachen JA-NEIN-Fragen kann man den Beginn der sprachlichen Handlungen des Kindes einleiten: „Passt das Puzzleteil hier hin?“ – „Gehört das Bild zu deiner Karte?“
- Es wird ein Klebe- oder Malbild erstellt und der Therapeut fragt vor jedem Kleben oder Malen: „Soll das hier rot (blau, grün, gelb ...) werden?“
- Der Therapeut drückt eigene Gefühle aus und stellt sie als Beispiel für das Kind dar: „Heute habe ich gar keine Lust, mit dem Ball zu spielen“, sagt der Therapeut und wendet sich vom Ball ab; oder: „Ich bin ärgerlich, dass mein Bild kaputt gegangen ist.“
- Der Therapeut stellt offene Fragen: „Welche Jacke zieht die Puppe an?“
- Der Therapeut gibt einfache Aufträge an das Kind: „Bringst du mir bitte die blaue Kiste?“
- Ausprobieren paradoxer Aufträge: „Rühre bitte die Suppe mit dem Hammer um.“
- Unsinnsätze hören: Der Therapeut nennt verschiedene Sätze, das Kind entscheidet, ob diese richtig sind oder nicht. Immer, wenn ein Satz richtig war, darf es z.B. ein Puzzleteil ziehen und einsetzen: „Vögel haben keine Flügel. Ich stehe auf dem Stuhl. Im Sommer ist es warm. Eine Puppe kann fliegen. Ein Auto hat fünf Räder. Ein Auto kann fahren"

V Semantik und Wortschatz

Der Erwerb des Wortschatzes ist mit der Erfassung der Wortbedeutung gekoppelt. Wie im Kapitel IV beschrieben, entwickeln Kinder erstes Sprachverstehen, indem sie erkennen, dass Worte und Äußerungen symbolisch für Gegenstände, Personen, Handlungen oder Gefühle stehen. Ab ca. 18 Monaten nimmt das Tempo, mit dem neue Wörter gelernt werden, zu. Es kommt zum sogenannten „Wortschatzspurt": Das Kind hat erkannt, dass Dinge Namen haben und dass Worte für Kategorien von Objekten stehen. So steht z. B. das Wort „Bagger" für die Kategorie der Fahrzeuge, die eine Schaufel haben und auf Baustellen zu finden sind.

Indem der Wortschatz rapide wächst, differenziert er sich zunehmend. Es kommen Verben und Adjektive dazu, dann auch Präpositionen oder Pronomen. Erst mit dieser Erweiterung an Wortarten kann das syntaktische Prinzip erfasst werden und eine komplexere Satzbildung wird möglich.

Der Erwerb von Bedeutungen ist ein lebenslanger Prozess und nicht auf einen bestimmten zeitlichen Abschnitt begrenzt. Wir lernen immer wieder neue Worte bzw. erweitern und differenzieren in einem kreativen und lebendigen Prozess die Inhalte, die wir mit den Worten verbinden. Kinder verstehen immer mehr von der Welt und ihren Zusammenhängen und können immer angemessener mitfühlen, spüren und reagieren.

Kinder, deren Wortschatz eingeschränkt ist, erkennt man daran, dass sie häufig Fehlbenennungen benutzen, nach Begriffen suchen, den fehlenden Begriff kompensatorisch umschreiben oder z. B. auf die Gegenstände zeigen oder Gestik für Tätigkeiten einsetzen.

Verdachtsmomente, die Hinweise auf eine Verzögerung im Wortschatzerwerb geben:

- der Wortschatz ist mit 24 Monaten kleiner als 50 Wörter,
- das Kind bildet im Alter von zwei Jahren keine Sätze.

Die Ideen zum Erwerb von Bedeutungen gehen von den im Kapitel „Sprachverständnis" erläuterten Grundvoraussetzungen aus, d. h. Vorhandensein des referentiellen Blickkontaktes, Verständnis für das Resultat von Handlungen und Sprache sowie das Wissen um die andere Person.

Zum Erwerb und zur Ausdifferenzierung von Bedeutungen, Wörtern und Fragen gibt es verschiedene theoretische Ansätze. Wir beziehen uns auf den „Begriffsorientierten Ansatz" nach Szagun.[52] Danach sind Wörter Stellvertreter für das gesamte begriffliche Wissen, das mit dem Wort verbunden ist.

Neue Begriffe werden in der aktiven Auseinandersetzung mit der Umwelt und den subjektiven psychischen Zuständen und nicht nur aufgrund ihrer semantischen Merkmale erworben und gespeichert. Dabei versteht Szagun unter Umwelt alle dinglichen, sozialen, kulturellen und sprachlichen Einflüsse und fasst unter die psychischen Zustände Gefühle, Bewertungen und Willenszustände. Besonders für jüngere Kinder besteht ein enger Zusammenhang zwischen äußerer Handlung und innerem Erleben.

In der Auseinandersetzung, dem Erleben dieser beiden Bereiche, werden Begriffe aufgebaut, neu bewertet, erweitert und beständig differenziert. Die Bedeutung eines Satzes kann sich durch die Wortstellung im Satz verändern. Ebenso haben Mimik, Gestik und Stimmgebung sowie die Situation, in der gesprochen wird, eine bedeutungsgebende bzw. bedeutungsverändernde Funktion.

Neben den semantischen Merkmalen spielen funktionale, lokative und emotionale Kriterien zur Benennung und Ordnung der Objekte im Wortschatz eine wichtige Rolle. Etwa im Alter von 11 Jahren ist ein Begriff so ausgebildet, wie er im Erwachsenenbereich verstanden und eingesetzt wird, wobei natürlich immer individuelle Eindrücke aufgrund der Lebenssituation und der persönlichen Erfahrungen bleiben. Die erworbenen Begriffe werden in systematischer Weise (semantisch, syntaktisch, morphologisch und phonologisch)[53] gespeichert und miteinander verbunden, dies erleichtert vor allem im Bereich des Abstrakten die Speicherung von Informationen.

Zwischen dem zweiten und dritten (erstes Fragealter) sowie im fünften Lebensjahr (zweites Fragealter) durchläuft das Kind Phasen großer Wortschatzentwicklung, in denen es seinen Wortschatz sprunghaft erweitert. Dem sprunghaften Anstieg des aktiven Wortschatzes nach der 50-Wort-Marke im Alter von zwei Jahren liegen drei Erfahrungen zugrunde:[54]

1. die Erfahrung, dass Dinge Namen haben,
2. die Erfahrung, dass Ereignisse in benennbare Komponenten zerlegt werden können,
3. die Erfahrung, dass Dinge klassifiziert werden können.

Dannenbauer beschreibt folgende Kategorien, in denen durch formale und inhaltliche Beziehungen miteinander vernetzte Wörter erworben und gespeichert werden:[55]

Nomen:	Inklusion: Obst, Apfel.
	Gleichordnung: Apfel, Birne, Pfirsich.
	Teil-Ganzes: Finger, Hand, Arm.
Verben:	Art des Vorgangs: rennen, schlendern, marschieren.
Adjektive:	Gegensätze: nass – trocken.
	Ähnlichkeiten: feucht, klamm, nass.

Diese Beziehungen sollten im Spiel immer wieder angesprochen werden, um sie zu festigen, denn ein wiederholtes Benutzen der Wörter steigert zugleich die Speicherintensität und Abrufsicherheit.

Wörter können unabhängig von ihrer semantischen Struktur aufgrund des Kontextes miteinander verbunden sein. Diese Verbindungen, die mit dem vorhandenen Weltwissen hergestellt werden, werden je nach Art des Kontextes als „Frame“ oder „Script“ bezeichnet:[56]

1. **Frame:** statisch organisierte Wissensbestände (Wissen um die Zusammenhänge zwischen Personen und Gebäuden etc.): Kindergarten – Rutsche, Kirmes – Losverkäufer, Bauernhof – Tiere und Bauer;
2. **Script:** prozessual organisierte Wissensbestände (Wissen um bestimmte Abläufe): Ablauf eines Einkaufs (Einkaufszettel schreiben, Geld und Tasche suchen, mit dem Auto/Bus losfahren, die Waren aussuchen, zur Kasse gehen, bezahlen, einpacken, nach Hause fahren, die Ware verstauen), eines Zirkusbesuches etc.

Bei der Förderung der Felder Semantik und Lexikon kann man sich diese Verbindungen zunutze machen, indem man in bestimmten Bereichen arbeitet. In diesem Kapitel sind daher Ideen zum Erwerb von Bedeutungen in der Form des multiplen Ansprechens der oben genannten Bereiche zusammengestellt (siehe Themensammlung S. 101 ff.). Wichtig ist es, Themen zu wählen, die das Kind emotional ansprechen, dann ist die Möglichkeit der Speicherung und des wiederholten Abrufs am höchsten. Neben der therapeutischen Situation spielt hierfür das Erleben in der häuslichen Umgebung eine große Rolle. Nur häufig angewandte und emotional gefestigte Begriffe sowie wirklich verstandene Prinzipien gehen in das Alltagswissen des Kindes über.

Ziel ist nicht, die Begriffe durch Auswendiglernen und Abfragen wie Vokabeln zu lernen, sondern das Lernen und Speichern von erlebten und gehörten Begriffen als Lernprinzip zu erarbeiten. In der Therapie kann nur das Prinzip des Neulernens, Speicherns und Abrufens zum Wortschatzerwerb angestoßen werden, sodass das Kind dann selbst beständig aktiv seinen Wortschatz aufbaut und verändert. Es bieten sich hier Wortfamilien (z. B. malen), sachbestimmte Wortfelder (z. B. Begriffe um das Geld, Warenhandel) oder semantische Felder (z. B. Verben der Fortbewegung) an.[57]

Das Kind erwirbt die Fähigkeit, von Erklärungen zu lernen, also durch Sprache Neues zu verstehen, ohne den zuvor notwendigen Erlebnisrahmen zu haben. Dies gilt gleichermaßen für abstrakte und konkrete Dinge und Zusammenhänge. Grundsätzlich lassen sich Begriffe für Konkretes leichter vermitteln als für Abstraktes.

FÜR ELTERN: Das Einbeziehen der Eltern ist in diesem Bereich der Arbeit sehr wichtig, auch sie müssen die oben angesprochenen Prinzipien verstehen, um die therapeutische Arbeit im häuslichen Umfeld unterstützen zu können. In der Therapie erarbeitete Themen können zu Hause weiter vertieft werden. Manche Aktionen, z. B. ein Besuch im Kaufhaus, im Zoo, im Schwimmbad, auf dem Bahnhof einschließlich der Zugfahrt sind im Therapierahmen nicht möglich, sondern können nur durch die Eltern oder in einer Kindergruppe (Kindergarten, Geburtstag) durchgeführt werden.

ZIELE

- Wortschatzerweiterung durch neue Erfahrungen
- Wortschatzdifferenzierung
- Wortschatzstrukturierung durch das Erfahren von Zusammenhängen zwischen Begriffen
- Herstellen von Beziehungen zwischen Begriffen, Sachverhalten, neuen und bereits bekannten Begriffen/Vorerfahrungen des Kindes
- Interesse wecken an unbekannten Begriffen und unbekannten Bezeichnungen für Handlungen

HINWEIS: Die Bereiche Semantik und Grammatik sind nicht immer eindeutig trennbar, denn lexikalisches Lernen ist auch für die Entwicklung der Grammatik von Bedeutung. Das Lernen eines neuen Begriffs schließt auch dessen morphologische Merkmale ein, mit einem Nomen wird in der Regel auch sein Genus erworben (die Hose/der Schal), mit einem Verb seine grammatischen Markierungen (z. B. ich suche/du suchst).

Vorgehen

Der Therapeut hat verschiedene Möglichkeiten, um die aktive Erweiterung des Wortschatzes seitens des Kinds anzustoßen und zu begleiten.

- Er wählt einen bestimmten Wortschatzbereich aus, den er mit dem Kind im Spiel erarbeiten und festigen will, und legt dabei Material und Spielidee in etwa fest. Das System von Frame und Script findet hier Anwendung, indem der Therapeut sowohl die beteiligten Personen, Gegenstände und Zusammenhänge beachtet als auch den üblichen Ablauf berücksichtigt bzw. nachempfindet und mit dem Kind nachspielt.
- Durch den Einsatz von Modellierungstechniken (s. Kapitel IX, S. 194 f.), Alternativfragen, korrektivem Feedback sowie festgelegten Spielregeln werden die Spielsituationen strukturiert, um den Zielwortschatz in der Spielsituation häufig zu verwenden (Notwendigkeit des Sprechens und des Einsatzes bestimmter Items).
- Konkrete Fragen an das Kind, wie das Spiel weitergehen soll, z. B: Wohin fährt der Trecker, in die Scheune oder auf das Feld? Es eignen sich W-Fragen (Wer,

Was, Wann, Wohin, Womit). Fragen nach kausalen Zusammenhängen erfordern eine komplexere Antwort und sind daher hier nicht gemeint.
- Anweisungen, die Therapeut und Kind abwechselnd geben: „Der Zug auf Gleis 3 darf jetzt losfahren.“, „Das Auto hat freie Fahrt, die Schranken bleiben jetzt auf.“, „Die Kinder (Puppen) können zum Essen kommen.“
- Der Ablauf des Spiels wird durch Anweisung und Fragen geregelt: „Wer teilt aus/wer fängt an/wer hat gewonnen/wer möchte noch einmal spielen?“[58]
- Kind und Therapeut gestalten durch Fragen und Antworten die Handlung, Sprache ist also nicht nur handlungsbegleitend, sondern handlungsweisend.
- Aus einer Menge von Gegenständen werden diejenigen ausgesucht, deren Namen unbekannt sind.

1 Erarbeitung einzelner Begriffe

a) Farben

HINWEIS: Bei Eltern oder Bezugspersonen erfragen, ob eine Farbfehlsichtigkeit (z. B. Rot-Grün-Unterscheidungsschwäche) bekannt ist.

Zunächst nur eine Farbe erarbeiten; günstig ist es, mit der Farbe zu beginnen, die das Kind schon kennt, gut leiden mag und daher oft benutzt, z. B. beim Malen. Weitere Farben erst dann dazu nehmen, wenn die eine Farbe sicher beherrscht wird. Als Hilfe können die Farben zunächst Realgegenständen zugeordnet werden, so ergibt sich z.B: gelb – wie die Sonnenblume, rot – wie die Tomate, grün – wie die Wiese, blau – wie das Wasser.

Spielvorschläge

- Zuordnen bunter Farbsteine oder Einzelgegenstände zu einfarbigen Kisten, Tüchern, Reifen oder gleichfarbigen Klötzen.
- Aus einem bunten Kasten mit Bausteinen alle Steine einer Farbe heraussuchen lassen, dabei die Farbe auch benennen.
- Aus Prospekten/Katalogen alle Dinge einer Farbe herausschneiden und aufkleben.
- „Tante-Emma-Laden“: Hier können nur Dinge in einer bestimmten Farbe gekauft oder verkauft werden. Das Kind hat als Hilfe einen Gegenstand in der abgesprochenen Farbe zur Verfügung, später soll es auch ohne diese Hilfe entscheiden können, ob die verlangten Dinge gekauft/verkauft werden können.
- Eine Farben-Mappe anlegen (gut in der Anfangsphase der Farbspiele): In der roten Mappe werden nur rote Bilder, Zettel und Ausschnitte aufbewahrt.
- Zuerst werden Dinge in einer Farbe zusammengesucht, dann hält sich einer die Augen zu und der andere mogelt einen Gegenstand in fal-

scher Farbe dazwischen, der jeweils andere muss herausfinden, welcher Gegenstand nicht passt – Rollenwechsel.

- „Farbensalat“: Verschiedene Gegenstände werden aufgemalt und mit einer falschen Farbe ausgemalt, abwechselnd raten, welche Dinge falsch sind und wie sie richtig aussehen müssen.
- Farbwürfelspiele, Farbbilderbücher, s. „Zusammenstellung von Büchern und Spielen“, S. 210ff.

b) Formen

HINWEIS: Zunächst nur eine Form erarbeiten, später erst weitere Formen hinzunehmen, wenn die eine Form sicher erkannt wird. Als Hilfe können die Formen zunächst Realgegenständen zugeordnet werden, so ergibt sich z. B. ein Dreieck – wie ein Dach, ein Viereck – wie ein Fenster/Haus, ein Kreis – wie ein Ball, etc.

Spielvorschläge

- „Logische Blöcke“,[59] mit diesem Material erst nur die Grundformen vergleichen, ohne Berücksichtigung der Farbe und Größe.
- Formbox.
- Aus Pappe die Grundformen (Quadrat, Kreis, Dreieck) groß ausschneiden und um sie herumlaufen, dabei darauf achten, dass wirklich Geraden, Bögen und Ecken gelaufen werden. **Hilfe:** An jeder Ecke stoppen.
- Formen aus festem Material ausschneiden und fühlen lassen, daraus können Tastspiele entstehen, die mit verbundenen Augen durchgeführt werden: Memory, Lotto, Domino. **Steigerung:** Form und Material erkennen und sortieren.
- Bunte Formen aufkleben und daraus gemeinsam Menschen, Tiere oder Gegenstände malen.
- Ein Formenbuch herstellen, dazu die Grundformen auf ein Blatt malen oder kleben und auf den folgenden Seiten nur Gegenstände gleicher Form malen oder kleben.
- Eine Geschichte erzählen, dabei überlegen, was aus einem Quadrat werden kann, z.B. ein Schrank, ein Dreieck, eine Schokolade, ein Drachen etc.
- Würfelspiele, bei denen Formen berücksichtigt werden (wenn Formen und Farben verlangt werden, müssen die Spielregeln gegebenenfalls verändert werden) s. „Zusammenstellung von Büchern und Spielen“, S. 210ff.
- Eine große Form als Vorlage nehmen und Gegenstände entsprechend ihrer Form zusortieren. **Variation:** Einen Reifen mit verschiedenen Formen füllen, die Formen aussortieren, die nicht zur Vorlage passen.

- Aus bunten Tüchern, Kisten oder Reifen Märkte gestalten, in denen nur die Gegenstände entsprechender Formen gekauft/verkauft werden.
- Mit einem Würfel, auf dem individuell nur wenige Formen zu sehen sind, würfeln und entsprechend ein Bild/einen Gegenstand in der gewürfelten Form ausmalen bzw. nehmen.

c) Größen

Anfangs nur zwischen groß und klein unterscheiden, erst später verschiedene Zwischengrößen einführen und unterscheiden.

Spielvorschläge

- Ein kleines und ein großes Männchen aufmalen und Dinge in passender Größe dazukleben.
- Realgegenstände und Puppenhausteile miteinander vergleichen.
- Einen Turm aus immer kleiner werdenden Klötzen bauen.
- Große und kleine Formen vergleichen und sortieren.
- Stapeltürme nach Größe sortieren.
- Zwergen- und Riesenland bauen: Einer hält die Augen geschlossen, der andere vertauscht etwas zwischen den beiden Ländern, der Erste muss es dann herausfinden – Rollenwechsel.

d) Mengen

HINWEIS: Bei Würfelspielen empfiehlt es sich, zunächst mit einem Dreier-Würfel zu spielen, um den Einstieg in das Zählen der Punkte zu erleichtern. Später kann jeder Würfel durch Aufkleben anderer Zahlfelder so verändert werden, dass die zu übende Zahl die höchste auf dem Würfel vorkommende ist. Eine andere Möglichkeit ist es, das Würfeln durch Ziehen von Karten, auf denen Punkte aufgemalt sind, zu ersetzen.

Spielvorschläge

- Beim Zählen gemeinsam vorwärtsgehen, um dem Kind die Gleichzeitigkeit von Zahlbegriff und Bewegung zu verdeutlichen. Variation: Einen Weg mit einem Ziel am Ende aus Teppichfliesen oder Zeitungen legen, damit das Kind zunächst die Schritte macht, die es später mit der Setzfigur geht. Dabei auf die Gleichzeitigkeit von Gehen und Zählen achten.
- Gleichzeitig mit dem Zählen Gegenstände von einem Platz zum anderen legen, z.B. Koffer packen.

- Würfelspiele, dabei auf die Gleichzeitigkeit von Setzen und Zählen achten, s. „Zusammenstellung von Büchern und Spielen", S. 210ff.
- Je nach gewürfelter Zahl dürfen entsprechend viele Gegenstände aus einer Sammlung herausgenommen werden, mit diesen Gegenständen kann anschließend ein Puppenhaus, ein Zoo oder anderes eingerichtet werden. Variation: Je nach gewürfelter Zahl dürfen Puzzleteile aus einem Beutel gezogen werden, die später zusammengesetzt werden.
- Entsprechend der gewürfelten Zahl dürfen Gegenstände in einen Reifen oder Kasten gelegt werden.

e) Materialien/Merkmale

Spielvorschläge

- Wühlkiste: Aus einer Kiste werden verschiedene Gegenstände herausgeholt, die benannt und beschrieben werden. Variation: Verschiedene Dinge ziehen und überlegen, was man damit machen kann.
- In einem Schuhkarton Gegenstände aus verschiedenen Materialien sammeln, um Materialqualitäten kennen und vergleichen zu lernen.
- Materialbuch mit verschiedenen kleinen „Proben", die mit hart/weich/kratzig beurteilt oder bestimmten anderen Gegenständen zugeordnet werden können: weich wie ein Fell, hart wie ein Stein, kratzig wie eine Bürste.
- Fühldomino.
- Gegenstände nach Merkmalen sortieren, was ist rund, eckig, rot? So entstehen ganz andere Gruppierungen als bei Sortierungen nach semantischen Feldern. Die Gegenstände können auch mehrfach nach unterschiedlichen Gesichtspunkten zusammengestellt werden.

f) Beschreibung verschiedener Gegenstände

Als Hilfe zur komplexen Beschreibung einzelner Gegenstände eignet sich ein großes Bild, auf dem mögliche Eigenschaften in verschiedenen Feldern dargestellt sind. Bei der Beschreibung wird dem Gegenstand aus jedem Feld eine Eigenschaft zugeordnet. Diese Hilfe ist auch gut in Ratespielen einsetzbar.

Farbe: Verschiedenfarbige Blätter aufkleben/Flächen anmalen.
Form: Die Grundformen aufkleben/aufmalen.
Größe: Ein kleines und großes Haus aufkleben oder -malen.
Menge: Mehrere kleine Punkte aufkleben oder -malen.
Material: Verschiedene Materialien aufkleben.
Funktion: Was kann es? Was kann man damit machen?

2 Wortschatzerweiterung

Im Vordergrund der Wortschatzerweiterung sollte die Motivation des Kindes stehen, Neues zu entdecken und kennen zu lernen, Bekanntes genauer zu untersuchen und Ähnliches voneinander zu unterscheiden. Der Therapeut unterstützt das Kind, Strategien zu entwickeln, damit es sein Wissen von der Welt differenzieren und abrufbar speichern kann. Folgende Strategien sind einsetzbar:

- Beschreiben der Gegenstände/Tätigkeiten.
- Fragen stellen, wenn das Kind etwas nicht kennt (Wie heißt das? Was macht man damit? ...).
- Fremde Gegenstände mit bekannten vergleichen.
- Synonyme finden.
- Gegenstände/Tätigkeiten im semantischen Kontext suchen.
- Funktionen der Gegenstände/Tätigkeiten ausprobieren.
- Die phonologische Struktur des Wortes betrachten (Silbenklatschen, Anlautvergleich mit anderen Worten).
- Merkmale sammeln.

Es bieten sich die nachfolgend aufgeführten Realisierungsmöglichkeiten, um mit dem Kind bestimmte Wortschatzbereiche zu erarbeiten:

- Direkter Umgang mit der Situation (ein Besuch im Zoo, auf dem Bauernhof, im Kaufhaus, eine Mahlzeit zubereiten, ein Fest vorbereiten) – kann oft nur an die Eltern weitergegeben werden.
- Nachspielen einer erlebten Situation mit Material (z. B. Bausteine, Decken, Holztiere, Kissen, Kisten, Klebstoff, Knete, Lego, Papier, Playmobil, Puppen, Spielfiguren, Verkleidungsmöglichkeiten).
- Betrachten von Bilderbüchern/Situationsbildern zu erlebten oder geplanten Situationen, s. „Zusammenstellung von Büchern und Spielen", S. 210 ff.
- Eigenes Herstellen von Gegenständen (Obst, Tiere, Gebäude) aus Knete, Pappe, Papier.
- Malen der Gegenstände, Situationen und Zusammenhänge.
- Erstellen einer Sammelmappe, in der wichtige Bilder von Gegenständen oder Ereignissen festgehalten werden.
- Gegenstände nach bestimmten Merkmalen ordnen (Vorkommen, Eigenschaften, Einsatzmöglichkeiten). Einsetzen von buntem, abstraktem Material, z. B. kann ein Pappkarton eine Scheune, ein Schiff oder ein Kleiderschrank für eine Spielhandlung sein.
- Erzählen von Handlungsfolgen anhand von Bildgeschichten.
- Nacherzählen von Geschichten ohne Bildunterstützung.
- Freies Erfinden des Endes einer Geschichte.
- Fragen/Ratespiele zum Thema (Was ist grün, ist ein Tier, lebt am Wasser und ...), dieses Spiel kann als Wettspiel gestaltet werden, bei dem jeder Punkte für richtig erratene Begriffe sammelt.

- Aus einer Sammlung von Gegenständen werden diejenigen herausgesucht, die das Kind nicht benennen kann.
- Gespräch über die Situationen, die gemeinsam erlebt wurden. Diese kön-nen in Form eines Tagebuches festgehalten oder wie eine Radioreportage gestaltet werden.

3 Themensammlung

Das Angebot richtet sich nach dem Alter und den Interessen des Kindes. Es werden jeweils Materialien, Möglichkeiten für Handlungsinhalte und Gespräche sowie eine Auswahl von Substantiven, Verben und Adjektiven in alphabetischer Reihenfolge aufgeführt. Die Zusammenstellung ist als Anregung für den Therapeuten gedacht.

Arzt/Krankenhaus

Material: Arztkoffer, Becher, Creme, Decke, Kissen, Papier und Stifte, Schere, Spritze aus Krankenhausbedarf, Teddys und Puppen als Patienten, Pflaster, Verbände.

Handlungen/Gespräch: Alltagsgespräche, Anweisungen geben, begrüßen, sich vorstellen, Beschwerden formulieren, erklären, fragen, wo es weh tut bzw. was passiert ist, Medikamente verordnen, Termine vereinbaren, trösten, untersuchen, verabschieden.

Substantive: Arzt, Bett, Creme, Erkältung, Fieber, Husten, Krankenhaus, Krankheit, Medizin, Narkose, Operation, Patient, Pflaster, Salbe, Schere, Schmerz, Schnupfen, Spritze, Stift, Verband, Wunde, Thermometer, Stethoskop, Zettel.

Verben: abhören, beruhigen, besuchen, Blutdruck messen, eincremen, Fieber messen, frieren, heilen, husten, in den Hals schauen, jammern, klopfen, leiden, Medizin nehmen, Puls fühlen, Rezepte ausstellen, schwitzen, sich erholen, spritzen, telefonieren, trösten, untersuchen, verbinden, verschreiben, verwöhnen, weinen.

Adjektive: ängstlich, blass, gesund, kalt, krank, müde, fröhlich, schmerzhaft, schwach, traurig.

Bahnhof

Material: Autos, Bäume, Brücke, Eisenbahn, Haus als Bahnhofsgebäude, Fahrräder, Häuser, Kelle, Material zum Aufladen, Mütze, Schienen, Schranke, Spielfiguren.

Handlungen/Gespräch: abladen, aufladen, Fahrgäste begrüßen, Fahrkarten verkaufen, Fragen nach der Uhrzeit/nach Zügen, Gespräch unter den Mitreisenden, jemanden ausrufen, Kommandos geben, Stadt/Landschaft aufbauen, nach dem Reiseziel fragen, Schienen mit dazugehöriger Stadt/Landschaft gestalten, telefonieren.

Substantive: Anhänger, Bahnhof, Brücke, Fahrkarten, Geld, Gepäck, Gleis, Kelle, Koffer, Ladung, Lok, Mütze, Schaffner, Schalter, Schlange, Schranke, Signal, Waggon, Weiche, Zeit, Zug, Zugrestaurant.

Verben: abfahren, anhalten, ankommen, aussteigen, beladen, einsteigen, Fahrkarten kontrollieren, Kelle hochheben, laufen, losfahren, pfeifen, quietschen, rennen, Türen schließen, transportieren, warten.

Adjektive: aufgeregt, beladen, eilig, freudig, gültig, kurvig, langsam, langweilig, pünktlich, schnell, ungeduldig, verspätet, windig.

Bauernhof

Material: Bäume, Fahrzeuge, Gebäude, Menschen, Mistgabel, Stroh, Tiere, Zäune.

Handlungen/Gespräch: Ernte einbringen, Feld bearbeiten, Tierarzt kommt, Tiere bekommen Junge, Tiere auf die Weide bringen, in die entsprechenden Ställe verteilen (semantisches Prinzip: alle kleinen, großen, geflügelten ...), versorgen, scheuchen, Trecker fahren, zum Markt fahren.

Substantive: Acker, Bauer, Ernte, Feld, Futter, Gemüse, Getreide, Haustiere, Heu, Kartoffeln, Milch, Mist, Obst, Regen, Rüben, Scheune, Silo, Stall, Stroh, Tränke, Traktor, Weide, Wind, Zaun.

Verben: aufladen, ausmisten, beißen, Eier suchen, ernten, füttern, mähen, melken, pflügen, reparieren, säen, scheuchen, schlafen, Trecker fahren, verkaufen, wecken.

Adjektive: bissig, dunkel, eckig, groß, hungrig, kalt, klein, langsam, nass, oval, rund, schnell, tapsig, weich, wild.

Baustelle

Material: Bausteine, Baustellenfahrzeuge, Blinklichter, Handschuhe, Helm, Sand, Schaufeln, Spielfiguren, Verkehrsschilder, Zäune.

Handlungen/Gespräch: Baustelle absichern, Gerüst aus Klötzen aufbauen, im Sand eine Fläche für ein Haus frei legen, Steine mit dem Bagger/Kran/LKW transportieren.

Substantive: Architekt, Bagger, Balken, Bauarbeiter, Bauleiter, Baustelle, Beton, Betonmischmaschine, Dachdecker, Dachstuhl, Dachziegel, Eimer, Frühstückspause, Fundament, Gerüst, Hammer, Handschuhe, Hausbau, Helm, Kelle, Kies, Kran, Leiter, Lot, Mauer, Maurer, Mörtel, Nägel, Richtfest, Richtkranz, Rohre, Säge, Sand, Schaufel, Schrauben, Schubkarre, Steine, Thermoskanne, Wasserwaage, Zement, Zimmermann, Zollstock.

Verben: absperren, anstreichen, aufladen, aufpassen, aufstellen, ausheben, ausmessen, baggern, betonieren, bauen, feiern, glätten, graben, heben, hochsteigen, hochziehen, klettern, mauern, sägen, schaufeln, verputzen.

Adjektive: anstrengend, gefährlich, gerade, groß, hoch, klein, lehmig, leicht, nützlich, schief, schmutzig, schwer, tief.

Einkaufen

Material: Einkaufszettel, Kasse, Material, um einen Kaufladen zu bauen, Portemonnaie mit Geld, Tasche, Waage, Waren.

Handlungen/Gespräch: Beschwerde wegen defekter Verpackung o.Ä., Bestellung aufgeben, Fragen zu verschiedenen Waren stellen, Geld vergessen haben – was kann man tun? Informationen zu einzelnen Lebensmitteln geben bzw. erfragen, Obst/Gemüse aus Knete herstellen, Obst/Gemüse sortieren, Preise erfragen, Preisschilder erstellen, Tüten basteln aus Papier, Waren einsortieren, Waren suchen.

Substantive: Einkaufswagen, Flasche, Geld, Gemüse, Getränke, Gewürze, Kasse, Konserven, Korb, Kunde, Lebensmittel, Messeinheiten, Obst, Packung, Pfand, Portemonnaie, Preis, Putzmittel, Rechnung, Regal, Schachtel, Schaufenster, Selbstbedienung, Sonderangebot, Stand, Tasche, Teigwaren, Tüte, Verkäufer, Waage, Wechselgeld.

Verben: anbieten, bekommen, bestellen, bezahlen, ein- und auspacken, einkaufen, falten, fegen, kassieren, liefern, messen, packen, probieren, putzen, Regale einräumen, sich anstellen, sortieren, tauschen, teilen, verfaulen, verkaufen, verpacken, verschimmeln, wiegen.

Adjektive: ausverkauft, bestellt, faul, frisch, günstig, leicht, lecker, preiswert, schwer, teuer, viel, wenig.

Essen/Kochen

Material: Besteck, Geschirr, Kuchenform, Lebensmittel, Nudelholz, Pfannen, Pfannenwender, Puppenherd, Töpfe, Rührlöffel.

Handlungen/Gespräch: abmessen, abwiegen, Brot schmieren, kneten, Obst/Gemüse schälen/schneiden, Plätzchen ausstechen/verzieren, Rezept lesen, Schürze anziehen, schneiden, spülen, Teig rühren, Zutaten zusammenstellen.

Substantive: Becher, Butter, Ei, Eis, Essig, Fleisch, Gabel, Gewürze, Glas, Herd, Hitze, Kartoffeln, Kuchen, Kuchenform, Löffel, Mahlzeit, Mehl, Messer, Milch, Nachtisch, Nudeln, Öl, Pfanne, Pfeffer, Pudding, Reis, Rezept, Saft, Salat, Salz, Sauce, Schneebesen, Schüssel, Suppenkelle, Tasse, Teller, Tisch, Topf, Wasser, Zucker.

Verben: abmessen, aufpassen, backen, braten, essen, gießen, kneten, kochen, lesen, mischen, putzen, rühren, schälen, schneiden, sitzen, verbrennen, wiegen, würzen, zubereiten.

Adjektive: fett, frisch, gar, gefroren, heiß, kalt, knackig, lecker, mager, roh, sauer, scharf, süß, verbrannt, weich.

Familie/Haus/Wohnung

Material: Bauklötze, Decken, Handpuppen, Klebstoff, Kissen, Kisten, Kuscheltiere, Papier, Puppen, Puppenstube mit Einrichtungsgegenständen, Stifte, Stoff.

Handlungen/Gespräch: aufräumen, Besuch erwarten und vorbereiten, Familie spielt zusammen, Geburtstag feiern, Möbel aus kleinen Kisten basteln oder ausschneiden und aufkleben.

Substantive: Bruder, Cousin, Ehefrau, Ehemann, Eltern, Enkel, Familienfeier, Geschwister, Großmutter, Großvater, Mutter, Neffe, Nichte, Onkel, Paten, Schwester, Schwiegersohn, Schwiegertochter, Sohn, Tante, Tochter, Trennung, Vater, Verwandtschaft, Vorfahren.

Verben: abstammen, aufräumen, begrüßen, feiern, sich freuen, frühstücken, gratulieren, heiraten, ins Bett bringen, kochen, lesen, putzen, schimpfen, spielen, streiten, suchen, verabreden, verabschieden, verloben, waschen, wecken.

Adjektive: ähnlich, ärgerlich, aufgeräumt, durcheinander, freundlich, fürsorglich, groß, klein, kuschelig, lieb, nett, niedlich, ordentlich, ruhig, sauber, traurig, turbulent, verwandt.

Ein Fest feiern

Material: Geschenkpapier, Geschirr, kleine Schachteln, Konfetti, Luftschlangen, Musik, Musikinstrumente, Papier, Puppen, Stifte.

Handlungen/Gespräch: Dekoration aussuchen, Einladungen schreiben, Essen/Trinken überlegen, Fest vorbereiten, Musik aussuchen, Servietten falten, Spiele ausdenken, Stühle zählen, Tisch decken, Tischkarten gestalten.

Substantive: Begrüßung, Dekoration, Freunde, Gäste, Gastgeber, Geburtstag, Girlande, Idee, Konfetti, Lampion, Los, Luftballon, Luftschlange, Musik, Preis, Schatzsuche, Spiel, Tanz, Tombola, Überraschung, Vorführung, Wettspiel.

Verben: basteln, besuchen, einladen, essen, gewinnen, kleben, lachen, raten, sich unterhalten, sich verabschieden, singen, spielen, suchen, tanzen, trinken, zaubern.

Adjektive: aufgeregt, ausgelassen, durcheinander, freundlich, fröhlich, gespannt, laut, lustig, müde, satt, vergnügt.

Flughafen

Material: Flugzeuge, Gebäude, Klötze zum Bauen, Koffer oder Kisten zum Verladen, selbstgemachte Papierflieger, Spielfiguren, Ticket.

Handlungen/Gespräch: Der Fluglotse funkt, welches Flugzeug fliegen darf: das kleine blaue oder das große gelbe, die Passagiere müssen ihre Koffer abgeben oder wieder abholen, die Passagiere sollen zum Schalter kommen, Tickets kaufen, Flugzeuge und Lotsen auf dem Rollfeld bewegen, Passagiere zu den Flugzeugen bringen, Koffer stapeln.

Substantive: Abfertigungsschalter, Aufzug, Auskunft, Fahrkarten, Fluglotse, Flugzeug, Gepäck, Gepäckband, Hangar, Koffer, Kofferschild, Passagier, Rollfeld, Rolltreppe, Start-und Landebahn, Reservierung, Stewardess, Tankwagen, Tasche, Treppe, Wartehalle, Zoll.

Verben: abgeben, abheben, abholen, einladen, einpacken, einsteigen, fliegen, landen, lotsen, rollen, starten, suchen, tanken, tragen, verlieren, warten, waschen, wiedersehen, winken.

Adjektive: aufgeregt, eng, groß, klein, langsam, laut, leise, schnell, schwer, überfüllt, unhandlich, verspätet, viel, vorsichtig, wenige.

Fortbewegung/Verkehr

Material: Autos, Ballon, Bau- und Stecksysteme, Bus, Eisenbahn, Flugzeuge, Lego/Duplo, Motorrad, Papier, Pappe, Schiffe, Straßenbahn.

Handlungen/Gespräch: Bewegungen ausprobieren, Bewegungsarten vergleichen, Siegerehrung, Tempo der Fahrzeuge vergleichen, wer kann Personen befördern?, wer kann Lasten transportieren?, Wettbewerb, Wettfahrt.

Substantive: Ampel, Auto, Autohändler, Ballon, Boot, Bus, Dampfer, Dreirad, Düsenflugzeug, Fahrbahn, Fähre, Fahrrad, Floß, Gehweg, Geschwindigkeit, Hubschrauber, Kreuzung, Kutsche, LKW, Luftschiff, Motorrad, Pferd, Polizist, Rakete, Reparaturen, Roller, Segelflugzeug, Segelschiff, Stau, Straße, Straßenbahn, Tankstelle, Unfall, Verbot, Verkehrszeichen, Vorfahrt, Waschanlage, Werkstatt, Zebrastreifen, Zug.

Verben: abbiegen, anfahren, anhalten, anlegen, aufpassen, aufpumpen, balancieren, beachten, beschleunigen, bezahlen, bremsen, fahren, fliegen, gleiten, halten, hupen, hüpfen, kriechen, landen, laufen, lenken, parken, rasen, rasten, reiten, rennen, rollen, schleichen, schweben, segeln, springen, starten, tanken, transportieren, treten, überholen, überqueren, waschen.

Adjektive: alt, aufgeregt, beladen, fremd, groß, klein, langsam, laut, leer, leichtsinnig, leise, links, neu, rechts, riesig, rücksichtsvoll, schmutzig, schnell, stark, überladen, voll, vorsichtig.

Garten

Material: Blumentöpfe, Erde, Gießkanne, Harke, Samen, Schaufel, Wasser, Blumenzwiebeln.

Handlungen/Gespräch: Blume pflanzen, Blumen pflücken, an Blumen riechen, Gartenspaziergang, Kresse säen, Unkraut jäten.

Substantive: Ameise, Amsel, Apfel, Aster, Birne, Blatt, Blume, Blüte, Bohne, Duft, Dünger, Erbsen, Erdbeeren, Fliege, Frucht, Glashaus, Hase, Kartoffeln, Kirsche, Kompost, Kräuter, Maulwurf, Obstbaum, Pflanze, Pflaume, Radieschen, Rasen, Rasenmäher, Rechen, Regenwurm, Rose, Salat, Samen, Schlauch, Schnecken, Spaten, Spatz, Stängel, Stiel, Tomaten, Tulpe, Wiese, Wühlmaus, Wurzel.

Verben: abschneiden, blicken, blühen, düngen, ernten, festdrücken, festklopfen, fliegen, fressen, gießen, glänzen, harken, keimen, mähen, pflanzen, säen, sprießen, umgraben, wachsen.

Adjektive: braun, duftend, dunkel, feucht, fleißig, glänzend, grün, klein, lecker, nass, trocken, reif, unreif, verwelkt.

Hafen mit Schiffen

Material: Autos, blaue Tücher für das Wasser, Container, Fische, Kran, Ladematerial, Lastwagen, Netz, Schiffe verschiedener Größe, Spielfiguren.

Handlungen/Gespräch: ankommen, Anweisungen geben, um Schiffe zu be- oder entladen, der Lotse zeigt dem Schiff den Weg, Kommandos geben: Leinen los/Netze einziehen, Marktschreier, Schiffe fahren lassen, sich verabschieden, Waren verladen.

Substantive: Anker, Barkasse, Container, Dampfer, Dock, Fisch, Hafen, Kai, Kapitän, Kran, Kutter, Lotse, Matrose, Motorschiff, Schiff, Schleuse, Segelschiff, Signal, Tau, Ware, Wellen, Werft, Wind.

Verben: ablegen, anlegen, ankern, beladen, fahren, festmachen, Kommandos geben, reparieren, schaukeln, schwimmen, verkaufen, verladen.

Adjektive: glitschig, langsam, laut, leer, mutig, nass, ruhig, schnell, stinkend, stürmisch, trocken, überladen, voll, windig.

Kleidung

Handlungen/Gespräch: Größen der Kleidungsstücke vergleichen, Kleidung nach Jahreszeiten auswählen, Knopf annähen, Puppe an- und ausziehen, Schleife binden, sich selbst verkleiden.

Substantive: Badeanzug, Badehose, Bluse, Gürtel, Handschuhe, Hemd, Hose, Hut, Jacke, Kleid, Knöpfe, Mantel, Mode, Mütze, Pullover, Regenmantel, Reißverschluss, Rock, Sandalen, Schal, Schirm, Schuhe, Socken, Stiefel, Strümpfe, Sweatshirt, T-Shirt, Turnhose, Turnschuhe, Umhang, Unterwäsche.

Verben: annähen, anprobieren, aufmachen, durchschlüpfen, Schleife binden, sich an- und ausziehen, sich umziehen, zuknöpfen, zuknoten, zumachen.

Adjektive: abgerissen, alt, bequem, chic, elegant, eng, festlich, gestreift, groß, kariert, klein, kompliziert, locker, modisch, neu, schnell, sportlich, weit.

Körper

Handlungen/Gespräch: Körperteile benennen, Puppen baden/anziehen, Umrisse auf eine Tapete malen.

Substantive: Arm, Auge, Augenbrauen, Bauch, Bein, Brust, Bürste, Ellbogen, Finger, Föhn, Fuß, Gesicht, Glied, Haare, Hals, Hand, Kamm, Knie, Kopf, Lippen, Locken, Mund, Nägel, Nase, Ohr, Po, Rücken, Seife, Schere, Schulter, Schwamm, Wangen, Wimpern, Zahn, Zahnbürste, Zahnpasta, Zehe.

Verben: abtrocknen, atmen, baden, bürsten, duften, duschen, fühlen, frieren, hören, kämmen, plantschen, riechen, rubbeln, schlucken, schmecken, schwitzen, sehen, tropfen, waschen.

Adjektive: feucht, groß, kalt, klein, lang, lockig, nass, rau, sauber, schmutzig, trocken, verletzt, warm, wasserscheu.

Post

Material: Band zum Schnüren, Briefmarken, Briefumschläge, Klebstoffe, Päckchen, Pakete, Papier, Spielfiguren, Stempel, Stempelkissen, Stifte, Waage.

Handlungen/Gespräch: Adressen suchen/aufschreiben, Briefe austragen, Briefe falten, Briefe schreiben, Briefmarken basteln/aufkleben, Pakete packen/wiegen, Post stempeln.

Substantive: Absender, Adresse, Anruf, Antwort, Auskunft, Brief, Briefkasten, Briefmarke, Eilbrief, Empfänger, Frage, Gebühr, Luftpost, Nachricht, Päckchen, Paket, Postamt, Postkarte, Postleitzahl, Schalter, Stempel, Telefon, Telegramm.

Verben: abstempeln, aufgeben, aufkleben, austragen, einwerfen, empfangen, packen, schicken, schreiben, schnüren, senden, sortieren, telefonieren, verbinden, verteilen, wählen.

Adjektive: eilig, groß, klebrig, klein, leicht, pünktlich, schwer, spät, sperrig, wertvoll, zerbrechlich, zerbrochen, verknickt.

Am Meer

Material: Kescher, Muscheln, Sand, Sandspielzeug, Spielzeugfische, Spielfiguren.

Handlungen/Gespräch: Fische angeln, Klebebild mit Sand herstellen, Strand selbst gestalten, Strandbild malen, Urlaubserzählungen, Wettspiel am Strand kommentieren.

Substantive: Angel, Boje, Brandung, Bucht, Düne, Ebbe, Eimer, Fangnetz, Fels, Fische, Fischer, Fischerboot, Flossen, Flut, Gezeiten, Gischt, Hafen, Hai, Insel, Kaimauer, Kescher, Krebs, Küste, Leuchtturm, Möwe, Muschel, Netz, Qualle, Salzwasser, Sand, Sandburg, Schaufel, Schnorchel, Seestern, Stein, Strand, Tang, Wal, Watt, Welle, Wind.

Verben: bauen, buddeln, hupen, kreischen, laufen, nass spritzen, pfeifen, rauschen, rieseln, schwimmen, segeln, spielen, spritzen, suchen, surfen, tauchen.

Adjektive: feucht, kalt, matschig, nass, salzig, sandig, stachelig, trocken, warm, windig.

Schule

Material: Bilder, Bücher, Formen, Hefte, Kreide, Schere, Schultasche, Stifte, Tafel, Würfel, Zettel.

Handlungen/Gespräch: Schule spielen, einer erklärt etwas, stellt Fragen, gibt kleine Aufgaben, der andere hört und schaut zu – Rollenwechsel.

Substantive: Anspitzer, Bleistift, Brille, Buntstift, Fehler, Ferien, Filzstift, Füller, Heft, Klasse, Klassenzimmer, Lehrer, Lexikon, Lineal, Malstift, Mappe, Papier, Pause, Pinsel, Radiergummi, Schreibtisch, Schüler, Schultasche, Schultüte, Schulweg, Tafel, Tinte.

Verben: antworten, aufpassen, ausprobieren, basteln, erklären, fragen, kleben, lernen, lesen, malen, nachsehen, rechnen, schneiden, schreiben, sich melden, singen, sitzen, spielen, stören, turnen, üben, wiederholen.

Adjektive: bunt, fleißig, interessant, laut, neugierig, ruhig, spannend, still, unruhig, vergesslich.

Spielplatz

Material: Bänke, Bausteine, Murmeln, Sand, Sandspielzeug, Spielfiguren, Spielplatzelemente.

Handlungen/Gespräch: Burgen bauen, Kinder spielen auf dem Spielplatz, was spielen wir als Nächstes?, wer ist der Schnellste?, Wettklettern, Wettlauf.

Substantive: Ball, Bank, Dreirad, Eimer, Fahrrad, Freund/Freundin, Klettergerüst, Reifen, Roller, Rutsche, Sandform, Sandkasten, Schaufel, Schaukel, Sprung, Turm, Wippe, Wurf.

Verben: balancieren, sich balgen, bauen, fallen, hopsen, hüpfen, kämpfen, kicken, klettern, kriechen, laufen, raufen, rennen, rutschen, schaukeln, schwingen, sich vordrängeln, spielen, springen, streiten, toben, turnen, warten, werfen, wippen.

Adjektive: gefährlich, geschickt, hoch, leichtsinnig, mutig, schnell, übermütig, ungeschickt, vorsichtig, wackelig.

Wald

Material: Blätter, Naturmaterialien, Tiere.

Handlungen/Gespräch: Bäume und Büsche des Waldes aussuchen/malen oder aufkleben, Förster spielen, Kassette mit Geräuschen und Vogelstimmen hören, Tiere des Waldes auf ein Bild kleben.

Substantive: Ameise, Ast, Bau, Baum, Baumkrone, Buche, Bucheckern, Busch, Eiche, Eichelhäher, Eicheln, Eichhörnchen, Farn, Fichte, Fink, Fuchs, Hochsitz, Höhle, Igel, Kastanie, Kauz, Kiefer, Laub, Maus, Meise, Moos, Nest, Pilz, Reh, Rinde, Specht, Stamm, Tanne, Unterholz, Wildschwein, Zapfen, Zweig.

Verben: äsen, fressen, graben, huschen, klopfen, knacken, knistern, laufen, lauschen, rascheln, springen, suchen, zwitschern.

Adjektive: dunkel, feucht, früh, gestreift, kalt, klein, nebelig, schattig, scheu, tief, verwinkelt.

Wasser

Material: Muscheln, Papierschiffchen, Sand, Steine, verschiedene Gegenstände, Tinte, Wasser.

Handlungen/Gespräch: Schiffe schwimmen lassen, ausprobieren, was schwimmt/was untergeht, Wasser blau färben, waschen mit Wasser, Wasser trinken.

Substantive: Bach, Brunnen, Ente, Fluss, Forelle, Frosch, Hecht, Hochwasser, Karpfen, Kröte, Laich, Libelle, Meer, Moor, Quelle, Regen, Schilf, Schwan, See, Seerose, Strom, Sturmflut, Teich, Tropfen, Wasserfall, Wasserleitung, Welle.

Verben: bewässern, fließen, glitzern, plätschern, rauschen, säubern, spritzen, strömen, trinken, tröpfeln, versickern, waschen.

Adjektive: feucht, flach, glatt, kalt, klar, nass, sauber, schaumig, schmutzig, trocken, tief, warm, wellig, windig.

Wohnen/Umzug

Material: Band, Besteck, Gabelstapler, Geschirr, Kisten, Klebstoff, Koffer, Klötze, Lastwagen, Puppenstube mit Inhalt, Puppenwäsche, Spielfiguren.

Handlungen/Gespräch: Puppenhaus einrichten, Puppenhausgegenstände in kleine Kisten verpacken, Indianerzelt basteln, Kisten in den Umzugswagen laden, Möbel aus kleinen Kisten basteln, Umzugswagen aus einem Schuhkarton basteln.

Substantive: Bad, Balkon, Besteck, Bett, Burg, Einrichtung, Fenster, Flur, Garderobe, Gardine, Geschirr, Haus, Hochhaus, Höhle, Hütte, Iglu, Keller, Kinderzimmer, Kleidung, Koffer, Küche, Miete, Möbel, Regal, Reihenhaus, Schlafzimmer, Schrank, Sofa, Speicher, Stockwerk, Stuhl, Teppich, Terrasse, Tisch, Treppe, Treppenhaus, Wohnung, Wohnzimmer, Zelt.

Verben: aufräumen, ausräumen, einpacken, einräumen, einrichten, leben, mieten, tragen, schleppen, schmücken, umziehen, vermieten, wohnen.

Adjektive: aufgeräumt, gemütlich, geräumig, geschützt, kalt, praktisch, unordentlich, ungemütlich, warm, wohnlich.

Zirkus

Handlungen/Gespräch: Eintrittskarten basteln/verkaufen/kontrollieren, Plakate malen, Schausteller ansagen, Zirkusvorstellung gemeinsam planen und darstellen.

Substantive: Akrobaten, Applaus, Beleuchtung, Clown, Elefant, Hochseil, Käfig, Kapelle, Löwen, Manege, Musik, Pause, Pferde, Seiltanz, Spannung, Tiger, Tribüne, Trick, Trommelwirbel, Turner, Zauberer, Zuschauer.

Verben: balancieren, klatschen, lachen, laufen, musizieren, reiten, trommeln, turnen, sich verbeugen, warten, zaubern, zuschauen.

Adjektive: gefährlich, geschickt, laut, lustig, mutig, schnell, sensationell, spannend.

Zoo/Tiere zuordnen

Material: Bausteine, Futter, Gebäude, Lego/Duplosteine, Spielfiguren, Zäune, Zootiere.

Handlungen/Gespräch: Futter für die Tiere verteilen, Gehege aufbauen/einrichten/säubern, Tierarzt kommt, welche Tiere passen zusammen?

Substantive: Besucher, Freigehege, Futter, Gehege, Käfig, Spielplatz, Streichelzoo, Stroh, Tiere, Tierarzt, Tierpfleger, Wassergraben, Zaun.

Verben: anschauen, beschützen, besuchen, festhalten, fliegen, füttern, laufen, säubern, spielen, streicheln, versorgen.

Adjektive: bissig, gefährlich, groß, hart, klein, kuschelig, langsam, laut, leise, lieb, schnell, spitz, stachelig, stinkend, treu, weich.

VI Körperwahrnehmung, Spannung und Haltung

Die Übungen dieses Kapitels sind mit dem Ziel der Erarbeitung der Körperwahrnehmung und -spannung sowohl eigenständig als auch vorbereitend für Übungen aus anderen Bereichen, z. B. Lautanbahnung oder myofunktionelle Therapie einsetzbar.

Nach Ayres [60] ist für die Entwicklung von Haltung, Gleichgewicht und Muskeltonus die Verarbeitung von Sinneseindrücken im vestibulären (Schwerkraft und Bewegung) und propriozeptiven System (Muskeln und Gelenke) von besonderer Bedeutung. Werden die Sinneseindrücke aus verschiedenen Gründen nicht so integriert, dass ausreichend Informationen über diese beiden Systeme verarbeitet werden, findet keine Haltungsstabilisierung statt. Dies wiederum hat Auswirkungen auf die gesamte Körperwahrnehmung und auf die Körperspannung, auf die Koordination beider Körperhälften und auf die Auge-Hand-Koordination.

Die Körperspannung ist eine wichtige Voraussetzung, um Bewegungen gezielt und dosiert ausführen zu können, aber auch für Aufmerksamkeit und Wachheit, um die Umgebung mit den darin befindlichen Gegenständen, Menschen und Tieren wahrzunehmen und entsprechend auf sie zu reagieren.

Wenn Kinder Bewegungs- oder Berührungsreize nicht wahrnehmen können, weil sie in ihrer taktil-kinästhetischen Wahrnehmung beeinträchtigt sind, kann sich das Körperschema (Vorstellung vom eigenen Körper) nicht ungestört entwickeln. Auch das Speichern von Formen und Raum-Lage-Beziehungen ist erschwert.

Die Wahrnehmung der Umwelt und die Reaktion auf Reize der Umwelt ist ein Prozess, bei dem sich das Kind aktiv mit der Umgebung auseinandersetzt. Es gestaltet seine Handlungsweise bzw. später auch seine sprachlichen Reaktionen als Antwort auf die Umwelt.

Um komplexe Handlungen im sprachlichen und nichtsprachlichen Bereich auszuführen, muss das Kind den eigenen Körper und die Reize seiner Umwelt erleben, d. h. diese wahrnehmen, zuordnen und ihre Herkunft und Bedeutung verstehen.

1 Körperwahrnehmung

ZIELE

- Körperbewusstsein wecken
- Verbesserung der Eigenwahrnehmung bzgl. Körperspannung und -haltung

HINWEIS: Eventuelle körperliche Beeinträchtigungen des Kindes, wie z. B. Körperbehinderungen oder Bewegungseinschränkungen, berücksichtigen.

Spielvorschläge

- Detektiv: Sich einander gegenübersetzen oder -stellen und den anderen genau betrachten. Einer dreht sich um und der andere darf etwas an seiner Haltung verändern. Der erste dreht sich dann wieder zurück und rät bzw. beschreibt, was sich verändert hat[61] – Rollenwechsel.
- Nachahmen von Körperstellungen: Sich wie eine Schaufensterpuppe in einer bestimmten Position hinstellen, der andere versucht, die gleiche Position einzunehmen.[62]
- Nachahmen von Körperpositionen, die auf Fotos dargestellt sind, kann als Lotto- oder als Würfelspiel eingesetzt werden.
- Eistanz: Sich zu Musik bewegen, wenn die Musik aufhört, ganz plötzlich so stehen bleiben, als sei man versteinert. Diese Position einen Augenblick lang halten.[63]
- Roboter: Die abgehackten Bewegungen eines Roboters nachahmen. Abwechselnd verzaubert einer den anderen in einen Roboter und nach einer Weile wieder zurück, sodass man sich wieder normal bewegt. Unterschiede wahrnehmen und beschreiben.[64]
- Einer liegt auf dem Bauch, der andere verteilt Bierdeckel oder Reissäckchen auf dem ganzen Körper, die möglichst alle so liegen bleiben sollen. Nachdem bis 5 gezählt wurde, darf der Liegende langsam anfangen, vorsichtig Arme und Beine zu bewegen, sodass einige Bierdeckel herunterfallen. Die Bewegungen größer werden lassen, zum Schluss aufstehen.
- Pizza backen: Einer liegt auf dem Bauch, der andere streicht, klopft und knetet auf dessen Rücken, als wolle er dort eine Pizza backen. Die jeweils gedachte Bedeutung wird dabei angesagt, kann aber auch vom Liegenden erraten werden („Jetzt wird der Teig ausgerollt, mit Soße bestrichen …").
- Tierspuren raten: Einer liegt auf dem Bauch, der andere deutet mit seinen Händen Bewegungen verschiedener Tiere an, die der Liegende erraten muss (ein stampfender Elefant, eine sich schlängelnde Schlange …).

2 Körperschema

ZIELE

- **Wahrnehmung der Körpergrenzen**
- **Wahrnehmung des Körpers im Bezug zu seiner Stellung / Lage im Raum**

Spielvorschläge

- Stechmücken: Einer klebt Schnipsel aus Krepp-Klebeband auf die Kleidung des anderen (auch hinten), der andere muss die Klebestreifen wieder entfernen.[65]
- Bienenstich: Das Kind hat die Augen verbunden oder hält sie sich zu, der Therapeut tupft mit einem Stift auf eine Körperstelle des Kindes. Das Kind soll dann versuchen, mit dem Stift bei sich selbst genau die gleiche Stelle zu treffen – Rollenwechsel.[66]
- Variation: Der Therapeut tupft mit dem Spatel auf eine Körperstelle bei sich selbst, das Kind schaut zu und macht es bei sich nach, in diesem Fall kann das Vorgehen verbal begleitet werden, indem die Körperteile benannt werden.
- Körperkonturen umzeichnen: Das Kind liegt auf einem großen Bogen Papier (Tapete), mit einem Stift werden die Körperumrisse umfahren, evtl. während des Umfahrens mit dem Stift die Körperteile benennen.
- Die Hand auf ein Blatt Papier legen und mit dem Stift umfahren.
- Körperpuzzle herstellen, indem man ein Bild, auf dem der Umriss eines Körpers dargestellt ist, in mehrere Teile zerschneidet, die das Kind dann wieder zusammensetzen soll.[67]

3 Entspannungsübungen

ZIELE

- **Ausgleich von Körperspannungen**
- **Verbesserung der Körperwahrnehmung**

HINWEIS: Bei einigen Übungen ist der Einsatz von Gymnastikmatten notwendig, damit das Kind eine weiche Unterlage hat. Es ist wichtig, darauf zu achten, dass das Kind für Bewegungen genügend Platz hat und keine Hindernisse im Weg sind.

Spielvorschläge

- Sich zunächst nach oben strecken mit der Vorstellung, wie eine Blume zu wachsen. Im Anschluss in die Hocke gehen und klein werden wie die Blüten, die sich am Abend schließen
- Sich wie im Sturm bewegen, dabei vor allem die Arme, wenn möglich aber den gesamten Körper hin und her bzw. vor- und zurückbewegen. Der Wind legt sich und die Bewegungen werden ruhiger und kleiner.
- Wir sind wie dicke Bälle, die langsam Luft verlieren. Ist alle Luft entwichen, liegen wir schlaff am Boden.

- Jeweils einer liegt auf dem Bauch, der andere malt einfache Bilder auf den Rücken des anderen; der auf dem Bauch Liegende soll raten, was gemalt wurde.[68]
- Das Kind liegt auf dem Bauch, der andere stellt sich vor, dass auf dem Rücken viel Sand liegt, aus dem er ein Gelände formt.
- Das Kind liegt auf dem Bauch, der Therapeut rollt einen Igelball langsam über den Körper des Kindes.
- Das Kind liegt auf dem Bauch, der Therapeut „fegt" mit flachen Händen auf dem Rücken des Kindes von der Mitte aus Blätter zu den Seiten.

4 Gesamtkörperliche Lockerung

ZIELE

- **Verbesserung der Eigenwahrnehmung**
- **Verbesserung der Beweglichkeit des gesamten Körpers**

Spielvorschläge

- Marionette: Wir tanzen wie Marionetten durch den Raum. In der Vorstellung, dass plötzlich die Fäden durchgeschnitten werden, fallen wir zu Boden und bleiben ruhig liegen.[69]
- Sich wie ein Gummiband anspannen, nach oben und zur Seite dehnen, dann ganz locker werden.[70]
- Tanzen zu Musik: Wie aus Gummi/wie ein Flummi hüpfen.
- Sich im Vierfüßlerstand wie eine Katze strecken/einen Buckel machen.
- Auf dem Gymnastikball sitzen und leicht federn. Dabei mit beiden Armen und Händen nach rechts und links schwingen, als ob man etwas verteilt.

5 Spannungsaufbau

ZIELE

- **Regulierung von Haltung und Spannung**
- **Verbesserung der Körperspannung**

a) Körperspannung

- Über ein Seil balancieren, das am Boden liegt, zunächst vorwärts, später auch rückwärts.
- Storchengang: Vorsichtig über Teppichfliesen/Zeitung gehen, um z. B. die Hexe/den Zauberer nicht zu wecken, dabei die Knie anheben und den Fuß mit den Zehenspitzen zuerst absetzen.
- Wachsen wie ein Riese: Sich zunächst ganz klein machen wie ein Zwerg und auf den Boden hocken, dabei evtl. mit den Armen die Knie umfassen. In der Vorstellung, in einen Riesen verwandelt zu werden, wachsen dann zuerst die Hände und Arme nach oben, danach wird der ganze Körper groß, indem man sich hinstellt und sich weit nach oben streckt.[71]
- Rollenspiel: Das Kind dirigiert einen Musiker. Dieser beginnt erst sein Spiel, wenn der Dirigent in voller Größe konzentriert dasteht und den Taktstock gehoben hat – Rollenwechsel.[72]
- Wir spielen, dass wir in Afrika wohnen und unsere Lasten auf dem Kopf tragen. Mit langsamen Schritten gehen wir sehr aufrecht durch den Urwald und tragen dabei ein kleines Kissen/Reissäckchen auf dem Kopf, ohne dass es herunterfällt.[73]
- „Fechterstellung“: Füße in seitlicher Schrittstellung, dann mit der Fußspitze des gestreckten Beines einen Gegenstand über den Boden schieben oder mit den Fingerspitzen der gestreckten Hand etwas über den Tisch schieben.[74]
- Hüpfkästchen: Das Kind hüpft auf einem Bein in einem aufgemalten oder aus Teppichfliesen gelegten Weg (gibt es auch als Hüpfteppich) vorwärts.

b) Aufbau der Zwerchfellspannung mit gesamtkörperlicher Unterstützung

- Ball prellen/Pfeile werfen.
- Zehenspitzengang.
- Kreide zwischen den Zehen halten und an der Wand im Liegen/im Sitzen malen.
- Im Stehen mit den Zehenspitzen Bilder im Sand/auf dem Boden malen, wenn nötig, sich dabei seitlich festhalten.
- Im Stehen oder Sitzen kleine Bälle/Klötze mit den Zehen greifen und weitergeben oder Gegenstände mit den Zehen greifen und aufheben (Tücher, Watte).
- Im Schneidersitz sitzen. Sobald man dem anderen einen Ball zurollt oder würfelt, den Oberkörper nach vorn beugen.
- Kissenboxen/Schattenboxen im Stehen (impulshafte Bewegung nach vorne).

c) Aktivierung des Gaumensegels

Alle (Stoß-)Bewegungen vom Körper weg bewirken eine Hebung des Gaumensegels, alle Bewegungen, bei denen man etwas zu sich hin zieht, senken das Gaumensegel.

Spielvorschläge

- Auf den Fersen/Fußrändern laufen.
- Fersenabdrücke in Knete/Sand drücken.
- Einen Tisch mit den Handballen vor sich her durchs Zimmer schieben.
- Ball prellen.
- Mit der Faust/mit dem Handballen stempeln.
- S. 12, 17 Mit dem Daumen drucken/Knete platt drücken/kleine Bilder aufkleben.

d) Feinspannung

Besonders bei hypotoner Spannung im orofazialen Bereich ist es wichtig, auf gezielten Aufbau der Feinspannung zu achten, um die gesamtkörperliche Spannung und somit auch die Spannung im Mundbereich zu beeinflussen. Übungen zur Verbesserung der Feinmotorik können vorbereitend oder begleitend hilfreich sein (s. S. 121 ff.).

Spielvorschläge

- Pinzettengriff, z. B. mit einer Wäscheklammer, die nur mit Daumen und Zeigefinger geöffnet wird, die Karten greifen, die der andere angibt.[75]
- Watte/Wollfäden zupfen, aufkleben und mit den Fingerspitzen festdrücken.
- Steckspiele.
- Kleine Perlen auffädeln.
- Mit den Fingerspitzen oder dem Daumen Knetkugeln platt drücken.
- Kleine Bilder oder Schnipsel aufkleben, diese mit den Fingerspitzen festdrücken.
- Flohspiel: Steine wegschnipsen.
- Reißzwecken in Kork drücken.
- Mit den Fingerspitzen mit Fingerfarbe drucken.
- Fingerfarbe an den Daumen malen, dann mit allen Fingerspitzen nacheinander gegen den Daumen drücken und die Farbe auf ein Blatt Papier drucken.

6 Körperhaltung

ZIELE

- Regulierung von Haltung und Spannung
- Verbesserung der Körperwahrnehmung
- Voraussetzung für eine gute Zwerchfelltätigkeit schaffen

HINWEIS: Für Spiele am Tisch eignen sich der Gymnastikball oder der Hocker (beides in Kindergröße); das Kind sollte mit seinen Füßen immer Bodenkontakt haben. Eine Möglichkeit, um die Aufmerksamkeit und die Körperspannung des Kindes positiv zu beeinflussen, bietet das Knien am Tisch (Kindertisch).

Für Spiele auf dem Boden bietet sich der Fersensitz an, der von einigen Kindern auch gern auf einem Stuhl eingenommen wird, um an einem großen Tisch zu sitzen. Der Fersensitz sollte jedoch nicht für längere Zeit eingenommen werden (ungünstige Position der Füße). Die Kinder sollten nicht zwischen ihren Fersen auf dem Boden sitzen, da diese Haltung ungünstig für die Knie- und Hüftgelenke ist. Weiterhin bieten sich der Schneidersitz oder Langsitz an.

a) Bewusstmachen der Sitzhaltung

Wichtig ist das Wahrnehmen der Sitzhöcker und des Bodenkontaktes, um einen guten Kontakt zur Unterlage zu haben. Nur so kann eine Aufrichtung erfolgen.

Spielvorschläge

- Im Sitzen mit einem Fuß über einen Igelball rollen, der andere Fuß bleibt dabei fest auf dem Boden stehen. Dann den Fuß auf dem Boden absetzen und beschreiben, was sich verändert hat, evtl. beide Füße miteinander vergleichen. Seitenwechsel.
- Einen oder beide Füße für eine Weile auf Reissäckchen stellen, dann wieder auf dem Boden absetzen und beschreiben, was sich verändert hat.
- Auf einer harten Unterlage (Hocker, Stuhl, Bank) mit dem Po hin und her wackeln, um die Sitzhöcker zu spüren.
- Das Kind sitzt auf einem Stuhl, die Füße müssen Kontakt zum Boden haben. Es stellt sich vor, selber ein Stuhl zu sein, bei dem die Sitzhöcker die hinteren Stuhlbeine und die Beine die vorderen Stuhlbeine darstellen. Der Rücken bildet die Lehne. Einen Augenblick in dieser Position verweilen, wahrnehmen und anschließend beschreiben.

- Aufrichtung des Oberkörpers mit der Vorstellung, ein Faden zieht am Kopf nach oben (Marionette), trotzdem fest auf der Unterlage sitzen bleiben (Sitzhöcker spüren).

b) Stehen

Wichtig sind auch hier ein guter Bodenkontakt und Lockerheit besonders in den Fuß- und Kniegelenken. Darauf achten, dass bei der Aufrichtung der Schultergürtel locker bleibt bzw. die Schultern nicht nach oben gezogen werden.

Spielvorschläge

- Sich im Stehen mit einer Hand festhalten, dann mit einem Fuß über einen Igelball rollen, der andere Fuß bleibt fest auf dem Boden stehen. Den Fuß absetzen und wahrnehmen, was sich verändert hat, evtl. beide Füße miteinander vergleichen.
- Kind und Therapeut stehen locker und pendeln langsam nach rechts/links, vor und zurück in der Vorstellung, dass sie von einem leichten Wind bewegt werden.
- Oberkörper nach vorn beugen und nach unten auspendeln lassen, auch den Kopf locker hängen lassen, dann langsam wieder aufrichten (Knie bleiben locker), zum Schluss Schultergürtel, Hals und Kopf aufrichten (Vorstellung: Ein Farnblatt entrollt sich).
- Aufrichtung des Kopfes mit der Vorstellung, dass ein Pinsel am Kopf nach oben zeigt, mit dem wir die Decke anmalen.

VII Feinmotorik

Unter den Begriff Feinmotorik fallen alle Bewegungsabläufe, die koordiniert mit Fingern und Händen ausgeführt werden.

Die Hand- und Fingergeschicklichkeit bildet sich im Lauf der Entwicklung des Kindes immer weiter aus. „Geübt“ wird sie durch viele Dinge, die dem Kind im Alltag begegnen oder gezielt angeboten werden. Dazu gehören Malen, Schneiden, Kneten, Öffnen von Dosen, Greifen und Aufnehmen kleiner Dinge mit dem Pinzettengriff, Auffädeln von Perlen u. a.

Die Entwicklung der Feinmotorik steht in direktem Zusammenhang mit der Entwicklung der grobmotorischen Fähigkeiten. Wenn grobmotorische Bewegungen nicht gezielt ausgeführt werden können, ist auch meist die Bewegungssteuerung im Bereich der Feinmotorik nicht exakt. Bevor also im Bereich der Feinmotorik ein gezieltes Übungsangebot erfolgen kann, sind Übungen zur Verbesserung der Grobmotorik, der Körperwahrnehmung und des Körperschemas wichtig.

HINWEIS: Sind Kinder feinmotorisch auffällig, ist interdisziplinär und mit dem überweisenden Arzt abzuklären, ob eine gezielte Förderung im Bereich der Grobmotorik bzw. der Wahrnehmungsbereiche notwendig ist, z. B. Frühförderung, Ergotherapie, Physiotherapie.

Wichtig ist eine Vorstellung der Kinder beim Augenarzt, um eine eventuell eingeschränkte Visuo-Motorik organisch abklären zu lassen.

FÜR ELTERN: Viele Spielvorschläge eignen sich für den Einsatz zu Hause und können mit Hilfe der Eltern durchgeführt werden, wie z. B. Kartoffeldruck, Stempeln, Kneten, mit Ton arbeiten, Laubsägearbeiten, Hämmerchen-Spiele. Regelspiele und Spiele zur Feinmotorik, die auch den Eltern empfohlen werden können, finden sich im Anhang, S. 214

Elternbogen „Feinmotorik“

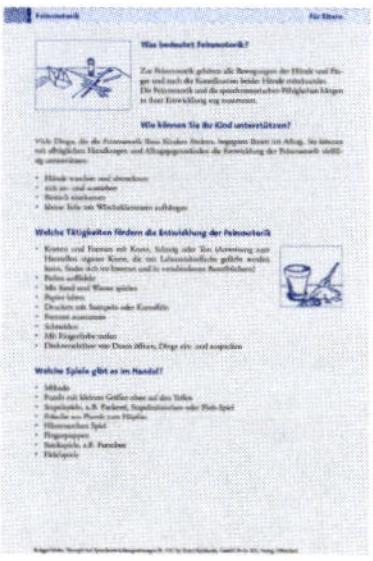

1 Kraftdosierung/Hand- und Fingerkraft

Um Gegenstände zu greifen und festzuhalten, muss in den Händen bzw. Fingern eine bestimmte Kraft aufgebaut werden. Je nachdem, ob man z. B. ein rohes Ei, ein dünnes Papier oder einen Baustein in den Händen hält, muss der Kontakt wahrgenommen und die Kraft entsprechend dosiert werden.

HINWEIS: Kindern, die eine eher hypotone Körperspannung zeigen, helfen Übungen zum Spannungs- bzw. Kraftaufbau. Mit Kindern, die eher zu viel Spannung haben, sollten Übungen zur Entspannung durchgeführt werden.

Spielvorschläge

- Ein festes Papier mit bunter Wachsmalkreide bemalen, dann mit schwarzer Wachsmalkreide abdecken. Anschließend mit einem spitzen Gegenstand (Stricknadel, dickerer Nagel) Bildmotive einritzen.
- Aus Zeitungspapier größere Bälle formen/knüllen.
- Kleine Formen aus Papier ausstanzen.
- Flohspiele: Mit einem Plättchen die anderen wegschnipsen.
- Eierkartons zerschneiden, aus den Einzelteilen dann ein Tier oder eine Landschaft kleben.
- Umrisse verschiedener Tiere (z. B. Dinosaurier, Igel, Krokodil) ausschneiden, Wäscheklammern als Stacheln an die Kanten klammern.[76]
- Mit Wäscheklammern Bildkarten (z. B. aus dem Spiel „Blinde Kuh") auf einen LKW oder Anhänger aufladen.
- Postkarten (Bildkarten) mit Wäscheklammern an eine Leine hängen.
- Einer hält eine Murmel fest in der Hand, der andere versucht, diese zu rauben.
- Fingerhakeln: Sich einander gegenübersetzen, die Finger ineinanderhaken und versuchen, den Arm des anderen zu sich zu ziehen.
- „Ball-Monster": Einen Tennisball ein kleines Stück aufschneiden und ein Gesicht darauf malen, der Schnitt ist der Mund. Durch seitliches Drücken des Balles öffnet sich der Mund und der Ball kann „gefüttert" werden.[77]
- Aus Knete eine Kugel formen, dann ein tiefes Loch eindrücken und mit beiden Händen eine Schale formen.
- Umfüllen von Wasser von einer großen Schüssel in die andere, indem man Wasser mit einem dicken Schwamm aufsaugt und diesen in der anderen Schüssel wieder ausdrückt.
- Mit Stempeln, Korken oder Kartoffeln Motive in verschiedenen Farben auf ein Blatt drucken.

2 Auge-Hand-Koordination

Um etwas mit hoher Zielgenauigkeit zu greifen oder um beide Hände gut koordiniert einzusetzen, ist die Entwicklung der Auge-Hand-Koordination wichtig.

Spielvorschläge

- Angelspiel bzw. gezieltes Angeln von Bildern oder Pappmotiven (z.B. Blinde Kuh).
- Packesel.
- Stapelmännchen.
- Einen Tischtennisball mit den Fingerspitzen wegschnipsen, dabei in ein Tor treffen.
- Ein Wollknäuel aufwickeln oder eine Schnur auf einen Stock wickeln, indem dieser zwischen den Händen gedreht wird, am Ende kann ein Gegenstand befestigt sein, der langsam herangezogen wird.[78]
- Schnecken drehen: Dickere Seile oder Bleischnüre auf einem Tisch zu Schnecken[79] aufdrehen, zunächst mit den Fingerspitzen, dann mit der Handfläche arbeiten.
- Schwungübungen bzw. Formen zeichnen oder den Namen schreiben im Sand.
- Gegenstände mit einem Holzstab über eine festgelegte Wegstrecke schieben oder über eine Latte, die als Brücke zwischen zwei Stühlen liegt.[80]
- Auf dem Boden sitzend oder dem Bauch liegend einen Ball mit beiden Händen zu einem bestimmten Ziel rollen.
- Muggelsteine in ein Tor schnipsen, die Finger wechseln.
- Papier nach einer vorgemalten Linie reißen.
- Tiere aus Pfeifenputzern formen, diese dann füttern, indem Perlen .aufgesteckt werden, die mit einer Pinzette gegriffen werden, darauf achten, dass die Löcher in den Perlen ausreichend groß sind.[81]
- Mit Essstäbchen Gegenstände greifen und transportieren bzw. Formen auf ein Steckbrett stecken.[82]
- In die Vertiefungen eines Eiswürfelbehälters kleine Gegenstände/Knöpfe verschiedener Farbe legen, die das Kind mit dem Pinzettengriff herausnimmt, nachdem es die entsprechende Farbe gewürfelt hat.

3 Fingerbeweglichkeit

Nur die Beweglichkeit der einzelnen Finger voneinander unabhängig ermöglicht es uns, differenziert mit kleinen Gegenständen zu hantieren, einen Stift im Drei-Punkt-Griff zu halten oder z. B. mit den Fingern etwas abzuzählen.

Spielvorschläge

- Mit Fingerfarbe malen oder die Farbe nur auf die Fingerspitzen geben und dann drucken.
- Fingerfarbe nur auf den Daumen auftragen und durch Berührung des

Daumens mit jedem anderen Finger die Farbe auf alle Finger verteilen, dann damit malen bzw. drucken.
- Umrisse verschiedener Tiere (z. B. Dinosaurier, Igel, Krokodil) ausschneiden, Büroklammern an die Kanten klemmen.[83]
- Murmeln vorsichtig mit einem Finger rollen, um diese in die Nähe eines Ziels zu bringen.
- Nur mit den Fingerspitzen Kugeln aus Krepppapier rollen und aufkleben.
- Aus Knete lange Schlangen rollen, ohne dass sie zerreißen.
- Mit den Fingern schnell über den Tisch laufen, als wolle man das Geräusch einer laufenden Herde nachahmen.
- Mit den Fingern auf einer Trommel das Geräusch vieler kleiner, schnell fallender Regentropfen erzeugen.
- Auf ein Blatt viele Punkte in verschiedenen Farben malen, abwechselnd mit einem Farbwürfel würfeln, der Spieler muss mit den Fingerspitzen verschiedener Finger auf jeweils drei oder vier Punkte drücken.
- Einen Luftballon in der Luft halten, indem er mit den Fingern angestupst wird, dabei immer wieder die Finger wechseln.
- Fingerspiele.

Elternbogen „Feinmotorik“

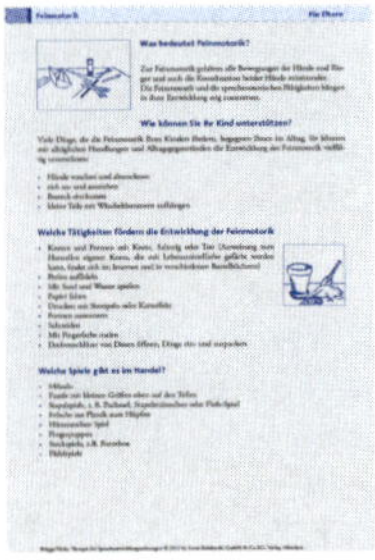

4 Taktile Stimulation

Über die taktile Wahrnehmung nehmen wir z. B. Temperaturunterschiede, Hautberührung oder Druck wahr und können die unterschiedlichen Empfindungen voneinander differenzieren. Auch grundlegendes Wissen über die Beschaffenheit von Objekten erlangen wir über die taktile Wahrnehmung, z. B. die Unterscheidung von Größen, Oberflächen (glatt, rau, stachelig) und Formen (eckig, rund, unregelmäßig).

HINWEIS: Tastaufgaben erfordern eine hohe Konzentration vom Kind und sollten daher nicht zu lange dauern, danach kann z. B. ein Bewegungsspiel zum Ausgleich folgen.

Spielvorschläge

- Schatzsuche: In einer Schüssel, die mit trockenen Erbsen oder Bohnen gefüllt ist, verschiedene Gegenstände verstecken, die das Kind fühlen und erraten soll.[84]
- Igelball über die Handflächen/zwischen den Händen rollen.
- Tast-Memory mit verschiedenen Oberflächen.
- In einem Beutel oder einer Kiste versteckte Tiere fühlen und erraten. Es

kann auch der Auftrag gegeben werden, nur kleine Tiere, nur Tiere für den Bauernhof, den Zoo etc. herauszusuchen.

- Durch Tasten mit verbundenen Augen herausfinden, welche Form in welche Öffnung der Formbox passt. Als Kontrolle kann im Anschluss mit geöffneten Augen der Test gemacht werden, ob die Form wirklich durch die ausgesuchte Öffnung passt.
- Aus einem Beutel oder einer Kiste gleiche Dinge ertasten und herausholen. Hier bieten sich folgende Unterscheidungsmöglichkeiten: nur die großen/kleinen, die langen/kurzen, die glatten/rauen, die runden/eckigen oder die weichen/harten Dinge.

VIII Artikulation

Artikulationsstörungen sind häufig im Rahmen einer Sprachentwicklungsstörung zu beobachten, können jedoch auch isoliert auftreten. Wie für alle anderen Bereiche gilt auch hier, dass zunächst eine gezielte Diagnostik zur Planung des spezifischen therapeutischen Vorgehens und zur Auswahl der Therapiemethoden durchzuführen ist. Dabei ist es wichtig zu unterscheiden, ob es sich eher um eine phonetische oder phonologische Störung handelt oder ob eine Differentialdiagnose, z. B. zur verbalen Dyspraxie, gestellt werden muss.

„Die Entwicklung der Lautsprache unter dem Aspekt der Aussprache schließt die phonetische und die phonologische Entwicklung ein – die Artikulationsentwicklung und den Erwerb des Lautsystems." (Kannengieser 2012). Unter dem Aspekt der phonetischen Entwicklung wird der Erwerb des Lautsystems, die Art und Weise der Lautbildung, betrachtet. Dagegen erfasst das Kind im Rahmen der phonologischen Entwicklung die Funktion der Laute als bedeutungsunterscheidende Elemente und erwirbt die Regeln, nach denen sie verwendet werden.

Somit werden bei den Artikulationsstörungen phonetische und phonologische Störungen unterschieden. Bei einer phonetischen Störung weichen die artikulatorischen Lautmuster von der korrekten Bildung der Phoneme ab, das sprachliche Regelsystem wird jedoch nicht verändert. Handelt es sich um eine phonologische Störung, kommt es zu einer Veränderung des sprachlichen Regelsystems. Bestimmte Phoneme werden nicht in ihrer bedeutungsunterscheidenden Funktion differenziert und eingesetzt. Wird z.B. das /k/ vorverlagert als /t/ realisiert, dann findet bei den Begriffen Kasse-Tasse keine Unterscheidung in der lautlichen Realisierung statt. Bei den phonologischen Störungen unterscheidet man strukturelle Vereinfachungen, die eine Veränderung der Wortstruktur nach sich ziehen und systemische Vereinfachungen, d. h. es werden Laute oder Lautgruppen ersetzt oder ausgelassen.

Zu den phonologischen Prozessen gehören: Vorverlagerung/Rückverlagerung, Plosivierung, Glottale Ersetzung, Sonierung/Entstimmung, Deaffrizierung, Tilgung unbetonter Silben, Reduktion von Konsonantenverbindungen, Tilgung finaler Konsonanten und Assimilationen.

Je nachdem, ob es sich um eine phonetische oder phonologische Störung handelt, ist der Schwerpunkt der Behandlungsweise verschieden.

Oft finden sich Mischformen, sodass es sinnvoll ist, zusätzlich zur phonologischen Therapie auch mundmotorische Übungen zur Förderung der Kinästhetik und Koordination mit einzubeziehen. Wenn die Bildungsstelle nicht bewusst zugänglich ist, ist keine spontane Nachahmung des Lautes möglich. Bei phonetischen, aber auch bei phonologischen Störungen hat es sich in der Praxis bewährt, in der Phase, in der es nicht mehr nur um Inputsequenzen geht, auch „Übungsanteile" aus der phonetischen Therapie mit einzubeziehen, also eine kombinierte phonetisch-phonologische Therapie anzubieten.

Übende Anteile mit häufigem Einsatz des neu einzusetzenden Lautes in verschiedenen Positionen und Kombinationen haben sich als Hilfe zum Transfer sowohl in der phonetisch geprägten als auch in der phonologischen Therapie bewährt. Dabei steht der hochfrequente Einsatz in immer freier werdenden sprachlichen Strukturen zur Sicherung des neuen motorischen Programms für die Laute, die bisher nicht gebildet wurden, im Vordergrund.

Unabhängig davon, ob es sich schwerpunktmäßig um eine phonetisch oder phonologisch orientierte Therapie handelt, sollte das Erarbeiten und Festigen der verschiedenen Phoneme spielerisch gestaltet werden. Dabei sollte das Spiel einfach im Ablauf sein und darf nur so viel Aufmerksamkeit des Kindes fordern, dass der Fokus immer bei der Lautbildung bleiben kann. Manchmal gelingt die Lautanbahnung über Imitation, z. T. sind bewusste Aufmerksamkeitshinlenkung und gezielte motorische und Wahrnehmungsübungen für die neu zu erlernenden Phoneme notwendig. Anforderungen an sprachliche Leistungen sollten in den Spielablauf eingebunden und individuell an das Alter, die Fähigkeiten und Interessen des Kindes angepasst sein.

Aufbau des Kapitels:

1. Allgemeine Spiele für die Silben- und Wortebene, die sich für die verschiedenen Laute/Lautgruppen einsetzen lassen.
2. Einzellaute: Darunter finden sich Symbole, lautunterstützende Bewegungen, Anbahnungsmethoden, Spielvorschläge für den isolierten Laut bzw. für Silben jeweils in verschiedenen Positionen und Spielvorschläge für die Satzebene.

Die Einteilung der Laute erfolgte hier nach den Artikulationszonen, sie stellt nicht die Reihenfolge dar, in der die Laute erarbeitet werden sollten. Diese richtet sich nach dem sprachlichen Entwicklungsstand des Kindes und danach, welche Laute das Kind leichter realisieren kann. Eine Wortsammlung zur Variation der angebotenen Spiele und Übungen findet sich im Anhang.

VOKALE

Für Kinder, denen die Realisierung der Vokale bzw. Umlaute noch Schwierigkeiten bereitet, sind sowohl Übungen zur kinästhetischen Eigenwahrnehmung als auch zum Spannungsaufbau und zur Förderung der auditiven Wahrnehmung wichtig, um die körpereigenen Voraussetzungen zur Bildung der Vokale zu erwerben und die Fremdwahrnehmung zu fördern sowie den Hör-Sprach-Regelkreis zu aktivieren.

KONSONANTEN

In der Tabelle ist das /h/ nicht aufgeführt, da es als Öffnungskonsonant keiner der drei Artikulationszonen zuzuordnen ist, es findet sich in diesem Kapitel auf S. 189. Die Laute /z/ und /x/ finden sich hinter Laut /s/. Die Laute wurden entsprechend der hochdeutschen Aussprache zugeordnet; regionale Unterschiede der Aussprache wurden hier nicht berücksichtigt (Tab. 1).

Tab. 1

Einteilung der Konsonanten in Artikulationszonen						
Artikulationszone	**1**		**2**		**3**	
	Lippen, obere Schneidezähne		**Alveolen, vorderer Gaumen, Zungenspitze**		**Gaumen, Zungenrücken**	
Stimmgebung	mit	ohne	mit	ohne	mit	ohne
Plosive	b	p	d	t	g	k
Frikative	w	f	s	ss	j	ch 1
				sch		ch 2
Nasale	m		n		ng	
Vibrant					r	
Lateralengelaut			l			

FÜR ELTERN: Der Therapeut sollte individuell entscheiden, welches Übungsmaterial er mit nach Hause gibt. Den Eltern sollten das Spielvorgehen und Art und Häufigkeit der Interventionen im Spiel und im Alltag erklärt werden. Es bietet sich Bildmaterial an, das zu Hause fertiggestellt/eingesetzt werden kann.

ZIELE

- Lautreine Artikulation der Phoneme in allen Wortpositionen und Phonemverbindungen
- Transfer der Phoneme in die Spontansprache

HINWEIS: Je nach Entwicklungsstand des Kindes sind vorbereitende bzw. begleitende Übungen zur Lippen- und Zungenbeweglichkeit, zur Luftstromlenkung sowie zur auditiven Differenzierung durchzuführen.

Um die Aufmerksamkeit des Kindes nicht zu sehr durch den Spielinhalt abzulenken, eignen sich in der Anfangsphase der Laut- und Silbenfestigung besonders einfache, wiederkehrende Bewegungen bzw. wenig komplexe Spiele. Die Anbahnung der Laute kann über Imitation oder Anbahnungsmethoden erfolgen. Die Verbindung von Konsonant und Vokal gelingt zunächst leichter, wenn der Vokal mit einem /h/ an den Konsonanten angebunden wird (z. B. /f-h-a/, /F-h-ahne/).

Es ist wichtig, auf Haltung und Sitz des Kindes während der Spiele zu achten, um eine gute Körper- und Zwerchfellspannung zu erreichen (s. Kapitel VI, S. 113 ff.).

1 Allgemeine Spiele

a) Spiele für die Laut- und Silbenebene

Die Artikulation des betreffenden Lautes/der Silbe kann vor oder gleichzeitig mit der Bewegung/Aktion, z. B. Setzen der Spielfigur beim Würfelspiel, erfolgen.

Sonderregeln können gemeinsam festgelegt werden:

- Die Spielfigur darf erst nach Realisierung eines Lautes/einer Silbe vorrücken.
- Nur wer richtig artikuliert, darf weitergehen/Puzzleteil behalten.
- Wer einen Fehler hört, darf dem anderen ein Signal geben. (Diese Übung kann Artikulations- und Differenzierungsübung zugleich werden.)

Spielvorschläge

- Würfelspiele: Als Regelspiel spielen, jedoch jedes Mal das Setzen der Spielfigur mit einem Laut/einer Silbe begleiten, oder vor jeder Würfelrunde den zu übenden Laut ausprobieren. **Variation:** Statt der dazugehörigen Spielfiguren können auch andere Figuren oder Tiere eingesetzt werden.
- Packesel, Stapelmännchen oder Froschhüpfen: Vor jeder Bewegung den Laut/die Silbe artikulieren.
- Puzzleteile/Lottokarten aus einem Beutel ziehen, dabei das Herausziehen jedes Mal mit einem Laut/einer Silbe begleiten.
- Königsspiel: Einen Spielplan mit bunten Feldern einsetzen. Der König (Spielfigur) passt auf, dass alle Spieler, die den Weg benutzen, keine Fehler machen. Mit dem Farbwürfel würfeln, jedes Setzen mit einem Laut/einer Silbe begleiten, man darf nur weitersetzen, wenn Laut/Silbe korrekt realisiert wurden. S. 39

Besonders für Frikative

- Malen: Eine Sonne, die nur als Kreis auf ein Papier/eine Tafel gemalt wird, bekommt mit jedem Laut/jeder Silbe Strahlen gemalt. Variation: Mit einem Zahlenwürfel erwürfeln, wie viele Strahlen jeweils dazu gemalt werden dürfen.
- Mit dem Stift einen Regenbogen malen/eine Rutsche entlangfahren/Wellen malen.
- Fäden ziehen: Aus einer Dose hängen Wollfäden als Schlangen heraus. Diese im Pinzettengriff greifen, dabei den Ziellaut artikulieren, bis der Faden zu Ende ist. Der Vokal folgt am Ende der Bewegung.
- Sich einen Ball zurollen, phonieren, solange der Ball rollt. Der Vokal folgt, wenn der Ball beim Gegenüber angekommen ist.
- Bunte Papierblumen im Raum verteilen. Abwechselnd mit dem Farbwürfel würfeln. Vogel/Schmetterling oder Käfer fliegen zur jeweils passenden Blume.
- Lok (Ziellaut) und Wagen (Vokale) werden miteinander verbunden, im Rollenspiel oder nur auf dem Papier.
- Auf einem Blatt einen großen Kreis in die Mitte und in die Ecken mehrere kleine Rechtecke malen. Der Kreis ist die Straße, auf der Stift oder Finger als Autos entlangfahren. Die Bewegung wird jeweils mit einem Frikativ begleitet. Zwischendurch fährt jedes „Auto" zu einem Parkplatz (Rechtecke, die nach einem Vokal benannt sind). Indem das Auto auf dem Parkplatz hält, wird an den Frikativ ein Vokal angehängt (z. B. fff-a).

Besonders für Plosive

- Sich einen Ball zuprellen/in einen Reifen prellen, die Bewegung mit einer Silbe begleiten.
- Stempeln: Mit Fingerfarbe mit je einem Finger ein Bild (z. B. Pilz, Papagei, Kamel) bedrucken. S. 22, 25
- Mit einem Korken drucken: Eine Raupe oder eine vorgemalte Perlenkette mit einem Korken bedrucken.
- Mit dem Daumen Reißzwecken in eine Korkplatte/Styropor drücken.
- Knetkugeln mit den Fingern oder dem Handballen platt drücken.
- Watte, Papierschnipsel oder Papierkügelchen mit dem Daumen festkleben.
- Pfeile werfen.

b) Spiele für die Wortebene

Passend für jeden Laut werden jeweils Bildkarten/Gegenstände eingesetzt. Die Karten können offen oder verdeckt liegen. – Die meisten Wortübungen lassen sich auch als Satzübungen gestalten.

Sonderregeln können gemeinsam festgelegt werden:

- Nur wer das betreffende Wort richtig artikuliert, darf das Bild behalten/eine Handlung ausführen oder seine Spielfigur weitersetzen.
- Nur wer richtig artikuliert, darf z. B. eine Teppichfliese weitergehen.
- Wer einen Fehler hört, darf klingeln.
- Wer richtig artikuliert hat, ist noch mal an der Reihe.

Spielvorschläge

- Memory: Alle Karten werden gemischt und verdeckt auf dem Tisch/Boden verteilt. Jeder darf jeweils zwei Karten umdrehen und diese benennen. Gleiche Bildpaare dürfen behalten werden, der Spieler ist noch mal dran. Variation: Klatschmemory – zwei Karten werden aufgedeckt, wenn sie nicht zusammenpassen, wird nur eine von ihnen wieder umgedreht. Dreht nun ein Spieler ein Bild um, das bereits einmal offen liegt, versucht jeder, so schnell wie möglich auf die passende Karte/in die Hände zu klatschen.
- Lotto: Jeder Spieler hat eine große Karte mit mehreren Bildern vor sich, die dazu passenden Karten werden verdeckt auf dem Tisch/Boden verteilt. Abwechselnd werden Karten aufgedeckt und benannt und den großen Bildkarten zugeordnet. Variation: Nur die eigene Karte wird behalten, die andere wird umgedreht zurückgelegt.
- Flaschendrehen: Bildkarten offen oder verdeckt in einen Kreis legen. Eine Flasche oder einen Kegel in die Mitte des Kreises legen, diese dort drehen. Das Bild, auf das die Flasche/der Kegel zeigt, benennen. Variation: Das Bild, auf das die Flasche/der Kegel zeigt, darf weggenommen werden, wenn es richtig benannt wurde.
- Angelspiel: Bildkarten werden gemeinsam mit dem Kind (feinmotorische Übung) mit Büroklammern versehen und in ein Pappbecken geworfen. Das Bild auf der Karte, die geangelt wurde, wird benannt und darf behalten werden, wenn es richtig benannt wurde.
- Flohspiel: Bildkarten mit Plättchen treffen, umdrehen und benennen. Nur die Bilder, die richtig benannt wurden, dürfen behalten werden. Variation: Watte auf Bilder pusten, diese umdrehen und benennen.
- Froschhüpfen: Frösche auf Bildkarten hüpfen lassen, die verdeckt auf dem Tisch liegen. Die Karte, auf der der Frosch gelandet ist, wird umgedreht und benannt.
- Bilder würfeln: Bildkarten verdeckt auf dem Tisch/Boden verteilen. Auf der Rückseite können Farb- oder Mengenpunkte kleben. Es wird mit dem Farb-/Zahlenwürfel gewürfelt, die jeweilige Karte wird umgedreht, benannt und darf dann behalten werden. Variation: Farbige Spielsteine auf die Karten legen, dann abwürfeln oder vor jeweils einen Kartenstapel eine bestimmte Farbe legen.

- Kim-Spiel: Bilder/Gegenstände werden offen auf den Tisch/Boden gelegt. Ein Spielpartner entfernt dann ein oder mehrere Bilder/Gegenstände, ohne dass der andere es sieht. Der Spielpartner rät, was fehlt. Variation: Bilder in eine bestimmte Reihenfolge legen, diese Reihenfolge dann vertauschen. Der Spielpartner nennt das Bild, das an einer anderen Stelle liegt.
- Regelspiele: Auf bestimmten Feldern wird eine Karte gezogen und benannt. Variation: Beim Würfeln einer bestimmten Zahl wird eine Karte gezogen und benannt.
- Roulette: Auf einer Holzscheibe sind Felder (evtl. farbig) eingeteilt, ein drehbarer Zeiger befindet sich in der Mitte. Jetzt werden Bilder/Gegenstände im Kreis um die Scheibe gelegt. Je nachdem, wohin der Zeiger zeigt, wird ein Bild/Gegenstand benannt.
- Raten: Abwechselnd ein Bild/einen Gegenstand beschreiben und den anderen raten lassen, was es ist („Ich sehe was, was du nicht siehst.“). Bilder/Gegenstände sollten offen auf dem Tisch/Boden liegen.
- Suchspiel: Abwechselnd einige Bilder/Gegenstände verstecken und dem anderen den Auftrag geben, was er suchen soll.
- Slalom-Lauf: Bildkarten auf dem Boden verteilen, das Kind läuft um die Karten herum (evtl. zu Musik). Bei einem verabredeten Zeichen (Musik geht aus, Trommelschlag, Klatschen) stellt es sich auf ein Bild und benennt es.
- Tastsack: Gegenstände finden und benennen lassen. Der Gegenstand darf behalten werden, wenn er richtig benannt wurde.

2 Laute der ersten Artikulationszone

a) Der Laut B

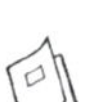
S. 10

Symbol: Seifenblase, die zerplatzt

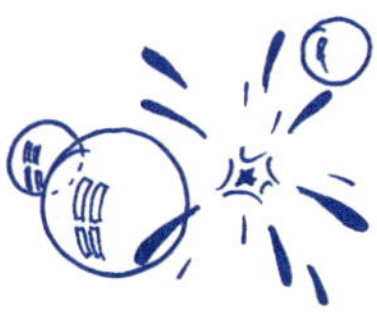

HINWEIS: Wichtig sind Übungen zur Sensibilisierung und Kräftigung der Lippenmuskulatur (s. Kapitel I, S. 24 ff.). Unterstützend zur Lautanbahnung und zur Sicherung des motorischen Musters kann ein Handzeichen angeboten werden. Spielvorschläge zum Auslaut finden sich aufgrund der Auslautverhärtung unter /p/.

BEWEGUNG

Unterstützende Bewegungen mit den Händen/Armen erfolgen immer in Brusthöhe vom Körper weg. Die Artikulation erfolgt, nach Spannungsaufbau, gleichzeitig mit dem Lösen der Spannung im Lippenbereich.

ANBAHNUNG

- Ein /w/ sprechen, dann die Lippen schließen, den Luftstrom stauen, die Lippen auf /b/ vorsichtig sprengen.
- Ein /m/ summen, sich dabei die Nase zuhalten, den Luftstrom nicht anhalten, dann die Lippen vorsichtig auf /b/ sprengen.
- Finger an die geschlossenen Lippen legen, der Luftstrom wird durch Lippen und Finger gestaut. Den Verschluss auf /b/ sprengen, dabei sollten die Wangen nicht aufgeblasen werden.

LAUT ISOLIERT/SILBEN (s. auch S. 129 f.)

- Einen kleinen Ball mit der Hand umschließen und unter Wasser drücken. Beim Loslassen des Balles /b/ artikulieren.
- Einen Luftballon zwischen den Händen in Brusthöhe halten und dem Gegenüber auf /b/ oder auf Silben wie /bi/, /bu/ … überreichen.
- In der Vorstellung, eine Seifenblase auf der flachen Hand (in Brusthöhe) zu überreichen, die Bewegung mit /bo/, /bi/, /ba/ … begleiten.
- Zaubern: Etwas aus der Zauberkiste holen und dem anderen mit einer ausladenden Handbewegung präsentieren auf /obo/, /ubu/ …

WORTEBENE (AN-/INLAUT)

(s. Zusammenstellung der Spiele auf S. 130 f. und Wortlisten im Anhang auf S. 215 f.)

SATZEBENE/ANLAUT

- Mein Ball ist rot … – Auf einem Papier/einer Tafel Kreise malen. Abwechselnd mit einem Farbwürfel würfeln und die Kreise als Bälle in der entsprechenden Farbe ausmalen oder umranden.
- Auf dem Baum sitzt ein Vogel./Auf dem Baum wächst …/Am Baum hängt … – Einen Baum malen, dessen Äste gefüllt werden können mit Tieren oder Obst. Die Gegenstände können ausgeschnitten und aufgeklebt oder gestempelt werden. Variation 1: Bäume nach Jahreszeiten gestalten: Auf dem Baum liegt Schnee. – Der Baum ist kahl. Variation 2: Welche Tiere haben ein Nest im Baum? Der Rabe wohnt im Baum. S. 12
- Wer hat einen Bart? – Auf einem Situationsbild/in einem Bilderbuch/einer Zeitschrift möglichst viele Männer mit Bärten suchen.
- Im Boot sind jetzt … Das Boot legt ab. – Aus einem blauen Tuch einen Fluss legen. In einem Boot werden verschiedene Dinge über den Fluss transportiert.

Variation: Gemeinsam ein Boot malen, dann verschiedene Sachen in das Boot malen oder ausschneiden und kleben.

- Was macht der Bär? – Gemeinsam ein Bilderbuch ansehen und dazu erzählen (z. B. „Paddington in der Badewanne" von M. Bond oder „Wie lebt der kleine Bär?" von H. Maas, C. Rohrbach). Variation: Der Bär lädt ein, er schmückt seine Höhle, deckt den Tisch, sammelt Honig usw., als Spielhandlung gestalten.

SATZEBENE/INLAUT

- Der Rabe hat … mitgenommen. – Eine Handpuppe fliegt zu verschiedenen Gegenständen und nimmt diese mit.
- Ich zaubere … herbei. – Aus Knete einfache Figuren formen. Variation: Gegenstände/Bilder aus einem Hut zaubern.
- Die Krabbe mag gern/nicht gern. … – Eine Krabbe auf ein Blatt malen, verschiedene Dinge ausschneiden und um sie herumkleben/-legen.
- Der Stuhl steht oben/neben/über … – Gemeinsam ein Puppenhaus einrichten. Variation: Ein Haus malen und Dinge in das Haus malen oder kleben.
- Im Nebel sehe ich kein/ein … – Aus Teppichfliesen/Zeitung einen Weg legen. Sich abwechselnd Dinge ausdenken, die man nicht/kaum sehen kann, wenn es nebelig ist. Nach jedem Satz darf man einen Schritt weiter gehen.
- S. 37 Ich klebe Federn an den Vogel. – Bunte Papierschnipsel auf die Umrisse eines Vogels kleben.

KONSONANTENVERBINDUNGEN

BL-Anlaut

- S. 17 Blubb – Mehrere Fische sind auf ein Blatt gemalt. Abwechselnd würfeln und immer einem Fisch so viele Luftblasen malen, wie Punkte gewürfelt wurden, jedes Malen eines Kreises mit /blubb/ begleiten.
- Eine Blume für mein Beet – Regelspiele einsetzen, z. B. „Vier erste Spiele". Variation: Blumen aus buntem Papier falten und aufkleben.
- Was ist blau? – Auf einem Situationsbild/in einem Bilderbuch möglichst viele Dinge suchen, die blau sind. Variation 1: Verschiedene Gegenstände aus einem Beutel ziehen und beschreiben. Variation 2: Alle Farbwürfelspiele (s. „Zusammenstellung von Büchern und Spielen", S. 213 f.).
- S. 12 Ich male … Blätter. – Einen Baum malen, dem die Blätter fehlen. Abwechselnd würfeln und so viele Blätter an den Baum malen/stempeln, wie Punkte gewürfelt wurden. Variation 1: Blätter aus buntem Papier reißen und in den Baum kleben. Variation 2: Farbige Spielsteine als Blätter auf dem Baum verteilen, dann mit dem Farb- und Zahlenwürfel würfeln und so viele „Blätter" pflücken, wie gewürfelt wurden. (Ich reiße … Blätter ab.)

BR-Anlaut

- Brumm – Lautbegleitetes Spiel auf dem Verkehrsteppich mit Autos/Motorrädern.
- Eine Brezel für … – Brezeln bunt malen, ausschneiden und verteilen.
- Ich backe Brot/Brötchen/Brezeln. – Gemeinsam aus Knete Brote, Brötchen, Brezeln formen und diese in den Ofen schieben.
- Dieser Brief ist für … – Briefe falten und mit gebastelten Briefmarken bekleben.
- Was ist braun? – Auf einem Situationsbild/in einem Bilderbuch möglichst viele Dinge suchen, die braun sind. Variation: Verschiedene Tiere aus einem Beutel ziehen und beschreiben.
- Wer braucht ein/eine …? – In eine Tasche/Kiste verschiedene Gegenstände packen, die für verschiedene Tätigkeiten gebraucht werden.
- Britta kauft … – Bilder aus Prospekten ausschneiden und aufkleben. Variation: Sich einen Ball zurollen, jeweils mit einem Satz begleiten.
- Wer hat eine Brille auf? – Auf einem Situationsbild/in einer Zeitschrift möglichst viele Personen suchen, die eine Brille tragen.
- Über die Brücke fährt/geht … – Gemeinsames Spiel auf dem Verkehrsteppich oder mit der Eisenbahn.

BR-Inlaut

- Abra Kadabra – Mit Fingerfarbe Punkte drucken/mit einer Kerze Wachspunkte tropfen. Aus den Punkten Phantasiegestalten zaubern, indem Striche als Arme oder Beine ergänzt werden.
- Bei den Zebras gibt es … – Gehege bauen, Tiere einstellen, Tätigkeiten sprachlich begleiten.
- Was ist hellbraun/dunkelbraun? – Auf einem Situationsbild/in einem Bilderbuch möglichst viele Dinge suchen, die hell-/dunkelbraun sind. Variation: Verschiedene Tiere aus einem Beutel ziehen und beschreiben.
- Wer hat eine Sonnenbrille auf? – Auf einem Situationsbild/in einer Zeitschrift möglichst viele Leute suchen, die eine Sonnenbrille tragen.

b) Der Laut P

S. 10

Symbol: Luftballon zum Platzen bringen

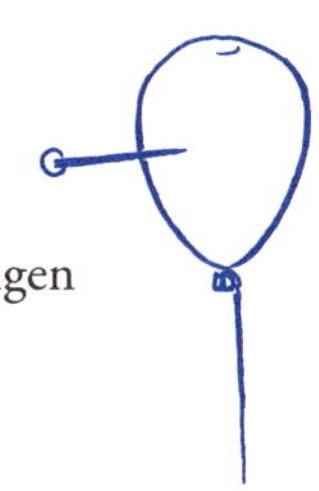

HINWEIS: Wichtig ist eine gute Aktivierung des Zwerchfells durch Druck- oder Stoßbewegungen, weiterhin sind vorbereitende und begleitende Übungen zur Sensibilisierung und Kräftigung der Lippenmuskulatur durchzuführen, da mehr Spannung nötig ist als bei /b/ (s. Kapitel I, S. 24 ff.).

Unterstützend zur Lautanbahnung und zur Sicherung des motorischen Musters kann ein Handzeichen angeboten werden.

BEWEGUNG

Bewegung nach vorn in Brustkorb-/Schulterhöhe: z. B. einen Ball mit einer Hand greifen, mit dem Arm nach hinten ausholen (Spannungsaufbau), dann den Ball mit Kraft auf /p/ gegen eine Wand werfen; Pfeile werfen (Lösen der Spannung mit gleichzeitiger Artikulation).

ANBAHNUNG

- Einen Finger an die geschlossenen Lippen legen, dann auf /p/ wegpusten.
- Lippen schließen, mit der Vorstellung weiter zu pusten, die Luft stauen, dann die Lippen auf /p/ platzen lassen.
- Pusten, dabei die Lippen schließen und sofort auf /p/ wieder platzen lassen.

Tipps zur Anbahnung

- Verdeutlichen des Luftstroms: Dicht vor dem Spiegel ein /p/ sprechen, der Spiegel beschlägt.
- Mit /p/ eine Feder von der Hand pusten.

LAUT ISOLIERT/SILBEN (s. auch S. 129 f.)

- Pusten auf /p/ – Tischtennisbälle, Wattebällchen oder Papierschnipsel über den Tisch pusten. Variation: Wattebällchen von der Hand pusten und damit ein Bild gestalten (z. B. Schaf/Schneemann). Die Umrandung vormalen, mit Klebstoff einstreichen, Watte oder Papierschnipsel darauf pusten und mit dem Daumen auf /p/ festdrücken.
- Einen Ball mit der Hand umschließen und unter Wasser halten, auf /p/ loslassen, sodass er nach oben kommt.
- /pa/, /po/ – Dosenwerfen mit einem Softball.
- /ping/, /pong/ oder /sip/, /sop/– Einen Luftballon mit der flachen Hand zum Partner schießen (ähnlich wie beim Tischtennis).
- /hepp/, /hopp/ – Kleine Bälle oder Reissäckchen an die Wand/auf ein bestimmtes Ziel werfen.
- S. 39 /Tip-tap/ – Würfelspiel mit Zwergen.
- /Stopp/– Einen LKW beladen, er fährt bis zur Schranke/Fähre/zum Zoll und wird dort jedes Mal auf /stopp/ angehalten.

- /Stopp/ – Stapelmännchen als Regelspiel spielen. Jedes Mal, wenn der andere gewackelt hat, /stopp/ rufen.
- /Hopp/ – Sobald der andere /hopp/ ruft, über ein Seil springen.

WORTEBENE (AN-/AUS-/INLAUT)

(s. Zusammenstellung der Spiele auf S. 130 f. und Wortlisten im Anhang auf S. 216 ff.)

SATZEBENE/ANLAUT

- Im Park gibt es … – Gemeinsam einen Park gestalten. Ein Stück grüner Stoff dient als Parklandschaft, Spielfiguren o. Ä. darauf verteilen. Variation 1: Einen Park malen, Bilder ausschneiden und aufkleben. Variation 2: Gegenstände aus einem Beutel ziehen (Das gehört/gehört nicht in den Park).
- Für Mama packe ich … in das Paket. – Ein Paket ein- oder auspacken.
- Das passt/passt nicht – Memory/Lotto/Puzzle als Regelspiel spielen.
- Papa, Paul, Peter, Pia, Petra kaufen … – Bilder ausschneiden, stempeln oder malen und zu dem sortieren, der es einkauft.
- Ich packe … in meinen Koffer. – Gegenstände einpacken/sortieren nach Urlaubsart (Winter/Strand) oder nach Personen. Variation: Bilder aus einem Prospekt ausschneiden und in einen Koffer kleben. S. 24
- Wie viele Perlen für die Kette? – Abwechselnd mit dem Zahlenwürfel würfeln und jeweils so viele Perlen auf eine Kette fädeln, wie Punkte gewürfelt wurden. Variation: Eine Kette aufmalen und jeweils so viele Perlen bestempeln/bedrucken, wie Punkte gewürfelt wurden.
- Wer bekommt Post? – Briefe malen, Umschläge falten und kleben und Streichholzschachteln einpacken. Puppen oder Stofftiere im Raum verteilen und die Post/die Pakete austragen.
- Im Regal steht ein … Paket – Ein Regal aufmalen, Pakete aus Prospekten ausschneiden und aufkleben.
- Dieser Käfer hat … Punkte. – Abwechselnd mit dem Zahlenwürfel würfeln und auf je einen Käfer so viele Punkte stempeln, wie gewürfelt wurden.

SATZEBENE/INLAUT

- Die Raupe frisst … – Eine Raupe aus Pappe herstellen, als Mund ein Loch schneiden, in das Bilder gesteckt werden können.
- Eine Feder für den Papagei. – Umrisse eines Papageis malen. Abwechselnd mit einem Farbwürfel würfeln und Federn in der entsprechenden Farbe auflegen. Zum Schluss des Spiels alle Federn wegpusten. Variation: Federn aufmalen. S. 25

- Was macht der Hampelmann? – Einen Hampelmann basteln oder sich wie ein Hampelmann bewegen.
- S. 17 Der Fisch bekommt eine … Schuppe. – Abwechselnd mit dem Farbwürfel würfeln und dem Fisch eine Schuppe in der entsprechenden Farbe anmalen.

SATZEBENE/AUSLAUT

- Wer/Was hat sich im Laub versteckt? – Papier reißen und als Laub aufkleben. Variation: Kim-Spiel, d. h. Bilder/Gegenstände werden offen auf den Tisch/Boden gelegt. Ein Spielpartner entfernt dann ein oder mehrere Bilder/Gegenstände, ohne dass der andere es sieht. Der Spielpartner rät, was fehlt.
- Was hat der Dieb mitgenommen? – Mehrere Gegenstände auf dem Boden verteilen, einer schließt die Augen, der andere nimmt mit einer Handpuppe ein Teil weg.[85]
- Ich lege ein … in den Korb. – Gemeinsam überlegen, was wir im Wald finden (Blätter, Tannenzapfen, Pilze …) Variation: Einkaufen spielen. Dinge in einen Korb malen.

KONSONANTENVERBINDUNGEN

Konsonantenverbindungen /SP/ und /SPR/ unter Laut S oder SCH, je nach Position im Wort

PF-Anlaut

- Der Pfeil hat … getroffen. – Abwechselnd Pfeile auf eine Tafel/Zielscheibe oder Bilder werfen.
- Was macht das Pferd? – Aus Teppichfliesen/Zeitung einen Weg legen. Sich abwechselnd Dinge ausdenken, die ein Pferd machen kann (laufen, trinken, galoppieren etc.). Nach jedem Satz darf man einen Schritt weiter gehen.
- S. 26 Der Pfau bekommt eine … Feder. – Abwechselnd mit dem Farbwürfel würfeln und jeweils eine Feder entsprechend anmalen.

PF-Inlaut

- Ich hänge einen Apfel an. Ich nehme mir … Äpfel. – Regelspiel einsetzen, z. B. Äpfelchen-Spiel.
- Was hörst du: klopfen oder stampfen? – Abwechselnd ein Geräusch machen, der andere rät, was er gehört hat.
- Es regnet und die Tropfen fallen auf … – Kleine Steine auf Bilder rieseln lassen, Tropfen drucken oder Klebepunkte verwenden.

PF-Auslaut

- Was ist im Topf? – Kleine Töpfe mit verschiedenen Materialien füllen (Erbsen, Nudeln, Reis, Sand …). Je einen Topf schütteln und raten, was drin ist.
- Der Clown bekommt einen … Knopf. – Verschiedene Knöpfe (klein, groß, glänzend etc.) auf einen Clown legen/kleben. S. 13
- Hüpf – Frosch-Hüpfen z. B. mit dem Flohspiel oder Frösche aus Papier falten.

PFL-Anlaut

- Ich pflücke … – Regelspiele einsetzen, z. B. Obstgarten, Äpfelchen-Spiel. Variation: Schlaraffenland, d. h. an eine Leine Bilder mit Wäscheklammern aufhängen, diese abwechselnd pflücken.
- Ich pflanze … – Verschiedene Pflanzen aus einem Prospekt ausschneiden und aufkleben.

PL-Anlaut

- Platsch – Angelspiel aufbauen und die Fische ins Wasser werfen.
- Plumps – Freies Spiel mit Spielfiguren und Spielplatz. Die Figuren klettern und springen auf /plumps/ herunter.
- Was ist unter der Plane? – Als Kim-Spiel spielen, d. h. Bilder/Gegenstände werden offen auf den Tisch/Boden gelegt. Ein Spielpartner legt dann ein oder mehrere Bilder/Gegenstände unter die Plane, ohne dass der andere es sieht. Der Spielpartner rät, was fehlt.
- Ich male/klebe … auf das Plakat. – Gemeinsam ein Plakat gestalten.

PR-Anlaut

- Ein Prinz/eine Prinzessin hat … – Eine Figur aufmalen, verschiedene Dinge ausschneiden und aufkleben oder aufmalen, die ein Prinz/eine Prinzessin haben kann.
- Probier mal, ob du … kannst. – Abwechselnd macht einer dem anderen ein Kunststück/einen Zaubertrick vor, der andere versucht, diesen nachzumachen.
- Ich presse … – Verschiedene Figuren aus Knete formen, diese anschließend platt drücken.

c) Der Laut W

S. 10

Symbol: Staubsauger

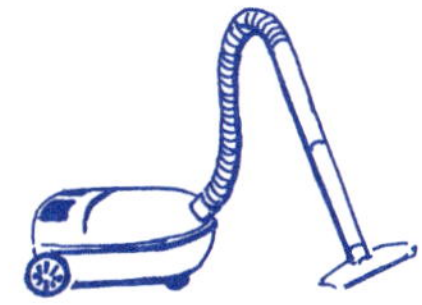

HINWEIS: Es ist eine gute Zwerchfellspannung erforderlich, daher auf Haltung und Spannung achten (s. Kap. VI, S. 113 ff.).

Unterstützend zur Lautanbahnung und zur Sicherung des motorischen Musters kann ein Handzeichen angeboten werden. – Spielvorschläge zum Auslaut finden sich aufgrund der Auslautverhärtung unter /F/. – Zu Beginn eignen sich die Vokale /o/ und /u/ besonders (wo, wu).

BEWEGUNG

Sich nach vorne oder oben strecken.

ANBAHNUNG

Ein /u/ sprechen, dann mit dem Zeigefinger die Unterlippe leicht nach innen/oben schieben, sodass sie die Unterkante der oberen Schneidezähne berührt.

LAUT ISOLIERT/SILBEN (s. auch S. 129 f.)

- Einen Tisch in Bauchhöhe langsam auf /w/ von sich wegschieben.
- Sich auf /w/ eine schwere Kiste über den Tisch zuschieben.
- Auf dem Stuhl sitzen, mit dem Fuß auf einen Ball treten, dabei /w/ artikulieren.
- Spuken – Sich gemeinsam im Fersensitz unter einer Decke ducken, die Decke auf /w/ anheben, sich dabei strecken, dann wieder klein machen.
- Hände mit Fingerfarbe anmalen, dann auf /w/ ein Blatt an der Wand/Tür bedrucken.
- /Wupp/, /wumm/ – Sich einen Ball zurollen.
- /Wupp/ – Auf /w/ mit dem gestreckten Zeigefinger Muggelsteine über den Tisch schieben bis zum Rand, dort auf /-upp/ in eine Kiste stoßen.
- Angelspiel mit Schuhen und Fischen spielen, die Schuhe jeweils auf /weg/ im Bogen zurück ins Becken werfen.
- Pfeile werfen – Die Bewegung auf /wupp/, /weg/ begleiten.
- Mit /owo/, /uwu/ abwechselnd den anderen mit einem Zauberstab in ein Tier verzaubern: /owo/, /uwu/, du bist jetzt eine Katze …
- Geisterjagd – Mit weiten Armbewegungen durchs Zimmer schweben und dabei /uwu/, /owo/ rufen.

WORTEBENE (AN-/INLAUT)

(s. Zusammenstellung der Spiele auf S. 130 f. und Wortlisten im Anhang S. 218 f.)

SATZEBENE/ANLAUT

- Wo ist das …? – In Bilderbüchern (z. B. „Sachen suchen“, S. Gernhäuser), in denen Einzelteile extra abgebildet sind, abwechselnd Dinge suchen lassen.
- Das kann weg! – Müll sortieren und auf /weg/ in eine Kiste/Tonne werfen.
- Ich will … treffen. – Abwechselnd Schaumstoffbälle an eine Tafel werfen, auf die verschiedene Bilder gemalt sind.
- Was ist das? – Sich einen Gegenstand im Zimmer aussuchen, diesen beschreiben, der andere rät, was gemeint ist.
- Wo wohnen die Tiere? – Gemeinsam ein Tierpuzzle zusammensetzen und beschreiben.
- Welche Tiere leben im Wald? – Ein Bilderbuch anschauen, z. B. „Stell dir vor, du wärst ein Tier im Wald“, B. Oftring und A. Helm.
- Der … hat Wurzeln. – Bäume und Büsche bekommen Wurzeln aus Wolle angeklebt. S. 12
- Wer wohnt wo? – Gemeinsam Bilderbuch ansehen und beschreiben, z. B. „Unsere große Stadt“, A. Mitgutsch.
- Ich wasche … – Puppenwäsche waschen und aufhängen.
- In unserer Wohnung gibt es … – Gemeinsam ein Puppenhaus einrichten.
- Was ist im Wasser? – In einem Beutel sind verschiedene Gegenstände gesammelt. Abwechselnd einen Gegenstand ziehen und ins Wasser werfen. (Es eignen sich: Nagel, Klammer, Stein, Korken, Holz, Plastikente, Plastikfische, Geldstück, Plastikball, Boot, Löffel, Becher, Tasse …).
- Ich wünsche mir … – Bilder aus einem Katalog/Prospekt ausschneiden und einen Wunschzettel kleben.
- Auf der Weide steht … – Gemeinsames Spiel mit dem Bauernhof. Die Tiere auf die Weide/in den Stall stellen. Variation: Tiere ausschneiden und aufkleben.
- Ist das weich oder hart? – Tastdomino spielen und beschreiben, was man fühlt. S. 34

SATZEBENE/INLAUT

- Was macht der Löwe? – Der Löwe im Zirkus zeigt verschiedene Kunststücke. Er springt durch den Reifen, er steht auf zwei Beinen etc.
- Die Möwe sieht … – Bilderbücher vom Meer gemeinsam betrachten und dazu erzählen, was die Möwe alles sieht.
- Was darf in die Badewanne? – Verschiedene Spielsachen sortieren und dabei entscheiden, welches davon in die Badewanne darf.

KONSONANTENVERBINDUNGEN

Konsonantenverbindungen /ZW/ unter Laut Z, /SCHW/ unter Laut SCH

S. 10

d) Der Laut F

Symbol: Sprühdose

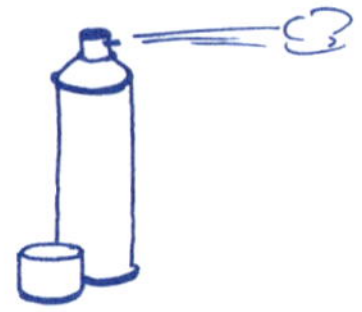

HINWEIS: Wichtig sind vorbereitende bzw. unterstützende Übungen zur Luftstromlenkung (s. Kap. I, S. 35 ff.). – Es ist eine gute Zwerchfellspannung erforderlich, daher auf Haltung und Spannung achten (s. Kap. VI, S. 113 ff.).

Unterstützend zur Lautanbahnung und zur Sicherung des motorischen Musters kann ein Handzeichen angeboten werden.

BEWEGUNG

Fingerspitze des Zeigefingers auf die Daumenkuppe aufsetzen, dann mit leichtem Druck wegschnalzen, auch mit den anderen Fingern möglich.[86]

ANBAHNUNG

Ein /u/ flüstern, dann mit dem Zeigefinger die Unterlippe leicht nach innen/oben schieben, sodass die Unterkante die oberen Schneidezähne berührt.

LAUT ISOLIERT/SILBEN (s. auch S. 129 f.)

S. 37

- Muggelsteine auf /f/ über den Tisch schnipsen, versuchen, ein Ziel zu treffen.
- Auf /f/ einzelne bunte Linien auf eine Fahne malen.
- Watteballchen auf /f/ von der Hand pusten.
- Vogel aufmalen und auf /f/ Federn darauf pusten und festkleben.
- Konfetti-Bilder – Umrisse von Gegenständen auf ein Blatt zeichnen, mit Klebstoff einstreichen, dann Konfetti auf /f/ von der Hand auf diese Flächen pusten.
- /Fi/, /fa/ – Ein Flugzeug aus Papier falten und fliegen lassen.
- /Fang/ – Sich kleine Bälle oder Reissäckchen zuwerfen.
- /Hufu/, /hifi/ – Kleine und große Gespenster spuken.
- /Oo-f/, /uu-f/ – Eine Kerze flackern lassen.

WORTEBENE (AN-/AUS-/INLAUT)

(s. Zusammenstellung der Spiele auf S. 130 f. und Wortlisten im Anhang auf S. 219 f.)

SATZEBENE/ANLAUT

- Wo ist … versteckt? – In Bilderbüchern abwechselnd Dinge suchen lassen (Such-Bilderbücher, z. B. „Bei uns im Dorf", A. Mitgutsch).
- Fühl mal die … – Im Tastsack nach Aufforderung abwechselnd bestimmte Gegenstände suchen lassen (z. B. Bürste, Waschlappen, Stofftier …). Variation: Ich finde … – Einen Gegenstand im Beutel in die Hand nehmen und diesen erraten.
- Welche Farbe hast/brauchst du? – Es eignen sich alle Farbwürfelspiele. Variation: Abwechselnd mit dem Farbwürfel würfeln, Bildvorlagen (z. B. Mandalas) entsprechend ausmalen.
- Für dich, für mich, für wen? – Lottospiel oder zwei Puzzles einsetzen, die Teile werden jeweils aus einem Krabbelsack gezogen.
- Was fehlt? – Kim-Spiel. Bilder/Gegenstände offen auf den Tisch/Boden legen. Abwechselnd entfernt ein Spielpartner ein oder mehrere Bilder/Gegenstände, der andere rät, was fehlt.
- Ich fahre mit … – Bilder von Fahrzeugen ausschneiden und aufkleben. Variation: Aus Bausteinen/Duplo verschiedene Gebäude auf dem Verkehrsteppich bauen, um dorthin zu fahren, Handlungen sprachlich begleiten.
- Such das Foto von … – Fotos von Gesichtern aus einer Zeitschrift ausschneiden, auf dem Tisch verteilen und als Ratespiel spielen. Variation: Fotos zu Puzzleteilen zerschneiden und wieder zusammensetzen.
- Ich fange die … – Aus dem Zoo sind Tiere ausgerissen. Sie werden auf ein vorbereitetes Blatt gestempelt, die Gehege sind vorgezeichnet oder werden gemeinsam gemalt/geklebt. S. 38
- Das ist Futter für … – Freies Spiel mit den Tieren aus dem Zoo, alle Tiere werden gefüttert; Handlungen sprachlich begleiten.
- Welches Tier hat Fell/Federn? – Ein Bilderbuch, z. B. „Dickes Fell und bunte Federn", I. und D. Schubert gemeinsam betrachten. Variation: Jeweils auf die Tiere mit Fell/Federn farbige Steine legen.
- Was hat der Trecker verloren? Was finden wir wieder? – Ein Trecker verliert verschiedene Dinge von seinem Anhänger. S. 36
- Ein … Vogel. – Abwechselnd mit einem Farbwürfel würfeln und die Vögel in der entsprechenden Farbe ausmalen.
- Ein … Fisch für mich. – Angelspiel mit Fischen in verschiedenen Farben und Größen.
- Das ist richtig/falsch. – Abwechselnd ein Situationsbild beschreiben, dabei absichtlich Fehler einbauen, der andere kommentiert mit richtig/falsch. Variation: Phantasiesätze ausdenken, z. B. Autos haben sieben Räder.

- Viermal oder fünfmal – Abwechselnd Aufträge geben, vier- oder fünfmal etwas zu tun, z. B. hüpfen, klatschen, hinsetzen und aufstehen, Ball fangen etc.
- Ein … Fenster für dieses Haus. – Die Umrisse eines Hauses aufmalen. Quadrate und Rechtecke aus verschiedenfarbigem Papier ausschneiden. Abwechselnd mit dem Farbwürfel würfeln und jeweils ein Fenster in der entsprechenden Farbe auf ein Haus kleben. S. 19

SATZEBENE/INLAUT

- S. 24 Ich packe ein … in den Koffer. – In einen Koffer Gegenstände einpacken, ein Bild malen/kleben. Variation: Regelspiel „Koffer packen".
- Dieser Käfer hat … Punkte. – Mit Fingerfarbe auf einen Käfer vier/fünf Punkte drucken.
- Was steckt der Nikolaus in den Stiefel? – Gegenstände in den Stiefel malen oder Bilder ausschneiden und aufkleben.
- Ich kaufe … – Gemeinsam ein Puzzle zusammensetzen, Handlung sprachlich begleiten.
- Elefanten/Affen/Giraffen haben/machen … – Sich einen Ball zurollen. Immer der, der den Ball rollt, beschreibt ein Tier (z. B. Elefanten haben Rüssel, Affen turnen gern auf Bäumen etc.). S. 35, 38
- Der Affe besucht … – Im Zoo ist der Affe ausgerissen und läuft zu den anderen Tieren. Variation: Im Käfig sitzt …
- Wo schlafen …? – Tierpuzzle zusammensetzen, dabei erzählen, wo die Tiere schlafen. Es können auch absichtlich Fehler eingebaut werden (z. B. Der Vogel schläft in einer Kiste etc.).
- Ich schiebe ein … in den Ofen. – Wir formen gemeinsam aus Knete Brote, Brötchen, Brezeln etc. und schieben diese in den Ofen.
- Der Drachen bekommt eine … Schleife. – Papier reißen und auf den Schwanz des Drachen aufkleben/bunte Plättchen auflegen/Schleifen aufmalen. S. 16
- Das Kleid/der Pullover hat einen … Streifen. – Die Umrisse eines Kleides/Pullovers malen. Abwechselnd mit dem Farbwürfel würfeln und dem Kleid/ Pullover jeweils einen Streifen in der Farbe malen, die man gewürfelt hat. S. 23

SATZEBENE/AUSLAUT

- Auf dem Bauernhof lebt … – Freies Spiel mit dem Bauernhof, Tieren, Geräten und Fahrzeugen. Handlungen sprachlich begleiten.
- Im Dorf gibt es … – Gemeinsam ein Bilderbuch betrachten und beschreiben.
- Das Schaf mag … – Ein Schaf aus Pappe herstellen, als Mund ein Loch schneiden, in das Bilder gesteckt werden können.
- Ich lade … auf das Schiff. – Ein Schiff aus Papier falten, mit kleinen Steinen beladen und schwimmen lassen.

- Ein Brief für … – Briefe falten und mit gebastelten Briefmarken bekleben.
- Der Ball liegt auf dem Tisch, unter dem Schrank … – Präpositionen unterscheiden. S. 27

KONSONANTENVERBINDUNGEN

Konsonantenverbindungen /PF/ und /PFL/ unter Laut P

FL-Anlaut

- Flott/flupp – Kleine Spielsteine vom Tisch schnipsen.
- Auf dem Flugplatz … – Gemeinsames Spiel mit dem Flugplatz, z. B. Koffer auf das Fließband packen, Flugzeuge rollen in den Hangar oder auf das Flugfeld, der Fluglotse funkt etc. Variation: Puzzle vom Flugplatz.
- Der Floh hüpft zur … – Abwechselnd mit dem Farbwürfel würfeln, die Flöhe auf die Pappkreise in der gewürfelten Farbe hüpfen lassen (Flohspiel).
- Die Flasche zeigt auf … – Flaschendrehen.
- Was kann fliegen? – Gemeinsam ein Puzzle (z. B. „Was fliegt“) zusammensetzen und dazu erzählen.
- Flieg zum Land der Kreise/Vierecke und bring mir … mit. – Aus Seilen auf dem Boden Kreise legen. In jeden Kreis kommen ein Symbol (Kreis/Viereck) und Bildkarten. Abwechselnd Aufträge geben, die der andere ausführt.
- Die Hexe bekommt einen … Flicken. – Abwechselnd mit dem Farbwürfel würfeln und einer Hexe einen Flicken in der gewürfelten Farbe auf das Kleid malen. Variation: Flicken aus Papier mit einer Zackenschere ausschneiden und aufkleben. S. 20
- Auf dem Floß liegen … Das Floß legt ab. – Aus einem blauen Tuch einen Fluss legen. Auf einem Floß werden verschiedene Dinge über den Fluss transportiert. Variation: Gemeinsam ein Floß malen, dann verschiedene Sachen darauf malen oder ausschneiden und aufkleben.
- Der Vogel fliegt zu … – Einen Vogel aus Pappe ausschneiden, oben einen Schlitz einschneiden, in den ein als Ziehharmonika gefaltetes Blatt gesteckt wird. Der Vogel fliegt zu verschiedenen Gegenständen, die im Raum verteilt sind.

FR-Anlaut

- Der … frisst … – Tiere in Gruppen zusammenstellen und Futter verteilen (z. B. Papier verschiedener Farbe in kleine Stücke zerreißen/zu kleinen Kugeln rollen, Getreidekörner etc.). Variation: Regelspiel „Tiere füttern“.
- Brauchen wir … zum Frühstück? – Handpuppen wollen gemeinsam den Tisch decken und suchen in einer Kiste, was sie zum Frühstück brauchen. In der Kiste liegen auch andere Dinge (z. B. Werkzeug, Kleidung etc.).

- Was ziehe ich an, wenn ich friere? – Aus Teppichfliesen/Zeitungen einen Weg legen. Sich abwechselnd Dinge ausdenken, die man anziehen kann, wenn man friert. Nach jedem Satz darf man einen Schritt weiter gehen.
- Die Frau hat … – Gemeinsam aus einem Katalog verschiedene Gegenstände ausschneiden und aufkleben.
- Willst du mein Freund sein? – Gemeinsam ein Bilderbuch betrachten und erzählen (z. B. „Die kleine Maus sucht einen Freund“, E. Carle).

S. 10

e) Der Laut M

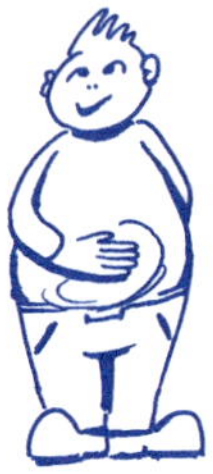

Symbol: Etwas schmeckt besonders gut!

HINWEIS: Wichtig sind vorbereitende Übungen zur Sensibilisierung und Stärkung der Lippenmuskulatur (s. Kap. I, S. 24 f.).

Unterstützend zur Lautanbahnung und zur Sicherung des motorischen Musters kann ein Handzeichen angeboten werden.

BEWEGUNG

Einander gegenübersitzen, die Handflächen gegenseitig aneinanderlegen und abwechselnd leichten Druck nach vorn ausüben. Für den Auslaut: Druck der Handflächen nach unten auf eine feste Unterlage.

ANBAHNUNG

Ein /a/ phonieren, dabei die Lippen aufeinanderlegen, Stimmgebung hält an.

LAUT ISOLIERT/SILBEN (s. auch S. 129 f.)

- Einander gegenübersitzen, sich einen Ball zurollen, das Rollen des Balles auf /m/ begleiten.
- Bären (zwei Stofftiere) unterhalten sich durch Brummen auf /m/ mit unterschiedlicher Intonation und Länge.
- Auf /a-m/, /u-m/ mit den Handflächen Farbe auf ein Papier drucken oder etwas festkleben.

WORTEBENE (AN-/AUS-/INLAUT)

(s. Zusammenstellung der Spiele auf S. 130 f. und Wortlisten im Anhang auf S. 221 f.)

SATZEBENE/ANLAUT

- Wo ist die Maus? – Eine Maus im Zimmer verstecken und suchen lassen.
- Welche Farbe hat der Maler benutzt? – Abwechselnd mit dem Farbwürfel würfeln und auf den Kittel des Malers einen Klecks in der entsprechenden Farbe malen.
- Was sehen wir am Meer? – Gemeinsam ein Bilderbuch betrachten. Farbige Steine auf die Bilder legen, dazu erzählen.
- Der Mond scheint auf … – Bilderbuchbetrachtung, dabei kann eine Taschenlampe als Mond verschiedene Dinge anleuchten.

SATZEBENE/INLAUT

- Was ist im Eimer? – Drei Gegenstände aussuchen und unter ein Tuch legen. Jeweils einen Gegenstand in den Eimer legen, ohne dass der andere es sieht, den Eimer schütteln und raten lassen, was drin ist.
- Was machst du, wenn du bei der Oma bist? Bei Oma … – Bilderbuch erzählen (z. B. „Bei Oma und Opa", F. Nahrgang).
- Ich nehme … mit. – Wir wollen verreisen und packen gemeinsam unseren Koffer.

SATZEBENE/AUSLAUT

- Was kann ich machen, wenn es warm/kalt ist? – Aus Teppichfliesen einen Weg legen. Sich abwechselnd Dinge ausdenken, die man tun kann, wenn es warm ist (schwimmen, draußen spielen etc.). Nach jedem Satz darf man einen Schritt weiter gehen.
- Ein … Stein für den Turm. – Abwechselnd mit dem Farbwürfel würfeln und Steine in der entsprechenden Farbe zu einem Turm zusammenbauen.
- Auf dem Baum sitzt …/Auf dem Baum wächst … – Einen Baum malen, dessen Äste mit Tieren oder Obst bestückt werden können. Die Gegenstände können ausgeschnitten und aufgeklebt oder gestempelt werden. Variation 1: Bäume nach Jahreszeiten gestalten. – Auf dem Baum liegt Schnee. – Der Baum ist kahl. Variation 2: Welche Tiere haben ein Nest im Baum? Der Rabe wohnt im Baum. S. 12

KONSONANTENVERBINDUNGEN

Konsonantenverbindungen /SCHM/ unter Laut SCH

3 Laute der zweiten Artikulationszone

S. 10

a) Der Laut D

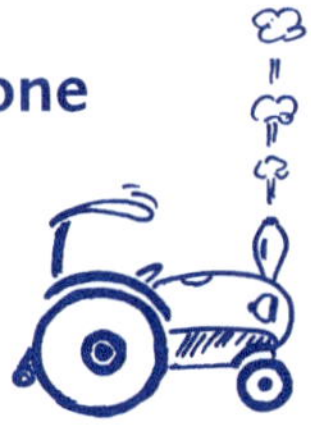

Symbol: Treckermotor d-d-d-d

HINWEIS: Wichtig sind vorbereitende Übungen zur Verbesserung der Mundmotorik und Eigenwahrnehmung vor allem für die Zungenspitze. Übungen zur auditiven Differenzierung können unterstützend angeboten werden.

Unterstützend zur Lautanbahnung und zur Sicherung des motorischen Musters kann ein Handzeichen angeboten werden. Spielvorschläge zum Auslaut finden sich aufgrund der Auslautverhärtung unter /t/.

BEWEGUNG

Druck der Finger- oder Fußspitzen an einen Gegenstand oder vorsichtiger, geführter Druck der Fingerspitzen nach oben. Wichtig ist der Aufbau von Feinspannung.

ANBAHNUNG

Ein /n/ bilden, kurz die Nasenlöcher von unten verschließen, den Luftstrom jedoch nicht anhalten. Den Verschluss auf /d/ lösen.

Tipp zur Anbahnung

Bewusstmachen des Kontaktpunkts mit Spatel oder Eisstift]

LAUT ISOLIERT/SILBEN (s. auch S. 129 f.)

- Die Schlange bekommt ein Muster – Aus Knete eine Schlange rollen, mit den Fingern auf /d/ Vertiefungen eindrücken.
- Wo ist …? – Mit dem gestreckten Zeigefinger Gegenstände auf einem Bild an der Wand/Tafel auf /da/ berühren.
- Regentropfen drucken – Auf /d/ Punkte auf ein Blatt drucken, das an der Wand hängt.

WORTEBENE

(s. Zusammenstellung der Spiele auf S. 130 f. und Wortlisten im Anhang auf S. 222 f.)

SATZEBENE/ANLAUT

- In der Dose ist … – Jeweils eine Dose schütteln und raten, was drin ist. Als Hilfe liegen Bildkarten oder Gegenstände/Beispiele auf dem Tisch. Variation: Als Kim-Spiel, das Kind soll raten, welche der Gegenstände auf dem Tisch jetzt fehlen und in die Dose gepackt wurden.
- Das Dach bekommt … Ziegel. – Auf einem Dach die Dachziegel anmalen: Mit dem Farb- und Zahlenwürfel würfeln, entsprechend der gewürfelten Zahl und Farbe dann die Ziegel anmalen. S. 14, 19
- Der Dino bekommt eine Zacke. – Einen Dinosaurier aus Pappe ausschneiden. Er bekommt Zacken, indem Wäscheklammern aufgesteckt werden.[87] Variation: Kleine Dreiecke ausschneiden und als Zacken aufkleben. S. 15
- Im Dorf gibt es … – Gemeinsam ein Bilderbuch ansehen (z. B. „Bei uns im Dorf", A. Mitgutsch). Spielsteine auf verschiedene Bilder verteilen. Abwechselnd würfeln, die Steine wegnehmen und erzählen, was im Dorf zu sehen ist.

SATZEBENE/INLAUT

- Was hängt am Faden? – Karten gemeinsam mit Büroklammern versehen, auf dem Boden verteilen und diese angeln.
- Auf der Weide steht … – Gemeinsames Spiel mit dem Bauernhof. Die Tiere auf die Weide/in den Stall stellen. Variation: Tiere ausschneiden und aufkleben/stempeln.
- Eine … Feder für diesen Vogel. – Abwechselnd mit dem Farbwürfel würfeln. Je nach gewürfelter Farbe Federn auf verschiedene Vögel verteilen.
- In meinem Laden gibt es … – Gemeinsam einen Kaufladen einrichten, Handlung sprachlich begleiten. Variation: Puzzle „Kaufladen".
- Findest du …? – Abwechselnd Dinge auf einem Situationsbild oder im Bilderbuch suchen (z. B. „Sachen suchen", S. Gernhäuser).
- Welche Tiere leben unter der Erde? – Gemeinsam ein Bilderbuch betrachten und erzählen (z. B. „Licht an. Tiere der Nacht", M. Delafosse).

KONSONANTENVERBINDUNGEN

DR-Anlaut

- Dreimal oder Einmal – Abwechselnd Aufträge geben, drei- oder einmal etwas zu tun, z. B. hüpfen, klatschen, hinsetzen und aufstehen, Ball fangen etc.
- S. 16 Der Drachen bekommt eine … Schleife. – Papier reißen und auf den Schwanz des Drachen aufkleben/bunte Plättchen auflegen/Schleifen aufmalen.
- Der Drache frisst … – Malen oder aufkleben, was der Drache fressen könnte.
- Du bist dran. – Es eignen sich alle Regelspiele.
- S. 15 Flieg zum Land der Kreise/Dreiecke und bring mir … mit. – Aus Seilen auf dem Boden Kreise legen. In jeden Kreis kommen ein Symbol (Kreis/Dreieck) und Bildkarten. Abwechselnd Aufträge geben, die der andere ausführt.
- Was gibt es drin/draußen? – Aus Teppichfliesen/Zeitungen einen Weg legen. Sich abwechselnd Dinge ausdenken, die drin/draußen zu finden sind. Nach jedem Satz darf man einen Schritt weiter gehen.
- Obendrauf – Stapelmännchen, Packesel als Regelspiel spielen, jeden Zug sprachlich begleiten.
- Ich drucke … – Gemeinsam ein Stempelbild erstellen.
- Im Land der Dreiecke sind alle … dreieckig. – Gemeinsam ein Bild gestalten.

S. 10

b) Der Laut T

Symbol: Tropfender Wasserhahn

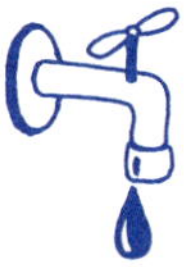

HINWEIS: Wichtig sind vorbereitende mundmotorische Übungen vor allem für die Zungenspitze sowie Übungen zur auditiven Differenzierung. – Auf gute Haltung und Körperspannung achten (s. Kap. VI, S. 113 ff.).

Unterstützend zur Lautanbahnung und zur Sicherung des motorischen Musters kann ein Handzeichen angeboten werden.

BEWEGUNG

Zur Anbahnung eignen sich Bewegungen mit Impuls nach vorn/oben, z. B. Finger- oder Fußspitzen drücken an einen Gegenstand oder Fingerspitzen drücken nach oben. Wichtig ist der Aufbau von Feinspannung, z. B. durch Pinzettengriff.

ANBAHNUNG

Ein /n/ bilden, kurz die Nasenlöcher von unten verschließen, dabei den Luftstrom nicht anhalten. Spannung aufbauen und den Verschluss auf /t/ lösen.

Tipp zur Anbahnung

Bewusstmachen des Kontaktpunktes mit Spatel oder Eisstift.

LAUT ISOLIERT/SILBEN (s. auch S. 129 f.)

- Igel – Aus Knete eine Kugel formen, auf /t/ Zahnstocher in die Kugel drücken, sodass sie wie Stacheln eines Igels aussehen (die Zahnstocher mit dem Pinzettengriff anfassen).
- Jeder tippt immer wieder einen Luftballon auf /t/ mit einem Finger an, um ihn möglichst lange in der Luft zu halten.[88]
- Seifenblasen auf /t/ mit dem Finger anstoßen, sodass sie zerplatzen.
- Kleine Schaumstoffbälle mit gestrecktem Arm auf /t/ in einen hochgehaltenen Papierkorb oder Reifen werfen.
- Im „Storchengang" über eine Reihe von Fröschen oder Pfützen (blaues Papier) steigen, jedes Mal zuerst die Zehenspitzen aufsetzen, dabei /t/ artikulieren.
- Einen Klotz mit der Fußspitze auf /t/ durch einen Parcours schieben (Fechterstellung, siehe Kap. VI, S. 117).
- Im Zirkus – Auf Zehenspitzen auf einem Seil, das auf dem Boden liegt, balancieren, das Aufsetzen der Zehen mit /t/ begleiten.
- Vögel füttern – Auf einem Blatt sind Vögel gemalt, die gefüttert werden sollen. Abwechselnd wird gewürfelt, wie viele Körner ein Vogel fressen darf. Die gewürfelte Anzahl wird mit einem Filzstift/Wachsmalstift auf /t/ gedruckt.
- Buntpapierschnipsel auf /t/ mit der Fingerspitze zu Bildern aufkleben.
- Daumen in Fingerfarbe tauchen, die anderen Finger der Reihe nach damit berühren, dann die Finger auf /t/ über das Papier laufen lassen.
- Setzsteine im Pinzettengriff weitersetzen auf /ti/, /ta/, es eignen sich alle Farb-Würfelspiele (Auswahl an Würfelspielen s. Zusammenstellung der Spiele auf S. 213 f.). S. 39
- Ta-te/, /ta-ta/ – Der kleine Indianer lernt vom großen die Indianersprache. Einer spricht einen Rhythmus vor, der andere imitiert, jede Silbe auf einer Trommel/einem Klangstab begleiten.

WORTEBENE (AN-/AUS-/INLAUT)

(s. Zusammenstellung der Spiele auf S. 130 f. und Wortlisten im Anhang auf S. 223 f.)

SATZEBENE/ANLAUT

- Was ist in der Tasche? – Gemeinsam eine Tasche auspacken, in der Spielgegenstände oder Bildkarten sind. Variation: Ich packe meine Tasche …
- Mein Tier hat Flügel, lange Beine … – Ratespiel, abwechselnd Tiere aus einem Beutel ziehen und beschreiben.
- Was ist unter dem Tisch? – Kim-Spiel, d.h. einer nimmt einen Gegenstand vom Tisch und hält ihn unter den Tisch, der andere rät, was es ist.
- Ich male ein … an die Tafel. – Gemeinsam ein Bild an der Tafel gestalten.
- Ein … Stein für den Turm. – Abwechselnd mit dem Farbwürfel würfeln und Steine in der entsprechenden Farbe zu einem Turm zusammenbauen.
- Das kommt in die Tonne. – Wir räumen auf und stecken alle Spielsachen in eine Tonne.
- Tor! – Tore abstecken und versuchen, einen Softball in das Tor des Gegners zu werfen/schießen.
- Was ist im Topf? – Kleine Töpfe mit verschiedenen Materialien füllen (Erbsen, Nudeln, Reis, Sand …). Je einen Topf schütteln und raten, was drin ist.

SATZEBENE/INLAUT

- Was ist im Beutel? – Gemeinsam einen Beutel auspacken, in dem Spielgegenstände oder Bildkarten sind.
- Lotta kann …, kannst du das auch? – Abwechselnd Bewegungen ausdenken und vormachen, der andere probiert, diese nachzumachen (z.B. auf einem Bein hüpfen, rückwärts balancieren, ein Gedicht aufsagen etc.).
- Das rote Auto fährt zur … – Gemeinsames Spiel auf dem Verkehrsteppich, Handlungen sprachlich begleiten.
- Ich packe in die Tüte. – Einkaufen spielen und alle Waren einpacken.
- Worauf kann man klettern? – Aus Teppichfliesen/Zeitung einen Weg legen. Sich abwechselnd Dinge ausdenken, auf die man klettern/nicht klettern kann. Nach jedem richtigen Satz darf man einen Schritt weiter gehen.
- Wie viele Perlen für die Kette? – Abwechselnd mit dem Zahlenwürfel würfeln und jeweils so viele Perlen auf eine Kette fädeln, wie Punkte gewürfelt wurden. Variation: Eine Kette aufmalen und jeweils so viele Perlen bestempeln/drucken, wie Punkte gewürfelt wurden.
- Diese Note male ich … – Noten aufmalen, abwechselnd mit dem Farbwürfel würfeln und immer eine Note in der gewürfelten Farbe ausmalen.
- Die Ente frisst … – An einen Teich Enten malen, die dann Futter bekommen. Variation: Die Ente schwimmt zu …

SATZEBENE/AUSLAUT

- Wer hat einen Bart/einen Hut? – In einem Bilderbuch/einer Zeitschrift möglichst viele Männer suchen, die einen Bart/Hut haben.
- Der Baum hat ein Blatt. – Einen Baum ohne Blätter malen, dann mit Fingerfarbe Blätter an die Äste stempeln. S. 12
- Das Kleid hat einen … Streifen. – Die Umrisse eines Kleides malen. Abwechselnd mit dem Farbwürfel würfeln und dem Kleid jeweils einen Streifen in der Farbe malen, die man gewürfelt hat. S. 23
- Was ist aus Gold? – Aus Goldfolie verschiedene Dinge falten oder ausschneiden.
- Ich sehe ein … in der Stadt. – Gemeinsam ein Bilderbuch betrachten (z. B. „Unsere große Stadt“, A. Mitgutsch).
- War das leise oder laut? – Abwechselnd ein Geräusch machen/ein Klanginstrument spielen, der andere beschreibt mit laut/leise.
- Ich lade … auf das Boot. Das Boot legt ab. – Aus einem blauen Tuch einen Fluss legen. Auf einem Boot werden verschiedene Dinge über den Fluss transportiert. Variation: Gemeinsam ein Boot malen, dann verschiedene Sachen darauf malen oder ausschneiden und aufkleben.
- Ich male … auf das Zelt. – Als Vorlage ein Indianerzelt malen, einzelne Muster beginnen, abwechselnd die begonnenen Muster weiterzeichnen. Beschreiben, was auf das Zelt gemalt wird. S. 21
- Ist das weich oder hart, rau oder glatt? – Tastdomino spielen und beschreiben, was man fühlt.
- Im Urwald finde ich … – Auf einem Suchbild/Bilderbuch vom Urwald verschiedene Dinge benennen, mit Farbsteinen belegen. Variation: Im Wald lebt …

KONSONANTENVERBINDUNGEN

Konsonantenverbindungen /ST/ In- und Auslaut unter Laut S, /ST/ Anlaut und /STR/ unter Laut SCH.

TR-Anlaut

- Ich treffe jetzt ein … – Bilder auf eine Tafel malen, dann mit einem Schaumstoffball auf die Bilder zielen. Variation: Ich treffe … – Einen Ball zu verschiedenen Gegenständen rollen.
- Ich trinke aus dem … Becher – In einen Schrank verschiedene Becher malen, die farbig ausgemalt werden können. S. 32
- Der Trecker transportiert … – Ein Trecker mit Anhänger lädt Sachen auf und bringt diese an einen anderen Ort. Variation: Bilder ausschneiden und aufkleben. S. 36

S. 39

- Trip-trap – Es eignen sich alle Würfelspiele, Zwerge als Setzsteine auf /trip-trap/weitersetzen.
- Aus diesem Tropfen wird … – Ein Wasserfarbbild aus bunten Tropfen gestalten.
- Ich höre die Trommel/Triangel. – Einer schließt die Augen, der andere spielt entweder auf der Trommel oder auf der Triangel und fragt: „Was hörst Du?"
- Ich trage … zur Scheune/aufs Feld. – Einer ist der Esel, der sich im Vierfüßlerstand vom Bauern etwas auf den Rücken legen lässt, das er dann wegtragen soll.[89]

c) Der Laut S

HINWEIS: Wichtig sind feinmotorische Übungen und vorbereitende Übungen zur Luftstromlenkung und zur Beweglichkeit und Sensibilisierung vor allem der Zungenspitze (s. Kap. I, S. 17 ff.).

Wenn es sich um einen isolierten addentalen oder interdentalen Sigmatismus handelt, kann mit der phonetischen Therapie abgewartet werden, bis der Zahn-wechsel im Frontzahnbereich vollzogen ist.

Vorbereitende und begleitende Übungen zur auditiven Differenzierung sind besonders wichtig (s. Kap. II, S. 43 ff.). – Immer wieder Lockerungsübungen einschieben und auf die Körperhaltung achten, da sich die Kinder bei Übungen im Mundbereich leicht auch im Schulterbereich zu sehr anspannen (s. Kap. VI, S. 113 ff.).

Unterstützend zur Lautanbahnung und zur Sicherung des motorischen Musters können Handzeichen für das stimmlose bzw. stimmhafte /s/ angeboten werden.

BEWEGUNG

Armbewegung waagerecht zur Seite unterstützt Zungenbreite und „Lachmund". Die Feinspannung (Pinzettengriff) unterstützt den Spannungsaufbau im Mundbereich. – Fingerspitzen- und Zehenspitzenübungen unterstützen die Spannung in der Zungenspitze und die erforderliche Zwerchfellspannung. – Keine impulsiven, sondern fließende Bewegungen.

ANBAHNUNG

Die Entscheidung, ob ein apikales oder dorsales /s/ angebahnt wird, liegt beim Therapeuten, der beide Variationen mit dem Kind ausprobieren sollte.

- F-S-Methode: Ein /f/ sprechen, dabei die Unterlippe nach unten wegziehen, zunächst mit dem Zeigefinger, später aktiv ohne Hilfe.
- T-S-Methode: Zungenspitze an die Innenfläche der unteren Schneidezähne le-

gen und ein /t/ sprechen. Bei geöffneten Zahnreihen entsteht ein Reibegeräusch, werden die Zahnreihen jetzt geschlossen, entsteht ein /s/.

Tipps zur Feinkorrektur

- Das /s/ in einen Strohhalm blasen. Das bewirkt eine Zentrierung des Luftstroms, dabei berühren die Lippen den Strohhalm nicht.
- Hörbar ein- und ausatmen durch den leicht geöffneten Mund bei geöffneten Zahnreihen, dabei mit den Backenzähnen leicht auf die Zungenränder beißen. Kalte Luft verstärkt beim Einatmen das Lagegefühl der Zunge und unterstützt das Bewusstmachen der medialen Rinne.
- Breitziehen der Lippen („Lachmund") verschärft den Klang.

Der Laut S/stimmhaft

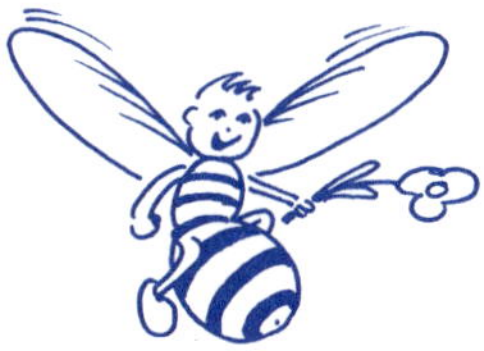

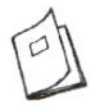

S. 10

Symbol: Biene summt

HINWEIS: Spielvorschläge zum Auslaut finden sich aufgrund der Auslautverhärtung unter /s-stimmlos/.

LAUT ISOLIERT/SILBEN (s. auch S. 129 f.)

- Mit einem Farbwürfel würfeln. Wir sind Bienen und fliegen zu Blumen der jeweils gewürfelten Farbe mit /s/ (Arme waagerecht ausgestreckt), später /sum/, und sammeln Honig (auf den Blumen liegen Steine, die eingesammelt werden können).
- Eine Biene mit dem Pinzettengriff greifen, sie fliegt auf /s/ zu den Tieren auf dem Bauernhof.
- Die kleine Biene lernt von der großen Biene die Bienensprache (sa/so), dabei fliegen beide von Blume zu Blume, die Flügel (Arme) werden waagerecht zur Seite ausgestreckt.
- /Sup/, /sip/ – Pfeile zwischen Daumen und Zeigefinger halten und wegschießen.
- /So/ – Ball zu Kegeln rollen.
- Sim salabim – Wir zaubern Dinge vom Tisch, der andere soll raten, was fehlt (Kim-Spiel).
- /Se/, /si/, su/, /so/ – Ein Gummiband zwischen Daumen und Zeigefinger spannen, jeweils auf eine Silbe leicht nach außen dehnen und wieder lösen.

WORTEBENE (AN- und INLAUT)

(s. Zusammenstellung der Spiele auf S. 130 f. und Wortlisten im Anhang S. 224 f.)

SATZEBENE/ANLAUT

- Ich sehe/suche … – Auf einem Situationsbild/in einem Bilderbuch verschiedene Gegenstände suchen.
- Ich sehe etwas, das ist … – Gegenstände im Zimmer beschreiben, der andere rät, was gemeint ist.
- Such mir mal … – Dem anderen Aufträge geben, z. B. ein bestimmtes Puzzleteil, eine Lotto- oder Memorykarte zu suchen.
- Im Sack ist … – Fühlspiel, Gegenstände ertasten.
- Das Segelboot bekommt ein … Segel. – Abwechselnd mit dem Farbwürfel würfeln und ein Segel in der entsprechenden Farbe anmalen. S. 33
- Ich werfe eine/n … in den See. – Wir legen aus Bausteinen/Seilen die Umrisse eines Sees und werfen verschiedene Dinge in den Kreis. Variation 1: Bilder statt Gegenstände verwenden, die mit einer Büroklammer versehen sind, sodass sie hinterher aus dem See geangelt werden können. Variation 2: Ich sehe … am, im See. – Suchbild oder Bilderbuch beschreiben, bereits genannte Dinge mit Steinen abdecken. Variation 3: Gemeinsam ein Klebebild erstellen, indem Dinge ausgeschnitten und aufgeklebt werden. S. 33
- Sieger! – Es eignen sich alle kurzen Wettspiele. Wer zuerst fertig ist, ruft: Sieger!
- Sim salabim, hier ist ein … – Aus Knete einfache Figuren formen oder Gegenstände/Bilder aus einem Hut zaubern.
- Die Socken sind … – Viele Socken hängen auf einer Wäscheleine. Abwechselnd mit dem Farbwürfel würfeln und immer ein Paar in der gewürfelten Farbe anmalen.
- Im Sommer kann ich … – Aus Teppichfliesen/Zeitungen einen Weg legen. Sich abwechselnd Dinge ausdenken, die man im Sommer machen kann. Nach jedem Satz darf man einen Schritt weiter gehen.

SATZEBENE/INLAUT

- Was ist in der Dose? – Ratespiel: Jeweils eine Dose schütteln und raten, was drin ist. Als Hilfe liegen Bildkarten oder Gegenstände auf dem Tisch. Variation: Als Kim-Spiel, das Kind soll raten, welche der Gegenstände auf dem Tisch jetzt fehlen und in die Dose gepackt wurden.
- Auf der Wiese steht … – Gemeinsames Spiel mit dem Bauernhof. Die Tiere auf die Weide/in den Stall stellen. Variation: Stempelbild erstellen.
- Ich mache eine Reise. Auf die Insel nehme ich … mit. – Koffer packen oder malen/kleben. S. 24

- In der Vase stehen … – Blumen aus Papier falten. Eine Vase aufmalen und die Blumen darüber kleben. Stängel an die Blumen malen.
- War das leise oder laut? – Abwechselnd ein Geräusch machen/ein Klanginstrument spielen, der andere beschreibt mit laut/leise.
- Esel, trage mir … nach Hause. – Einer ist der Esel, der im Vierfüßlerstand viele Dinge vom Markt nach Hause tragen muss.
- Die Hose hat einen … Flicken. – Abwechselnd mit dem Farbwürfel würfeln und auf eine Hose einen Flicken in der gewürfelten Farbe malen. Variation: Flicken aus Papier mit einer Zackenschere ausschneiden und aufkleben.
- Im Land der Riesen gibt es … – Wir malen das Land der Riesen und Zwerge. Dort ist alles besonders klein/groß.
- Flieg ins Land der Kreise/Vierecke und bring mir … mit. – Aus Seilen auf den Boden Kreise legen. In jeden Kreis kommen ein Symbol (Kreis/Viereck) und Bildkarten. Abwechselnd Aufträge geben, die der andere ausführt.

Der Laut S/stimmlos

S. 10

Symbol: Schlange zischt

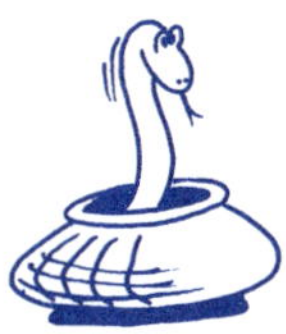

LAUT ISOLIERT/SILBEN (s. auch S. 129 f.)

- Schlangen malen, die Zungen werden zum Schluss gemalt. Das Malen der Zungen mit /s/ begleiten. Variation: Schlangen auf /s/ mit einem Muster (z. B. Zick-zack) bemalen. S. 31
- Wollfäden als Schlangen kriechen auf /s/ durch einen Parcours, der aus Bausteinen gelegt ist.
- Watte zwischen Daumen und Zeigefinger ziehen auf /s/, dann schneien lassen.
- Kreise und Schlangenlinien auf /s/ malen.
- Auf /s/ ein Gummi spannen, auf /t/ dann wegschießen.
- Sandbild – Umrisse von Bildern auf ein Blatt zeichnen, mit Klebstoff einstreichen. Sand zwischen Daumen und Zeigefinger auf /s/ auf das Bild rieseln lassen und mit den Fingerspitzen andrücken. S. 30

WORTEBENE (AUS- und INLAUT)

(s. Zusammenstellung der Spiele auf S. 130 f. und Wortlisten im Anhang S. 225 f.)

SATZEBENE/INLAUT

- Ich esse gerne ... – Obst/Gemüse u. a. aus Prospekten ausschneiden und aufkleben.
- Drin oder draußen? – Aus Teppichfliesen/Zeitung einen Weg legen. Sich abwechselnd Dinge ausdenken, die drin/draußen zu finden sind. Nach jedem Satz darf man einen Schritt weiter gehen.
- Wo ist die Tasse? – Abwechselnd eine Tasse im Raum verstecken, die der andere dann suchen soll.
- Das Messer schneidet ... – Dinge aufmalen, die man mit einem Messer schneiden kann.
- Was schwimmt im Wasser? – In einem Beutel sind verschiedene Gegenstände gesammelt, die im Wasser schwimmen/nicht schwimmen können. Abwechselnd einen Gegenstand ziehen und ins Wasser werfen. (Es eignen sich: Nagel, Klammer, Stein, Korken, Holz, Plastikente, Plastikfische, Geldstück, Plastikball, Boot, Löffel, Becher, Tasse ...).
- Was ist in der Schüssel? – Schüsseln mit verschiedenen Materialien füllen (Erbsen, Nudeln, Murmeln, Sand ...). Mit geschlossenen Augen fühlen und raten, was drin ist.
- Ich gieße Wasser in ... – Mit einer Kanne Wasser in verschiedene Becher/Tassen gießen.
- Was erlebt der kleine Eisbär? – Bilderbücher vom kleinen Eisbär betrachten und erzählen oder selber Abenteuer ausdenken (z. B. „Kleiner Eisbär nimm mich mit!“, H. de Beer).

SATZEBENE/AUSLAUT

- Was war das? – Mit verschiedenen Klanginstrumenten Geräusche machen, der andere rät, was es war.
- Auf dem Floß liegen ... – Das Floß legt ab. Aus einem blauen Tuch einen Fluss legen. Auf einem Floß werden verschiedene Dinge über den Fluss transportiert. Variation: Gemeinsam ein Floß malen, dann verschiedene Sachen auf das Floß malen oder ausschneiden und kleben.
- Wo ist die Maus? – Eine Maus verstecken, die der andere suchen soll.
- Wer fährt mit dem Bus? – Steine in die Mitte legen. Für jede Idee darf man sich einen Stein nehmen. Variation: Wohin fährt der Bus?
- Mein Fuß fühlt ein ... – Einige Gegenstände auf den Boden legen und mit geschlossenen Augen mit dem Fuß spüren, was es ist (z. B. Ball, Baustein, Stock etc.).
- Im Haus ist ... – Gemeinsam ein Puppenhaus einrichten, Handlungen sprachlich begleiten.
- Was ist groß/klein? – Wir malen das Land der Riesen und Zwerge. Dort ist alles besonders klein/groß.

- Das … ist nass. – Gegenstände in eine Schüssel mit Wasser fallen lassen.
- Welche Tiere fressen Gras? – Gemeinsames Spiel mit dem Bauernhof, Handlungen sprachlich begleiten.

KONSONANTENVERBINDUNGEN

ST-Inlaut

- Das Haus hat … Fenster. – Die Umrisse eines Hauses aufmalen. Quadrate und Rechtecke aus verschiedenfarbigem Papier ausschneiden. Abwechselnd mit dem Farbwürfel würfeln und jeweils ein Fenster in der entsprechenden Farbe auf ein Haus kleben. S. 19
- In der Wüste gibt es … – Aus Teppichfliesen/Zeitungen einen Weg legen. Sich abwechselnd Dinge ausdenken, die in der Wüste zu finden sind. Nach jedem Satz darf man einen Schritt weiter gehen.
- Ich male ein Muster auf das Zelt. – Als Vorlage ein Indianerzelt malen, einzelne Muster beginnen, abwechselnd die begonnenen Muster weiterzeichnen. Beschreiben, was auf das Zelt gemalt wird (z. B. Kreise, Zacken etc.). S. 21
- Gestern habe ich … – Sich einen Ball zurollen, jedes Mal ein Erlebnis ausdenken und erzählen.
- Aus einer Kastanie wird ein … – Etwas aus Kastanien basteln oder diese Dinge aufmalen.
- Was ist in der Kiste? – Kim-Spiel, d. h. verschiedene Gegenstände liegen auf dem Boden. Abwechselnd nimmt einer einen/mehrere Gegenstände weg und steckt sie in eine Kiste. Der andere rät, was fehlt.
- Ein Osterei bekommt ein Muster. – Eier aufmalen, auf die Eier dann verschiedene Muster malen. Variation 1: Abwechselnd mit dem Farbwürfel würfeln und die Eier entsprechend der gewürfelten Farbe anmalen. Variation 2: Bilderbuch gemeinsam betrachten und erzählen (z. B. „Hoppel und der Osterhase“, K. Siegenthaler, M. Pfister).
- Was knistert? – Mit verschiedenen Materialien ausprobieren, welche Geräusche sie machen.

ST-Auslaut

- Wo ist …? – Suchbild oder Bilderbuch (z. B. „Wo ist Walter?“, M. Handford).
- Der Vogel sitzt in diesem Nest. – Nester aus Wollfäden auf ein Papier kleben. Vögel ausschneiden und in die Nester setzen. Variation: Wie viele Eier liegen im Nest? – Eier aus Papier ausschneiden und in die Nester kleben.
- Der dumme August hat … – Ein Bild vom Clown anmalen, Knöpfe ankleben, Flicken auf die Kleidung setzen. Variation: Der dumme August macht Kunststücke, wir machen sie nach. S. 13

S. 12

- Am Ast hängt … – Einen Baum aufmalen, daran verschiedene Dinge hängen, wie im Schlaraffenland.
- Post für … – Briefe malen, Umschläge falten und kleben und Streichholzschachteln einpacken. Puppen oder Stofftiere im Raum verteilen und die Post austragen. Die Handlung sprachlich begleiten.
- Das passt/passt nicht. – Memory/Lotto/Puzzle als Regelspiel spielen.

SP-Inlaut

- Was Kasper erlebt – Freies Spiel mit Handpuppen. Variation: Bilderbücher mit Kasper Mütze, Janosch gemeinsam erzählen.
- Was ist knusprig? – Überlegen, welche Waren beim Bäcker knusprig sind.
- Die Wespe fliegt zu … – Kleine Spielfiguren durch den Raum fliegen lassen oder ein Bild mit Blumen und einer Wespe malen.

S. 11

d) Der Laut Z

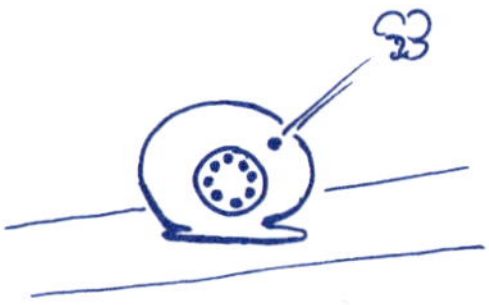

Symbol: Aus einem Reifen entweicht Luft

HINWEIS: Auf eine gute Haltung und Körperspannung achten (Zwerchfellspannung). – Spannungsaufbau ähnlich wie bei /t/, die korrekte Bildung des /t/ ist Voraussetzung für das /z/, da es eine Kombination von /t+s/ ist.

Unterstützend zur Lautanbahnung und zur Sicherung des motorischen Musters kann ein Handzeichen angeboten werden.

BEWEGUNG

Zur Anbahnung eignen sich Bewegungen mit Impuls nach vorn/oben, dabei drücken Finger- oder Fußspitzen an einen Gegenstand; so wird Feinspannung aufgebaut.

Tipp zur Anbahnung

Bewusstmachen des Artikulationspunktes durch Antippen mit einem Spatel oder Eisstift.

LAUT ISOLIERT/SILBEN (s. auch S. 129 f.)

- Aus Knete einen Reifen oder Kugeln formen und in diese mit einem Zahnstocher auf /t-s/ Löcher stechen, den Zahnstocher mit dem Pinzettengriff nehmen.

- Einen Zahnstocher mit Pinzettengriff festhalten und aus der Dose nehmen, danach auf /z/ in eine Knetkugel stecken.
- Bunte Märchenwolle auf /z/ oder /zieh/ aus einer Tüte ziehen.
- Papierflieger falten und auf /z/ fliegen lassen.
- Buntes Papier auf /z/ in Streifen reißen, dann daraus ein Bild kleben.
- Pfeile oder Reissäckchen auf /zack/ an die Wand werfen.
- Fenster auf ein Blatt malen, dafür Gardinen o. Ä. ausschneiden, mit den Fingerspitzen festkleben/andrücken, dabei /zu/ artikulieren.

WORTEBENE

(s. Zusammenstellung der Spiele auf S. 130 f. und Wortlisten im Anhang S. 227)

SATZEBENE/ANLAUT

- Im Zoo gibt es … – Gemeinsames Spiel mit dem Zoo, Handlung sprachlich begleiten. Variation 1: Puzzle oder Situationsbild. Variation 2: Bei den Zebras im Zoo gibt es … – Gehege bauen, Tiere einstellen, Tätigkeiten sprachlich begleiten. S. 38
- Ich zaubere … herbei. – Aus Knete einfache Figuren formen oder Gegenstände/Bilder aus einem Hut zaubern.
- Das Zelt hat … – Als Vorlage ein Indianerzelt malen, einzelne Muster beginnen, abwechselnd die begonnenen Muster weiterzeichnen. Beschreiben, was auf das Zelt gemalt wird. S. 21
- Die Ziege frisst … – Eine Ziege aufmalen und ausschneiden, als Mund ein Loch schneiden, in das Bilder gesteckt werden können. Variation: Ziege aufmalen, Bilder ausschneiden und aufkleben.
- Zeig mal, ob du das auch kannst. – Wir sind im Zirkus und probieren verschiedene Kunststücke aus (z. B. auf dem Seil balancieren, auf einem Bein hüpfen, einen Ball hochwerfen und wieder auffangen etc.).
- In diesem Zimmer steht … – Gemeinsam ein Puppenhaus einrichten, Handlungen sprachlich begleiten.
- Ich male … Striche auf den Zaun. – Einen Zaun aufmalen, den wir neu anstreichen wollen. Abwechselnd mit dem Farb- und Zahlenwürfel würfeln und so viele Striche in der gewürfelten Farbe auf den Zaun malen, wie Punkte gewürfelt wurden.
- In der Zeitung ist … – Gemeinsam Zeitungen betrachten und ggf. Bilder ausschneiden.

SATZEBENE/INLAUT

- Die Katze sucht … – Bilder von Gegenständen (z. B. Käse, Milch, Maus, Wolle etc.) auf den Boden legen. Einer versteckt einen oder mehrere Gegenstände im Zimmer, die die Katze (Stofftier) dann suchen soll.
- Eine Brezel für … – Brezeln buntmalen, ausschneiden und verteilen. Variation: Aus Knete Brezeln formen und diese in den Ofen schieben.
- Was ist auf der Kreuzung passiert? – Gemeinsames Spiel auf dem Verkehrsteppich, Handlungen sprachlich begleiten (z. B. Unfall, Polizei kommt, ein LKW hat eine Panne etc.).
- Im Dezember ist … – Einen Weihnachtsbaum malen, an dem Kugeln hängen. Sich abwechselnd Dinge ausdenken, die zum Dezember passen (Nikolaus, Weihnachten, Winter). Nach jedem richtigen Satz darf man eine Kugel anmalen.
- Was schwimmt im Ozean? – Aus Teppichfliesen/Zeitungen einen Weg legen. Sich abwechselnd Dinge ausdenken, die es im/auf dem Ozean gibt. Nach jedem Satz darf man einen Schritt weiter gehen. Variation: Mit Wasserfarbe ein Bild malen vom Ozean, Dinge aufmalen/aufkleben.

SATZEBENE/AUSLAUT

- War dieser Ton lang oder kurz? – Abwechselnd mit Klanginstrumenten Töne verschiedener Länge vorspielen, der andere beschreibt, was er gehört hat.
- S. 18 Was hat der Fischer im Netz? – Ein Netz malen, verschiedene Bilder ausschneiden und auf das Netz kleben (z. B. Schuhe, Fische, Dosen etc.).
- Ein Herz für … – Herzen ausschneiden und an Puppen, Tiere im Raum verteilen.

KONSONANTENVERBINDUNGEN

ZW-Anlaut

- S. 12 Am Zweig hängt … – Einen Baum aufmalen, daran verschiedene Dinge hängen (aufkleben), wie im Schlaraffenland.
- Zweimal oder dreimal – Abwechselnd Aufträge geben, zwei- oder dreimal etwas zu tun, z. B. hüpfen, klatschen, hinsetzen und aufstehen, Ball fangen etc.
- Bei den Zwergen gibt es … – Wir malen das Land der Riesen und Zwerge. Dort ist alles besonders klein/groß.
- Die Zwillinge brauchen alles doppelt, also zwei Bälle, Pullis etc. – Spielsteine in die Mitte legen. Jeder, der eine Idee hat, was die Zwillinge brauchen, nennt diese und darf sich dafür einen Stein nehmen.

- Leg den Ball zwischen zwei Autos. – Abwechselnd Aufträge geben, die der andere ausführen soll (z. B. leg einen Stift zwischen zwei Stühle).

e) Der Laut X

HINWEIS: Spannungsaufbau ähnlich wie bei /k/, die korrekte Bildung des /k/ ist Voraussetzung für das /x/, da es eine Kombination von /k+s/ ist.

Wortliste für /x/ siehe S. 228.

X-Inlaut

- Die Hexe bekommt einen … Flicken. – Abwechselnd mit dem Farbwürfel würfeln und einer Hexe einen Flicken in der gewürfelten Farbe auf das Kleid malen. Variation: Flicken aus Papier mit einer Zackenschere ausschneiden und aufkleben. S. 20
- Das Taxi fährt zu … – Gemeinsames Spiel auf dem Verkehrsteppich, Handlungen sprachlich begleiten.
- Wir mixen … – In einem Wasserglas verschiedene Wasserfarben verrühren.
- Nixen schwimmen – Ein Unterwasser-Bild malen.

X-Auslaut

- Was Felix alles erlebt. – Bilderbücher vom Hasen Felix ansehen und erzählen.
- Der Fuchs mag … – Gemeinsam überlegen und aufmalen, was der Fuchs fressen kann).
- Klecks – Mit Wasserfarben Tropfen auf ein Papier klecksen, daraus Phantasiebilder gestalten.
- Max geht in den Zoo und sieht … – Gemeinsames Spiel/Situationsbild vom Zoo, Max besucht die verschiedenen Tiere.

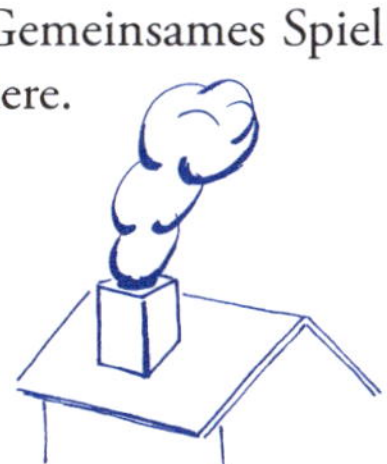

f) Der Laut SCH S. 11

Symbol: Rauch aus dem Schornstein

HINWEIS: Vorbereitende Übungen zur Lippenbeweglichkeit und zur Luftstromlenkung. Begleitende Übungen zur auditiven Differenzierung.

Unterstützend zur Lautanbahnung und zur Sicherung des motorischen Musters kann ein Handzeichen angeboten werden.

BEWEGUNG

Druck der Hand- und Fuß-Außenkanten, Bewegung nach vorn.

ANBAHNUNG

- Über /t/: Mehrmals hintereinander ein /t/ sprechen, dabei die Lippen nach vorn stülpen, ein /sch/ entsteht.
- Über /ch1/: /Ich/ flüstern, dann Lippen vorstülpen und die Zahnreihen schließen, ein /sch/ entsteht.
- Wahrnehmung der Backenzähne an der Zunge, um seitlichen Abschluss zu spüren und vorzubereiten.
- Wahrnehmung, dass die Zunge hinter den Schneidezähnen liegt.

Tipp zur Anbahnung

Mit Zeigefinger und Daumen einen Kreis bilden, die Lippen an diese Rundung anlegen.

LAUT ISOLIERT/SILBEN (s. auch S. 129 f.)

- Sich als Zug aneinanderhängen. Der Vordermann drückt die Handflächen leicht aneinander, die Handaußenkanten zeigen nach unten. Der Zug kann auch durch einen Zauberwald fahren, dann die Bewegung mit Silben begleiten.[90]
- Schienen vormalen, auf /sch/ dann die Schwellen einfügen. Abwechselnd mit dem Zahlenwürfel würfeln und so viele Schwellen malen, wie Punkte gewürfelt wurden.
- Schienen für die Eisenbahn aufbauen. Jedes Anlegen einer Schiene mit /sch/ begleiten.
- Auf /sch/ Fliegen verscheuchen.
- S. 14 Auf /sch/ Rauch aus Schornsteinen malen.
- Einer aufgemalten Lok Dampf malen, das Malen mit /sch/ begleiten.
- S. 17 Einem Fisch auf /sch/ Schuppen malen. Variation: Muggelsteine auf die Schuppen legen und mit dem Farbwürfel abwürfeln. Die Steine auf /sch/ wegnehmen.
- Schieb! – Fingerfarbe an die Handkanten streichen, die Handkanten (Handflächen parallel zueinander) auf ein Papier setzen und nach vorne schieben mit der Vorstellung, eine schwere Kiste wegzuschieben.
- Ball zurollen auf /schu/, /scho/ etc.
- Das Spiel „Tempo, kleine Schnecke“ als Regelspiel spielen, jeden Zug mit einer Silbe begleiten.

- Zaubern auf /schi-scha-schu/: Gegenstände/Bilder aus einem Hut zaubern.
- Ein Papierflugzeug falten und auf /sch/ fliegen lassen.
- Auf den Fuß-Außenkanten um einen Reifen laufen, jeden Schritt mit /sch/ begleiten.

WORTEBENE (AN-/AUS-/INLAUT)

(s. Zusammenstellung der Spiele auf S. 130 f. und Wortlisten im Anhang S. 228 f.)

SATZEBENE/ANLAUT

- Die Schuhe sind … – Im Schuhgeschäft werden Schuhe sortiert und in ein Regal geklebt/gemalt. Abwechselnd mit dem Farbwürfel würfeln und ein Paar Schuhe in der entsprechenden Farbe anmalen.
- Das Schaf frisst … – Ein Schaf aus Pappe herstellen, als Mund ein Loch schneiden, in das Bilder gesteckt werden können.
- Ich lade … auf das Schiff. – Ein Schiff aus Papier falten, mit kleinen Steinen beladen und schwimmen lassen.
- In der Scheune ist/steht … – Gemeinsames Spiel mit dem Bauernhof, Handlungen sprachlich begleiten, jeden Abend werden Geräte und Fahrzeuge zurück in die Scheune gebracht.
- Im Schaufenster ist … – Bilder aus einem Katalog/Prospekt ausschneiden und in ein Schaufenster kleben.
- In der Schule gibt es … – Aus Teppichfliesen/Zeitungen einen Weg legen. Sich abwechselnd Dinge ausdenken, die es in der Schule gibt (Stühle, Tafel etc.). Nach jedem Satz darf man einen Schritt weiter gehen.
- Ich schenke dir … – Für jede Idee darf man eine Streichholzschachtel über den Tisch zum Gegenüber pusten.
- Ich schicke einen Brief/ein Paket an … – Briefe malen, Umschläge falten und kleben und Streichholzschachteln einpacken. Puppen oder Stofftiere im Raum verteilen und die Post/die Pakete austragen.
- Das … kommt in die Schale. – Verschiedene Gegenstände mit Plastikobst mischen, dann sortieren, das Obst kommt in die Schale (z. B. Obst/Gemüse, Spielzeug, Werkzeug).
- Was ist in der Schüssel? – Eine Schüssel mit Erbsen füllen und abwechselnd etwas darin verstecken.
- Auf dem Schirm ist … – Schirme aufmalen, diese dann bunt gestalten (z. B. stempeln, ausmalen, Muster malen, Formen aufkleben etc.).

SATZEBENE/INLAUT

- Die Flasche zeigt auf … – Flaschendrehen.
- In der Tasche ist … – Kim-Spiel, d. h. verschiedene Gegenstände/Bilder auf den Tisch legen. Eins/mehrere wegnehmen und in die Tasche stecken. Der andere rät, was fehlt. Variation 1: Was ist in der Tasche? – Gemeinsam eine Tasche auspacken, in der Spielgegenstände oder Bildkarten sind; oder die Dinge ertasten. Variation 2: Ich packe meine Tasche …
- Ich wünsche mir … – Bilder aus einem Katalog/Prospekt ausschneiden und einen Wunschzettel kleben.
- Ich wasche … – Puppenwäsche waschen und aufhängen.
- Ich habe ein Geschenk für dich, es ist … – Eine kleine Schachtel als Geschenk verpacken. Einen Gegenstand beschreiben, hat der andere diesen erraten, wird die Schachtel über den Tisch gepustet und der andere ist an der Reihe, ein Geschenk zu beschreiben.
- S. 18 Der Fischer fängt … – In ein Netz Dinge malen/kleben, die der Fischer gefangen hat.

SATZEBENE/AUSLAUT

- Was ist unter dem Tisch? – Kim-Spiel, d. h. einer nimmt einen Gegenstand vom Tisch und hält ihn unter den Tisch, der andere rät, was es ist.
- S. 17 Der Fisch bekommt eine … Schuppe. – Abwechselnd mit dem Farbwürfel würfeln und dem Fisch eine Schuppe in der entsprechenden Farbe anmalen. Variation: Bilderbuch gemeinsam ansehen und erzählen (z. B. „Der Regenbogenfisch“, M. Pfister).
- Das ist richtig/falsch. – Abwechselnd ein Situationsbild/eine Bildgeschichte beschreiben, dabei absichtlich Fehler einbauen, der andere kommentiert mit richtig/falsch. Variation: Phantasiesätze ausdenken, z. B. Autos haben sieben Räder.
- Mein Frosch hüpft auf … – Frösche auf Bilder/Puzzleteile hüpfen lassen. Wurde getroffen, darf man sich das Bild/Puzzleteil nehmen.
- Was hörst du hinter dem Busch? – Einer hockt sich hinter den Tisch (Busch) und macht ein Geräusch, das der andere raten soll (z. B. trommeln, klatschen, singen etc.).

KONSONANTENVERBINDUNGEN

SCHL-Anlaut

- S. 31 Die Schlange bekommt … Zacken. – Schlangen aufmalen. Abwechselnd mit dem Farb- und Zahlenwürfel würfeln und einer Schlange in der gewürfelten Farbe so viele Muster malen, wie Punkte gewürfelt wurden.

- Der Drachen bekommt eine … Schleife. – Papier reißen und auf den Schwanz des Drachen aufkleben/bunte Plättchen auflegen/Schleifen aufmalen. S. 16
- Ich möchte durch die Schleuse. – Gemeinsames Spiel mit Hafen/Schleuse, Handlungen sprachlich begleiten (bezahlen, Schleusenwärter öffnet etc.).
- Im Schlaraffenland gibt es … – Einen Baum aufmalen, dessen Äste gefüllt werden können mit allen Dingen, die es im Schlaraffenland gibt. Die Gegenstände können ausgeschnitten und aufgeklebt oder gestempelt werden. S. 12

SCHM-Anlaut

- Her mit dem Schmuck! – Rollenspiel mit Handpuppen/Piraten und einer Schatzkiste. Variation: Schmuck aus Gold- oder Silberpapier basteln/ausschneiden.
- Der Schmetterling fliegt zur … Blume. – Blumen im Zimmer verteilen. Abwechselnd mit dem Farbwürfel würfeln und einen Schmetterling zu einer Blume in der entsprechenden Farbe fliegen lassen.
- Ich schminke dieses Gesicht. – Gesichter aufmalen, die wir dann gemeinsam z. B. als Indianer schminken.
- Ich schmücke … – Das Zimmer mit Stücken von Luftschlangen oder den Tisch mit gebastelten Blumen o. Ä. schmücken. Variation: Einen aufgemalten Tannenbaum schmücken, indem Kugeln aufgestempelt werden.
- Wir schmuggeln … über den Fluss. – Aus einem blauen Tuch einen Fluss legen. Auf einem Schiff werden verschiedene Dinge über den Fluss geschmuggelt. Variation: Gemeinsam ein Schiff malen, dann verschiedene Sachen darauf malen oder ausschneiden und aufkleben.
- Mir schmeckt … – Mit jedem Satz einen Ball zum Gegenüber rollen.

SCHN-Anlaut

- Schnipp-schnapp – Jedes Aufdecken der Karten mit /schnipp/ begleiten, sobald zwei gleiche Karten offen liegen, bekommt derjenige die Karten, der als erster /schnipp-schnapp/ gerufen hat.
- Schnapp – Eine Handpuppe, z. B. ein Krokodil, schleicht sich an etwas heran und frisst es auf (Korken, Perlen, Bausteine).
- Die Schnecke kriecht. – Regelspiel „Tempo, kleine Schnecke“ einsetzen.
- Im Schnee kann man … – Gemeinsam ein Bilderbuch betrachten, Muggelsteine auf die Bilder legen und abwürfeln (z. B. „Bei uns im Dorf“, A. Mitgutsch).
- Was ist schneller? – Bildkarten (z. B. Tiere, Fahrzeuge) umgedreht auf den Boden legen. Abwechselnd immer zwei Karten umdrehen und sagen, was/wer schneller ist.
- Das Messer/die Schere schneidet … – Dinge aufmalen, die man mit dem Messer/der Schere schneiden kann.

SP-Anlaut

- Ich spüle … – Kinder-/Plastikgeschirr spülen.
- S. 32 Ich spiele gern mit … – Wir richten gemeinsam ein Spielwarengeschäft ein, indem wir Bilder aus einem Katalog ausschneiden und diese in einen Schrank/ein Schaufenster kleben.
- Ich sehe … im Spiegel. – In einen Spiegel sehen und beschreiben, was man hinter sich im Spiegel sieht.

SPR-Anlaut

- Kannst du … springen? – Abwechselnd Aufträge geben, der andere versucht, diese auszuführen (z. B. seitwärts, vorwärts, rückwärts, auf einem Bein, weit springen).
- Wie viel Sprossen für die Leiter? – Abwechselnd mit dem Zahlenwürfel würfeln und einer Leiter so viele Sprossen malen, wie Punkte gewürfelt wurden.

SCHR-Anlaut

- S. 32 Was ist im Schrank? – Einen Schrank aufmalen, verschiedene Gegenstände ausschneiden und in den Schrank kleben.
- Die Schranke geht auf/zu. – Gemeinsames Spiel auf dem Verkehrsteppich/mit der Eisenbahn, Handlungen sprachlich begleiten.
- Die Schrauben gehören zusammen. – Gleiche Schrauben in Schachteln sortieren.

ST-Anlaut

- S. 39 Stipp-stapp – Es eignen sich alle Würfelspiele, als Spielfiguren Zwerge einsetzen, jeden Zug mit einer Silbe begleiten.
- Stefan bekommt ein … zum Geburtstag. – Aus Teppichfliesen/Zeitungen einen Weg legen. Sich abwechselnd Dinge ausdenken, die man verschenken kann. Nach jedem Satz darf man einen Schritt weiter gehen.
- Ich male mit dem Stift einen … Stern. – Sterne aufmalen. Abwechselnd mit dem Farbwürfel würfeln und mit der Farbe einen Stern malen, die gewürfelt wurde.
- Der … kommt in den Stall. – Gemeinsames Spiel mit dem Bauernhof/Tieren. Am Abend kommen alle Tiere zurück in den Stall.
- Wo ist der Stein? – Ratespiel. In welcher Hand ist der Stein?
- Was steckt der Nikolaus in den Stiefel? – Gegenstände in den Stiefel malen oder Bilder ausschneiden und aufkleben.
- Ein Stempel auf diesen Brief. – Briefe falten, mit gebastelten Briefmarken bekleben und diese dann abstempeln.

STR-Anlaut

- Die Strümpfe sind … – Viele Strümpfe hängen auf einer Wäscheleine. Abwechselnd mit dem Farbwürfel würfeln und immer ein Paar in der gewürfelten Farbe anmalen.
- Das Kleid/der Pullover/die Hose hat einen … Streifen. – Die Umrisse eines Kleides/Pullovers malen. Abwechselnd mit dem Farbwürfel würfeln und dem Kleid/Pullover jeweils einen Streifen in der Farbe malen, die man gewürfelt hat. S. 23
- Ein … Strich für den Zaun. – Einen Zaun aufmalen, den wir neu anstreichen wollen. Abwechselnd mit dem Farb- und Zahlenwürfel würfeln und so viele Striche in der gewürfelten Farbe auf den Zaun malen, wie Punkte gewürfelt wurden.
- Auf der Straße fährt/über die Straße geht … – Gemeinsames Spiel auf dem Verkehrsteppich, Handlungen sprachlich begleiten.
- Am Strand sehe ich … – Ein Situationsbild vom Strand ansehen, Dinge beschreiben und den anderen suchen lassen.

SCHW-Anlaut

- Was ist schwerer? – Bildkarten umgedreht auf den Boden legen. Abwechselnd immer zwei Karten umdrehen und entscheiden, was schwerer ist.
- Das … kann schwimmen. – In einem Beutel sind verschiedene Gegenstände gesammelt, die schwimmen/nicht schwimmen können. Abwechselnd einen Gegenstand ziehen und ins Wasser werfen. (Es eignen sich: Nagel, Klammer, Stein, Korken, Holz, Plastikente, Plastikfische, Geldstück, Plastikball, Boot, Löffel, Becher, Tasse …).
- Etwas in eine Kiste werfen, die Bewegung mit /schwupp/ begleiten.
- Das Schwein frisst … – Ein Schwein aus Pappe herstellen/aufmalen, als Mund ein Loch schneiden, in das Bilder gesteckt werden können.
- Was ist alles schwarz? – Auf einem Situationsbild/in einem Bilderbuch möglichst viele Dinge suchen, die schwarz sind.

g) Der Laut N

HINWEIS: Voraussetzung sind eine gute Zungenbeweglichkeit und -spannung. – Auf eine gute Haltung und Spannung achten. Wichtig ist ein freier Nasen- und Rachenraum.

Unterstützend zur Lautanbahnung und zur Sicherung des motorischen Musters kann ein Handzeichen angeboten werden.

BEWEGUNG

Einander gegenübersitzen, die Fingerspitzen aneinanderlegen und abwechselnd leichten Druck nach vorn ausüben.

ANBAHNUNG

Zungenspitze liegt am Ruhelagepunkt, zunächst den Mund weit öffnen, dann die Zahnreihen schließen. Die Zungenspitze bleibt dabei am gleichen Punkt liegen.

Tipp zur Anbahnung

Bewusstmachen des Artikulationspunktes durch Antippen mit einem Spatel/Eisstift oder einen kleinen Gummiring auf die Zungenspitze legen, diesen an den Artikulationspunkt drücken lassen.

LAUT ISOLIERT/SILBEN (s. auch S. 129 f.)

- /Ni-na-no/ – Gegenstände aus einem Hut zaubern.
- Im Zirkus – Auf Zehenspitzen laufen, dabei mit Kegeln oder Stäben mit Bändern Kreise in die Luft zeichnen, mit /n/ begleiten.
- Sich auf /n/ einen Ball zuprellen, dabei auf Zehenspitzen stehen.

WORTEBENE (AN-/AUS-/INLAUT)

(s. Zusammenstellung der Spiele auf S. 130 f. und Wortlisten im Anhang S. 231 f.)

SATZEBENE/ANLAUT

- Ich nehme ... – Memory oder Lotto einsetzen.
- Das ... ist nass. – Wir waschen Puppenkleidung und hängen sie danach auf die Leine, dabei möglichst auf Zehenspitzen stehen.
- Wer hat ein Nest im Baum? – Einen Baum malen, in dessen Äste Nester gemalt werden. Variation: Wie viele Eier sind im Nest? – Abwechselnd mit dem Zahlenwürfel würfeln und so viele Eier in ein Nest malen/kleben, wie Punkte gewürfelt wurden. Es empfiehlt sich, hier einen Dreierwürfel einzusetzen.

S. 12

- Das habe ich neu gekauft. – Abwechselnd etwas aus der Tasche ziehen und dem anderen zeigen, was wir neu gekauft haben.

- Leg den Teddy neben die Puppe. – Abwechselnd Aufträge geben, die der andere ausführen soll (z. B. Leg einen Stift neben den Stuhl).
- Das Nilpferd frisst … – Ein Nilpferd aus Pappe herstellen, als Mund ein Loch schneiden, in das Bilder gesteckt werden können.
- Der Fischer hat … im Netz. – Ein Netz malen, verschiedene Bilder ausschneiden und auf das Netz kleben (z. B. Schuhe, Fische, Dosen etc.). S. 18
- Die Raupe Nimmersatt. – Bilderbuch „Die kleine Raupe Nimmersatt“, E. Carle gemeinsam ansehen und erzählen.
- Im Nebel sehe ich kein/ein … – Aus Teppichfliesen/Zeitung einen Weg legen. Sich abwechselnd Dinge ausdenken, die man nicht/kaum sehen kann, wenn es nebelig ist. Nach jedem Satz darf man einen Schritt weiter gehen.
- Diese Note ist … – Noten aufmalen. Abwechselnd mit dem Farbwürfel würfeln und immer eine Note in der gewürfelten Farbe anmalen.
- Ja oder nein? – Wir packen einen Koffer. Brauchen wir …? S. 24

SATZEBENE/INLAUT

- Die Biene holt Honig. – Blumen im Zimmer verteilen, bunte Steine darauflegen. Abwechselnd mit dem Farbwürfel würfeln und einen Stein in der gewürfelten Farbe einsammeln.
- Das kommt in die Tonne. – Wir räumen auf und stecken alle Spielsachen in eine Tonne.
- Meine oder deine Karte? – Lotto als Regelspiel einsetzen.
- Die Fahne ist … – Fahnen aufmalen. Abwechselnd mit dem Farbwürfel würfeln und eine Fahne in der Farbe anmalen, die gewürfelt wurde.
- Die Krone hat … – Eine Krone mit Punkten, ausgeschnittenen Formen etc. schmücken.
- Eine Feder für die Ente … – Die Umrisse einer Ente aufmalen. Papier in kleine Stücke reißen/schneiden und der Ente Federn aufkleben, mit den Fingerspitzen andrücken.

SATZEBENE/AUSLAUT

- Ist das groß oder klein? – Bilder umgedreht auf den Boden legen. Immer zwei Karten umdrehen und beschreiben, was groß/klein ist.
- Wo ist der Mann mit … – Auf einem Situationsbild in einem Bilderbuch Personen beschreiben, die der andere dann suchen soll.
- Der Mann hat … – Gemeinsam aus einem Katalog Dinge ausschneiden und aufkleben.
- Das Schwein frisst … – Ein Schwein aus Pappe herstellen, als Mund ein Loch schneiden, in das Bilder gesteckt werden können.
- Ich male … Striche auf den Zaun. – Einen Zaun aufmalen, den wir neu an-

streichen wollen. Abwechselnd mit dem Farb- und Zahlenwürfel würfeln und so viele Striche in der gewürfelten Farbe auf den Zaun malen, wie Punkte gewürfelt wurden.

- Was ist alles braun oder grün? – Auf einem Situationsbild/in einem Bilderbuch möglichst viele Dinge suchen, die braun/grün sind. Variation: Verschiedene Dinge aus einem Beutel ziehen und beschreiben.
- Der Kran hebt ... hoch. – Büroklammern an Bildkarten stecken, sodass sie mit einer Schnur mit einem Magneten gehoben werden können.

KONSONANTENVERBINDUNGEN

Konsonantenverbindungen /SCHN/ unter Laut SCH, /KN/ unter Laut K

S. 11

h) Der Laut L

Symbol: La-la-la singen 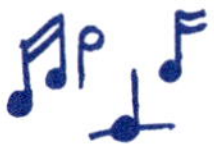

HINWEIS: Wichtig sind Übungen für die Zungenspitze (s. Kap. I, S. 21 f.).
Unterstützend zur Lautanbahnung und zur Sicherung des motorischen Musters kann ein Handzeichen angeboten werden.

BEWEGUNG

Rückwärts schreiten, dabei die Knie jeweils anheben (Storch); Drehbewegungen mit den Fingern oder der Hand.

ANBAHNUNG

Den Mund weit öffnen, Zungenspitze nach oben hinter die oberen Schneidezähne bringen, Stimmgebung.

Tipps zur Anbahnung

Bewusstmachen des Artikulationspunktes mit dem Eisstift oder einen kleinen Gummiring auf die Zungenspitze legen, diesen an den Artikulationspunkt drücken lassen.

LAUT ISOLIERT/SILBEN (s. auch S. 129 f.)

- Mit den Fußspitzen Kreise auf dem Boden beschreiben, Bewegung mit /l/ begleiten.
- Aneinanderhängende Kreise auf /l/ malen.
- Mit einem Plastikkegel Kreise in der Luft beschreiben, Bewegung mit /l/ begleiten.
- Rückwärts über ein Seil schreiten, jeden Schritt mit /l/ begleiten.
- Ein Lied vorsingen, dann nur die Melodie auf la-le-lo singen.
- Einen Ball auf /los/ wegrollen.
- Eine Knetkugel auf /l/ unter der Hand rollen, dann auf /los/ von sich weg rollen.

WORTEBENE (AN-/AUS-/INLAUT)

(s. Zusammenstellung der Spiele auf S. 130 f. und Wortlisten im Anhang S. 232 f.)

SATZEBENE/ANLAUT

- Leo der Löwe läuft zu … – Gemeinsames Spiel mit Zootieren.
- Was ist leicht – was ist schwer? – Bildkarten mischen und auf dem Boden verteilen. Immer zwei Bilder aufdecken, beschreiben, was leichter/schwerer ist.
- In meinem Laden gibt es … – Gemeinsam einen Kaufladen einrichten, Handlungen sprachlich begleiten.
- War das leise oder laut? – Abwechselnd ein Geräusch machen/ein Klanginstrument spielen, der andere beschreibt, ob er etwas laut oder leise gehört hat.
- War dieser Ton lang oder kurz? – Abwechselnd mit Klanginstrumenten Töne verschiedener Länge vorspielen, der andere beschreibt, was er gehört hat.
- Der Lutscher/Lolli ist … – Abwechselnd mit dem Farbwürfel würfeln und einen Lutscher in der gewürfelten Farbe ausmalen.
- Wie viel Sprossen für die Leiter? – Abwechselnd mit dem Zahlenwürfel würfeln und einer Leiter so viele Sprossen malen, wie Punkte gewürfelt wurden.
- Wo darf ich landen? – Verschiedene Gegenstände sind im Zimmer auf dem Boden verteilt. Jeweils einer fliegt mit dem Flugzeug und fragt den Kontrollturm, wo er landen darf.
- Lotta kann …, kannst du das auch? – Abwechselnd Bewegungen ausdenken und vormachen, der andere probiert, diese nachzumachen (z. B. auf einem Bein hüpfen, rückwärts balancieren, ein Gedicht aufsagen etc.).
- Geh zum Land der Kreise/Vierecke und hol mir … – Aus Seilen auf den Boden Kreise legen. In jeden Kreis kommen ein Symbol (Kreis/Viereck) und Bildkarten. Abwechselnd Aufträge geben, die der andere ausführt.

SATZEBENE/INLAUT

- Wer wohnt in der Höhle? – Aus Decken, Kisten o. Ä. eine Höhle bauen, in die Spieltiere gestellt werden. Variation: Alle Tiere stehen vor der Höhle, einer hat die Augen geschlossen, der andere versteckt ein Tier in der Höhle, der erste rät, welches Tier darin steht.
- S. 32 Ich spiele gerne mit ... – Wir richten gemeinsam ein Spielwarengeschäft ein, indem wir Bilder aus einem Katalog ausschneiden und diese in einen Schrank/ein Schaufenster kleben.
- Welche Farbe hat der Maler benutzt? – Abwechselnd mit dem Farbwürfel würfeln und auf den Kittel des Malers einen Klecks in der entsprechenden Farbe malen.
- Das ... kommt in die Schale. – Verschiedene Gegenstände mit Plastikobst/-gemüse mischen, dann sortieren, das Obst/Gemüse kommt in die Schale (z. B. Obst/Gemüse, Spielzeug, Werkzeug).
- Was ist schneller? – Bildkarten (z. B. Tiere, Fahrzeuge) umgedreht auf den Boden legen. Abwechselnd immer zwei Karten umdrehen und sagen, was/wer schneller ist.
- Ich klebe aus Wolle ein ... – Bilder aus Wollfäden herstellen.
- Eine ... Feder für die Eule. – Eine Eule aufmalen. Abwechselnd mit dem Farbwürfel würfeln und eine Feder in der entsprechenden Farbe auf die Eule legen.
- Diese Tulpe ist blau, gelb ... – Blumen aus Papier falten und aufkleben.

SATZEBENE/AUSLAUT

- S. 24 Ich verreise auf eine Insel und nehme ... mit. – Koffer packen oder malen/kleben.
- Eine Brezel für ... – Brezeln buntmalen, ausschneiden und verteilen. Variation: Aus Knete Brezeln formen.
- Zweimal oder dreimal – Abwechselnd Aufträge geben, zwei- oder dreimal etwas zu tun, z. B. hüpfen, klatschen, hinsetzen und aufstehen, Ball fangen etc.
- Im Nebel sehe ich kein ... – Aus Teppichfliesen/Zeitungen einen Weg legen. Sich abwechselnd Dinge ausdenken, die man nicht/kaum sehen kann, wenn es nebelig ist. Nach jedem Satz darf man einen Schritt weiter gehen.
- Der Ball rollt zu ... – Mit einem Ball verschiedene Gegenstände treffen.
- Am Himmel fliegt/sehe ich ... – Steine in die Mitte legen, für jede Idee darf man sich einen nehmen.
- Der Deckel gehört zu ... – Deckel Töpfen zuordnen.
- An der Angel hängt ... – Angelspiel. Fische oder Bilder angeln.
- Was hörst du, die Trommel oder die Triangel? – Einer schließt die Augen, der andere spielt entweder auf der Trommel oder auf der Triangel, der andere sagt, was er gehört hat.

KONSONANTENVERBINDUNGEN

Konsonantenverbindungen /PL/ und /PFL/ unter Laut P, /BL/ unter Laut B, /FL/ unter Laut F, /SCHL/ unter Laut SCH, /GL/ unter Laut G, /KL/ unter Laut K.

4 Laute der dritten Artikulationszone

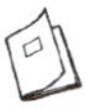
S. 11

a) Der Laut G

Symbol: Gänse schnattern ga-ga-ga

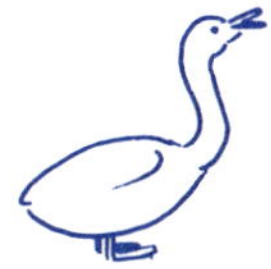

HINWEIS: Vorbereitende mundmotorische Übungen zur Aktivierung und Sensibilisierung der 3. Artikulationszone sowie Übungen zur auditiven Wahrnehmung. – Spielvorschläge zum Auslaut finden sich aufgrund der Auslautverhärtung unter /k/.

Unterstützend zur Lautanbahnung und zur Sicherung des motorischen Musters kann ein Handzeichen angeboten werden.

BEWEGUNG

Die Bewegungsrichtung geht von der Körpermitte nach unten, die Spannung wird jeweils kurz gehalten. Da /g/ weniger Spannung erfordert als /k/, werden die Bewegungen hier weniger impulshaft ausgeführt. Also nicht prellen, werfen, stoßen, sondern Druck ausüben mit Daumen, Handballen oder Fersen.

ANBAHNUNG

- Mit dem eigenen Finger die Zungenspitze vorn unten herunterdrücken und versuchen, ein /g/ zu sprechen. Da die Zungenspitze festgehalten wird, wölbt sich der Zungenrücken zur Bildung des /g/.
- Mit einem Spatel die Zungenspitze des Kindes unten halten und es dann zur Artikulation eines /g/ auffordern. Zu beachten ist dabei jedoch, dass der Spatel für das Kind ein Fremdkörper im Mund ist, also behutsam und vorsichtig handeln, nie ohne das Einverständnis des Kindes!

LAUT ISOLIERT/SILBEN (s. auch S. 129 f.)

- Mit dem Handballen auf /g/ in einen großen Wasserball/Gymnastikball drücken.
- Fersenabdrücke auf /g/ in Sand oder Knete machen.

- Kartoffeldruck auf /g/.
- Wir laufen wie Enten, Hühner oder Gänse (Fersengang) und ahmen das Gackern /ga-ga-ga/ nach.
- Sich einander gegenüber sitzen und ein Gespräch auf /gi/, /go/, /gu/ führen. Jeder bekommt einen oder zwei Bälle, auf die er die Ferse setzt. Bei jeder Silbe mit der Ferse einen Ball eindrücken.

WORTEBENE (AN-/INLAUT)

(s. Zusammenstellung der Spiele auf S. 130 f. und Wortlisten im Anhang S. 233 f.)

SATZEBENE/ANLAUT

- Im Garten sind … – Pflanzen aus einem Prospekt ausschneiden und damit einen Garten gestalten. Variation: Das Bilderbuch „Was wächst denn da?“, G. Muller gemeinsam betrachten.

S. 39

- Ich gehe ein Feld vor. – Es eignen sich alle Würfelspiele.
- Ich habe ein Geschenk für dich, es ist … – Eine kleine Schachtel als Geschenk verpacken. Einen Gegenstand beschreiben, hat der andere diesen erraten, wird die Schachtel über den Tisch gepustet und der andere ist an der Reihe, ein Geschenk zu beschreiben.
- Ich esse gerne … – Obst/Gemüse u. a. aus Prospekten ausschneiden und aufkleben.
- Bei den Giraffen gibt es … – Gehege bauen, Tiere einstellen, Tätigkeiten sprachlich begleiten.
- Gib mir … – Bilder beschreiben, die offen daliegen. Der andere muss das richtige Bild erraten und weitergeben.
- Gestern habe ich … gemacht – Sich einen Ball zurollen, jedes Mal ein Erlebnis ausdenken und erzählen.
- Hörst du die Gitarre, die Trommel oder die Geige? – Abwechselnd Musik vorspielen, der andere beschreibt, was er gehört hat.
- Ich wünsche mir ein … zum Geburtstag. – Gemeinsam einen Wunschzettel malen oder kleben.
- Was ist aus Gold? – Aus Glanzpapier verschiedene Dinge falten oder ausschneiden.
- Das gehört mir. – Lotto als Regelspiel spielen.
- Was ist gelb? – Auf einem Situationsbild/in einem Bilderbuch möglichst viele Dinge suchen und beschreiben, die gelb sind.
- Ich schicke ein Gummi zu … – Ein Gummi spannen, damit verschiedene Gegenstände im Raum treffen.

SATZEBENE/INLAUT

- Der Wagen holt … – Gemeinsames Spiel mit Autos/Anhängern. Handlungen sprachlich begleiten.
- Welches Tier ist in welchem Gehege? – Ein Bild von einem Zoo erstellen, indem die Tiere in die verschiedenen Gehege gestempelt/ausgeschnitten und aufgeklebt werden. S. 38
- Futter für den Vogel/Igel/Tiger. – Wir schneiden Dinge aus und sammeln für jedes Tier in einer Kiste, was es fressen kann.
- Das Boot bekommt ein … Segel. – Abwechselnd mit dem Farbwürfel würfeln und ein Segel in der entsprechenden Farbe anmalen. Variation: Das Segelboot fährt zu … S. 33
- Bei den Zwergen gibt es … – Wir malen das Land der Riesen und Zwerge. Dort ist alles besonders klein/groß.
- Die Ziege frisst … – Eine Ziege aufmalen und ausschneiden, als Mund ein Loch schneiden, in das Bilder gesteckt werden können. Variation: Ziege aufmalen, Bilder ausschneiden und aufkleben.
- Ich lege eine … Feder auf den Papagei. – Abwechselnd mit dem Farbwürfel würfeln und eine Feder in der entsprechenden Farbe auf den Papagei legen. S. 25
- Ich trage … zur Scheune/aufs Feld. – Einer ist der Esel, der sich im Vierfüßlerstand vom Bauern etwas auf den Rücken legen lässt, das er dann wegtragen soll.[89]

KONSONANTENVERBINDUNGEN

GL-Anlaut

- Gleich/nicht gleich – Memory.
- Was glänzt/glitzert? – Gegenstände aus Glanzpapier ausschneiden. Beschreiben, wie es aussieht.
- Was ist rau/glatt? – Die Oberflächen verschiedener Gegenstände miteinander vergleichen.

GR-Anlaut

- Welche Tiere fressen Gras? – Gemeinsames Spiel mit dem Bauernhof, Handlungen sprachlich begleiten. Die Tiere, die Gras fressen, kommen auf die Weide, die anderen in den Stall.
- Was ist größer? – Immer zwei verschiedene Gegenstände in einen Beutel tun, fühlen und raten, was größer ist.
- Was ist alles grün/grau? – Auf einem Situationsbild/in einem Bilderbuch möglichst viele Dinge suchen, die grün/grau sind.
- Was ist groß/klein? – Immer zwei Karten umdrehen und entscheiden.

NG-Inlaut

- Ich bringe dir … – Rollenspiel. Einer hat für den anderen eingekauft und bringt ihm die Sachen. Variation: Stofftiere im Raum verteilen und ihnen die Sachen bringen. Handlung sprachlich begleiten.
- Wer hat Hunger? – Gemeinsames Spiel mit dem Bauernhof, die Tiere werden gefüttert, Handlungen sprachlich begleiten.
- Der Junge hat … – Gemeinsam aus einem Katalog verschiedene Sachen ausschneiden und aufkleben.
- Die Schlange bekommt … Zacken. – Schlangen aufmalen. Abwechselnd mit dem Farb- und Zahlenwürfel würfeln und einer Schlange in der gewürfelten Farbe so viele Muster malen, wie Punkte gewürfelt wurden. S. 31

S. 11

b) Der Laut K

Symbol: Ein Specht klopft

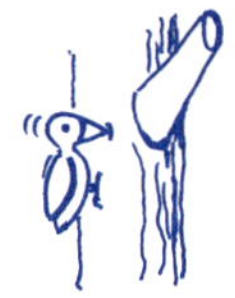

HINWEIS: Wichtig sind Zwerchfellspannung und Impulskraft, vorbereitende mundmotorische Übungen zur Aktivierung und Sensibilisierung der 3. Artikulationszone sowie Übungen zur auditiven Wahrnehmung.

Unterstützend zur Lautanbahnung und zur Sicherung des motorischen Musters kann ein Handzeichen angeboten werden.

BEWEGUNG

Kurze, kräftige Bewegungen besonders der Handballen oder Fersen, mit weichem oder hartem Impuls am Anfang, unterstützen die Lautbildung. Die Bewegungsrichtung ist von oben nach unten oder waagerecht vom Körper weg. Da die Spannung immer nur kurz und kräftig zu halten ist, mit kurzen Bewegungsimpulsen arbeiten, die wiederum ein schnelles Lösen der Spannung bewirken.

ANBAHNUNG

- Das Kind auffordern, mit dem eigenen Finger/Spatel die Zungenspitze vorn unten herunterzudrücken und versuchen, ein /k/ zu sprechen. Da die Zungenspitze festgehalten wird, wölbt sich der Zungenrücken und es entsteht ein /k/ (T-K-Methode).
- Mit einem Spatel die Zungenspitze des Kindes unten halten und es dann zur Artikulation eines /k/ auffordern. So entsteht ein /k/. Zu beachten ist dabei jedoch, dass der Spatel für das Kind ein Fremdkörper im Mund ist, also behutsam und vorsichtig handeln, nie ohne das Einverständnis des Kindes!

Tipps zur Anbahnung

Den hinteren Teil der Zunge stimulieren durch

- den Versuch, bei geöffnetem Mund trotzdem durch die Nase zu atmen,
- Gurgeln.
- Spiegel zur visuellen Kontrolle einsetzen.

LAUT ISOLIERT/SILBEN (s. auch S. 129 f.)

- Auf den Fersen durch den Raum gehen, jeden Schritt mit /k/ begleiten.
- Auf einem Gymnastikball sitzen und sich zum Wippen auf /k/ mit den Fersen abdrücken.
- Ball hoch über den Kopf nehmen, dann auf /ka/, /ko/ etc. steil nach unten auf den Boden prellen.
- Mit der Faust wie mit einem Hammer Kugeln aus Knete platt hauen oder mit dem Handballen zerdrücken, Bewegung mit /ka/, /ke/ etc. begleiten.
- Pfeile werfen auf /ka/ etc.
- Fersenabdrücke auf /k/ in Sand oder Knete machen.
- Ball oder Pfeil werfen, die Bewegung mit /weg/ begleiten.
- Seilziehen auf /Hau-ruck/.
- Ball prellen, der andere fängt ihn auf. Die Bewegung mit /Zack/ begleiten.
- Sich einander gegenübersetzen, zwei Schnüre fassen und damit auf /Zick-zack/ sägen.
- Mit einem Wachsmalstift Körner auf /pick/ für die Hühner malen.
- Fingerfarbe auf die Handkanten malen, eine Faust machen und auf /ka/ etc. mit der Faust auf ein Blatt drucken. Aus den Druckbildern Phantasiegestalten malen.

WORTEBENE (AN-/AUS-/INLAUT)

(s. Zusammenstellung der Spiele auf S. 130 f. und Wortlisten im Anhang S. 235 f.)

SATZEBENE/ANLAUT

- Ich möchte … kaufen./Was kostet …? – Gemeinsames Spiel mit dem Kaufladen, Handlungen sprachlich begleiten.
- Die Katze sucht … – Bilder von Gegenständen (z. B. Käse, Milch, Maus, Wolle etc.) auf den Boden legen. Einer versteckt einen oder mehrere Gegenstände im Zimmer, die die Katze (Stofftier) dann suchen soll.
- Kannst du das auch? – Wir sind im Zirkus und probieren verschiedene Kunst-

stücke aus (z. B. auf dem Seil balancieren, auf einem Bein hüpfen, einen Ball hochwerfen und wieder auffangen etc.).

- War dieser Ton lang oder kurz? – Abwechselnd mit Klanginstrumenten Töne verschiedener Länge vorspielen, der andere beschreibt, ob der Ton lang oder kurz war.
- Der König hat … – Aus Teppichfliesen/Zeitungen einen Weg legen. Sich abwechselnd Dinge ausdenken, die ein König haben könnte. Nach jedem Satz darf man einen Schritt weiter gehen. Variation: Würfelspiel. Nach jeder Idee darf man ein Feld weiterziehen.
- Die Kuh frisst … – Eine Kuh aus Pappe ausschneiden, als Mund ein Loch schneiden, in das Bilder gesteckt werden können.
- Wie viele Perlen für die Kette? – Abwechselnd mit dem Zahlenwürfel würfeln und jeweils so viele Perlen auf eine Kette fädeln, wie Punkte gewürfelt wurden. Variation: Eine Kette aufmalen und jeweils so viele Perlen stempeln/bedrucken, wie Punkte gewürfelt wurden.
- Was ist im Korb/in der Kiste? – Kim-Spiel, d. h. verschiedene Gegenstände/Bilder liegen auf dem Boden. Abwechselnd nimmt einer etwas weg und packt es in den Korb/die Kiste. Der andere rät, was fehlt. Variation: Einen Korb/eine Kiste auf ein großes Blatt malen, dann verschiedene Dinge aus einem Katalog ausschneiden und aufkleben.
- Komm her, Schaf, Ziege … – Gemeinsames Spiel mit dem Bauernhof. Alle Tiere bekommen etwas zu fressen/kommen in den Stall.
- Der Käfer hat … Punkte. – Käfer aufmalen, mit Fingerfarbe Punkte auf die Käfer drucken. Variation: Der Käfer fliegt zu … – Blumen im Raum verteilen, mit dem Farbwürfel würfeln und zu der Blume der entsprechenden Farbe fliegen.
- In der Küche brauchen wir … – Spiel mit Kochutensilien.
- In den Koffer kommt ein … – Gegenstände in einen Koffer packen/einen Koffer malen und Bilder einkleben. Variation: Regelspiel „Kofferpacken“. S. 24
- Im Keller steht … – Wir schneiden Dinge aus und kleben und malen einen Kellerraum.
- Das Kaninchen frisst … – Gemüse aus einem Prospekt ausschneiden.

SATZEBENE/INLAUT

- Die Schnecke kriecht. – Regelspiel „Tempo, kleine Schnecke“ einsetzen. Variation: Die Schnecke schleicht zum Salat, zum Blatt und frisst.
- Ich packe ein Paket für … – Pakete ein- oder auspacken.
- Die Socken sind … – Viele Socken hängen auf einer Wäscheleine. Abwechselnd mit dem Farbwürfel würfeln und immer ein Paar in der gewürfelten Farbe anmalen.
- Ich schicke einen Brief/ein Paket an … – Briefe malen, Umschläge falten und kleben und Streichholzschachteln einpacken. Puppen oder Stofftiere im Raum verteilen und die Post/die Pakete austragen.

- Der Dino bekommt eine Zacke. – Einen Dinosaurier aus Pappe ausschneiden. Er bekommt Zacken, indem Wäscheklammern aufgesteckt werden[87]. Variation: Kleine Dreiecke ausschneiden und als Zacken aufkleben. S. 15
- Der Trecker transportiert … – Ein Trecker mit Anhänger lädt Sachen auf und bringt diese an einen anderen Ort. Variation: Bilder ausschneiden und aufkleben. S. 36
- Die Jacke hat einen … Flicken. – Abwechselnd mit dem Farbwürfel würfeln und auf eine Jacke einen Flicken in der gewürfelten Farbe malen. Variation: Flicken aus Papier mit einer Zackenschere ausschneiden und aufkleben.
- Ich backe Brot/Kuchen … – Gemeinsam Dinge aus Knete formen und diese in den Ofen schieben.
- Auf/unter der Brücke fährt … – Gemeinsames Spiel auf dem Verkehrsteppich, Handlungen sprachlich begleiten.
- Hokus-pokus – Verschiedene Dinge wegzaubern/aus dem Hut zaubern.
- Die Rakete hat … – Eine Rakete aufmalen, verschiedene Formen ausschneiden und aufkleben (z. B. gelbe Lichter, silberne Streifen etc.). S. 28

SATZEBENE/AUSLAUT

- Im Sack ist ein … – Tastspiel. Verschiedene Gegenstände in einen Beutel stecken und durch Tasten erraten, was es ist.
- Im Park gibt es … – Gemeinsam einen Park gestalten. Ein Stück grüner Stoff dient als Parklandschaft, Spielfiguren o. Ä. darauf verteilen. Variation 1: Einen Park malen, Bilder ausschneiden und aufkleben. Variation 2: Gegenstände aus einem Beutel ziehen (Das gehört/gehört nicht in den Park).
- Zeig mal, ob du das auch kannst. – Wir sind im Zirkus und probieren verschiedene Kunststücke aus (z. B. auf dem Seil balancieren, auf einem Bein hüpfen, einen Ball hochwerfen und wieder auffangen etc.).
- Im Rucksack ist … – Wir wollen wandern gehen und packen gemeinsam unseren Rucksack.

KONSONANTENVERBINDUNGEN

KL-Anlaut

- Wer hat ein Kleid/eine Hose an? – Auf einem Situationsbild/in einem Bilderbuch Personen suchen, die ein Kleid/eine Hose tragen.
- Was ist groß/klein? – Wir malen das Land der Riesen und Zwerge. Dort ist alles besonders klein/groß.
- Das Kleid hat einen … Streifen. – Die Umrisse eines Kleides malen. Abwechselnd mit dem Farbwürfel würfeln und dem Kleid jeweils einen Streifen in der Farbe malen, die man gewürfelt hat. S. 23
- Klecks – Mit Wasserfarbe Tropfen auf ein Papier klecksen, daraus Bilder gestalten.

KN-Anlaut

S. 13

- Der Clown bekommt einen … Knopf. – Verschiedene Knöpfe (klein, groß, glänzend etc.) auf einen Clown legen, kleben oder drucken.
- Diese Knöpfe gehören zusammen. – Gleiche Knöpfe zusortieren.
- Das Eichhörnchen/die Maus knabbert … – Aus Teppichfliesen/Zeitung einen Weg legen. Sich abwechselnd Dinge ausdenken, die die Tiere knabbern können. Nach jedem Satz darf man einen Schritt weiter gehen.
- Ein Knochen für … – Auswählen, welche Tiere gern an einem Knochen knabbern.

NK-Inlaut

S. 32

- Ich trinke aus … – In einen Schrank verschiedene Gegenstände malen, aus denen man trinken kann. Variation: Ich trinke ich gern …
- Die Schranke geht auf/zu. – Gemeinsames Spiel auf dem Verkehrsteppich/mit der Eisenbahn, Handlungen sprachlich begleiten.
- Ich schminke dieses Gesicht. – Gesichter aufmalen, die wir dann gemeinsam z. B. als Clown schminken.
- Ich schenke dir … – Für jede Idee darf man eine Streichholzschachtel über den Tisch zum anderen pusten.

NK-Auslaut

S. 32

- Was ist im Schrank? – Einen Schrank aufmalen, verschiedene Gegenstände ausschneiden und in den Schrank kleben.
- Rate mal, was im Schrank ist. – Kim-Spiel, d. h. von einigen Gegenständen, die auf dem Tisch liegen, wird eins weggenommen und in den Schrank gesteckt.
- Ich habe ein Geschenk für dich, es ist … – Eine kleine Schachtel als Geschenk verpacken. Einen Gegenstand beschreiben, hat der andere diesen erraten, wird die Schachtel über den Tisch gepustet und der andere ist an der Reihe, ein Geschenk zu beschreiben.
- Auf der Bank sitzt … – Gemeinsames Spiel mit Spielfiguren und Gegenständen, die zu einem Spielplatz gehören können; Handlungen sprachlich begleiten.

KR-Anlaut

- Der Kran hebt die … hoch. – Büroklammern an Bildkarten stecken, sodass sie mit einem Magneten an der Schnur gehoben werden können.
- Das Krokodil bekommt eine Zacke. – Ein Krokodil aus Pappe ausschneiden. Es bekommt Zacken, indem Wäscheklammern aufgesteckt werden.[87] Variation: Kleine Dreiecke ausschneiden und als Zacken aufkleben.
- Im Land der Kreise ist alles rund. – Ein Bild gestalten, auf dem alle Gegenstände rund gemalt werden.

- Was ist auf der Kreuzung passiert? – Gemeinsames Spiel auf dem Verkehrsteppich, Handlungen sprachlich begleiten (z. B. Unfall, Polizei kommt, ein LKW hat eine Panne etc.).
- Flieg ins Land der Kreise/Vierecke und bring mir … mit. – Aus Seilen auf den Boden Kreise legen. In jeden Kreis kommen ein Symbol (Kreis/Viereck) und Bildkarten. Abwechselnd Aufträge geben, die der andere ausführt.
- Kann ein … krabbeln/kriechen? – Abwechselnd eine Frage stellen, die der andere mit ja/nein beantwortet (z. B. Kann ein Pferd krabbeln? Kann ein Wurm kriechen?).

c) Der Laut J

HINWEIS: Es ist eine kräftige, andauernde Zwerchfellspannung notwendig, daher auf allgemeine Körperspannung achten. – Breitziehen der Lippen unterstützt Zungenbreite und Spannung der Zungenränder.

Unterstützend zur Lautanbahnung und zur Sicherung des motorischen Musters kann ein Handzeichen angeboten werden. Wortliste für /J/ siehe S. 237 f.

BEWEGUNG

Bewegungsrichtung auf den Körper zu, leicht nach oben geführt.

ANBAHNUNG

Über /ch1/ mit Stimmgebung.

LAUT ISOLIERT/SILBEN (s. auch S. 129 f.)

- Sich gegenüberstellen und mit beiden Händen von unten ein Gymnastikband greifen. Dann abwechselnd auf /j/ oder Silben ziehen.
- Auf das Kommando /jetzt/ werden Pfeile abgeschossen.
- Wind spielen, der auf /j/ heult.

SATZEBENE/ANLAUT

- Der Junge hat … – Gemeinsam aus einem Katalog verschiedene Sachen ausschneiden und aufkleben.
- Die Jacke bekommt einen … Flicken. – Abwechselnd mit dem Farbwürfel würfeln und einer Jacke einen Flicken in der gewürfelten Farbe malen. Varia-

tion: Flicken aus Papier mit einer Zackenschere ausschneiden und aufkleben.
- Ja oder nein? – Abwechselnd Fragen stellen, sich mit jeder Frage einen Ball von unten her zuwerfen (z. B. Kannst du schwimmen? Haben Autos vier Räder?).

S. 11

d) Der Laut CH 1

Symbol: Der Zauberer lacht ch-ch-ch

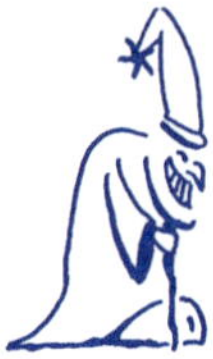

HINWEIS: Es ist eine kräftige, andauernde Zwerchfellspannung notwendig, daher auf allgemeine Körperspannung achten. – Breitziehen der Lippen unterstützt Zungenbreite und Spannung der Zungenränder.

Unterstützend zur Lautanbahnung und zur Sicherung des motorischen Musters kann ein Handzeichen angeboten werden.

BEWEGUNG

Bewegungsrichtung auf den Körper zu, leicht nach oben geführt.

ANBAHNUNG

Hi-hi-hi schnell hintereinander flüstern.

LAUT ISOLIERT/SILBEN (s. auch S. 129 f.)

- Ein Bild kleben, die einzelnen Teile jeweils mit dem Handballen auf /ch/ andrücken.
- Malen mit der flachen Hand mit kreisenden Bewegungen.
- Der Zauberer lacht auf /ch-ch/, wenn er den Kasper geärgert hat.

WORTEBENE (AUS-/INLAUT)

(s. Zusammenstellung der Spiele auf S. 130 f. und Wortlisten im Anhang S. 238)

SATZEBENE/INLAUT

- In der Küche brauchen wir ... – Freies Spiel mit Küchenutensilien. Variation: Gegenstände aus einem Beutel ziehen und beschreiben, der andere rät, welcher Gegenstand es ist.

- Was macht das Kaninchen? – Ein Bilderbuch ansehen und erzählen (z. B. „Ich bin das kleine Kaninchen“, G. Wiencirz).
- Ich gieße Wasser in den … Becher. – Mit einer Kanne Wasser in verschiedenfarbige Becher gießen.
- Zur Arche Noah kommen … – Gemeinsames Spiel mit einem Schiff und Tieren, Handlungen sprachlich begleiten. Variation 1: Bilderbuch betrachten und gemeinsam erzählen. Variation 2: Puzzle gemeinsam zusammen setzen und beschreiben.
- Das ist richtig/falsch. – Abwechselnd ein Situationsbild/eine Bildgeschichte beschreiben, dabei absichtlich Fehler einbauen, der andere kommentiert mit richtig/falsch. Variation: Phantasiesätze ausdenken, z. B. Autos haben sieben Räder.
- Das Mädchen hat … – Gemeinsam aus einem Katalog verschiedene Sachen ausschneiden und aufkleben.
- Kann ein … kriechen? – Abwechselnd eine Frage stellen, die der andere mit ja/nein beantwortet (z. B. Kann ein Pferd/ein Wurm kriechen?).

SATZEBENE/AUSLAUT

- Ist das weich oder hart? – Tastdomino spielen und beschreiben, was man fühlt.
- Gleich/nicht gleich – Memory.
- Für dich/für mich – Lotto.
- Ich esse gerne … – Obst/Gemüse u. a. aus Prospekten ausschneiden und aufkleben.
- Ich habe eine … gewürfelt./Ich bin dran. – Würfelspiel. S. 39
- Ich habe/brauche/suche … – Tätigkeiten im freien Spiel beschreiben.
- Ich nehme/suche … – Memory/Lotto spielen.

e) Der Laut CH 2 S. 11

Symbol: Drache faucht

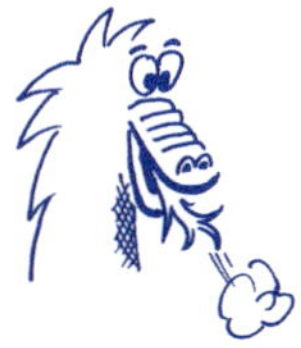

HINWEIS: Hier ist eine kräftige, lang anhaltende Zwerchfellspannung erforderlich.

Unterstützend zur Lautanbahnung und zur Sicherung des motorischen Musters kann ein Handzeichen angeboten werden.

BEWEGUNG

Bewegungsrichtung auf den Körper zu in Beckenhöhe oder nach unten.

ANBAHNUNG

- Über Schnarchlaut.
- Über verlängertes /k/.
- Gähnen und dabei stark aushauchen.

LAUT ISOLIERT/SILBEN (s. auch S. 129 f.)

- Der Löwe im Zoo ist wütend auf die Besucher und faucht /ch-ch-ch/, wenn sie zu nah kommen.
- Eine Katze (Handpuppe) faucht /ch-ch-ch/.
- Wach auf – Puppen/Tiere wecken.
- /Poch-poch/ – Wir klopfen an.

WORTEBENE (AUS-/INLAUT)

(s. Zusammenstellung der Spiele auf S. 130 f. und Wortlisten im Anhang S. 238 f.)

SATZEBENE/INLAUT

S. 16

- Der Drachen bekommt eine … Schleife. – Papier reißen und auf den Schwanz des Drachen aufkleben/bunte Plättchen auflegen/Schleifen aufmalen.

S. 24

- Ich brauche … – Koffer packen.
- Ich brauche/suche … – Tätigkeiten im freien Spiel beschreiben.

SATZEBENE/AUSLAUT

- Kannst du auch …? – Abwechselnd etwas vormachen, der andere versucht, es nachzumachen (z. B. hüpfen, Kniebeuge, auf einem Bein stehen etc.).
- Ich male … Rauch aus dem Schornstein. – Abwechselnd mit dem Farbwürfel würfeln und aus einem Schornstein Rauch in der entsprechenden Farbe malen.

S. 14

- Was ist unter dem Tuch? – Ratespiel zum Fühlen oder Kim-Spiel, d. h. einen Gegenstand wegnehmen und unter ein Tuch legen. Der andere rät, was fehlt.
- Was schwimmt im Bach? – In einem Beutel sind verschiedene Gegenstände gesammelt, die schwimmen/nicht schwimmen können. Abwechselnd einen Gegenstand ziehen und ins Wasser werfen. (Es eignen sich: Nagel, Klammer, Stein, Korken, Holz, Plastikente, Plastikfische, Geldstück, Plastikball, Boot, Löffel, Becher, Tasse …).

S. 14, 19

- Auf dem Dach ist ein … – Gemeinsam ein Stempelbild herstellen.

- Such mir … – Abwechselnd Gegenstände im Raum verstecken, die der andere suchen soll. Variation: Suchbild aus einem Wimmelbuch.
- Der Koch braucht … – Aus Teppichfliesen/Zeitungen einen Weg legen. Sich abwechselnd Dinge ausdenken, die man zum Kochen braucht. Nach jedem Satz darf man einen Schritt weiter gehen.

f) Der Laut R

S. 11

Symbol: Wecker klingelt

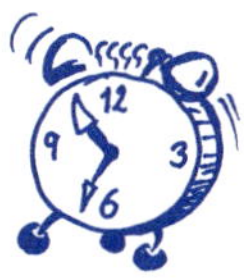

HINWEIS: Wir beziehen uns hier auf das Zäpfchen R (uvulares R), Hinweise zur Anbahnung des Zungenspitzen R finden sich im Anschluss an die Übungen. Voraussetzung ist eine gute Zungen- und Gaumensegelbeweglichkeit, eine andauernde Zwerchfellspannung ist erforderlich.

Unterstützend zur Lautanbahnung und zur Sicherung des motorischen Musters kann ein Handzeichen angeboten werden.

BEWEGUNG

Zugbewegung von unten auf sich zu (z. B. Wollknäuel aufwickeln).

ANBAHNUNG

- Mund weit öffnen und schnarchen/ch 2/, dazu Stimmgebung.
- Ein /k/ sprechen und gurgeln.
- Gurgeln, zunächst mit, dann ohne Wasser.

LAUT ISOLIERT/SILBEN (s. auch S. 129 f.)

- Ein Wecker klingelt auf /rrrrrrr/, kurz/lang/laut und leise variieren.
- Einem Wecker auf /r/ Striche als Zifferblatt malen.
- Kind ist selbst der Wecker und weckt die Tiere, indem es sie mit /r/ antippt.
- Boote/Stofftiere an langen Bändern zu sich ziehen, indem das Band aufgewickelt wird, Bewegung mit /r/ begleiten.
- Einen Ball auf /r/ zu Gegenständen/auf Kegel rollen.
- Seilziehen, jedes Mal, wenn man das Seil auf sich zu zieht, Bewegung mit /r/ begleiten.
- Sich einander gegenübersetzen und einen Reifen fassen, jedes Mal, wenn man den Reifen auf sich zu zieht, die Bewegung mit /r/ begleiten.
- Sägen auf /ritsch-ratsch/.
- Kleine Bälle in eine Kiste zielen. Die Bewegung mit /rein/ begleiten.

WORTEBENE (AN-/AUS-/INLAUT)

(s. Zusammenstellung der Spiele auf S. 130 f. und Wortlisten im Anhang S. 239 f.)

SATZEBENE/ANLAUT

- Was ist alles rot? – Auf einem Situationsbild/in einem Bilderbuch möglichst viele Dinge suchen, die rot sind.
- Ist das richtig oder falsch? – Abwechselnd ein Situationsbild/eine Bildgeschichte beschreiben, dabei absichtlich Fehler einbauen, der andere entscheidet, ob es richtig oder falsch ist. Variation: Phantasiesätze ausdenken, z. B. Puppen haben sieben Beine.
- Die Raupe frisst … – Eine Raupe aus Pappe herstellen, als Mund ein Loch schneiden, in das Bilder gesteckt werden können. Variation: Bilderbuch „Die kleine Raupe Nimmersatt", E. Carle gemeinsam ansehen und erzählen.
- Rate mal, was das ist … – Abwechselnd Gegenstände beschreiben, der andere rät, was gemeint ist.
- Im Land der Riesen gibt es … – Wir malen das Land der Riesen und Zwerge. Dort ist alles besonders klein/groß.
- S. 24 Ich mache eine Reise und packe … in meinen Koffer. – Koffer packen oder malen/kleben.
- Was kann rollen/nicht rollen? – Für jede Idee darf man sich eine Lottokarte ziehen.
- Ist das eckig oder rund? – Verschiedene Gegenstände in einem Beutel fühlen und raten, ob sie eckig oder rund sind, dann herausziehen.
- Im Regal ist ein … – Verschiedene Gegenstände in ein aufgemaltes Regal stempeln/kleben.
- Im Rucksack ist … – Wir planen einen Ausflug und packen gemeinsam unseren Rucksack.
- S. 28 Die Rakete hat … – Eine Rakete aufmalen, verschiedene Formen ausschneiden und aufkleben (z. B. gelbe Lichter, silberne Streifen etc.).
- Was hat Räder? – Einen Weg aus Teppichfliesen/Zeitungen legen. Dinge ausdenken, die Räder haben, für jede Idee darf man einen Schritt weiter gehen.
- Der Räuber hat … geklaut. – Spiel mit Handpuppen, sprachlich begleiten.
- Wer rutscht gern? – Spielmöglichkeiten auf einem Spielplatz anhand von Bilderbüchern oder Puzzles beschreiben. Variation: Freies Spiel mit Playmobilfiguren.

KONSONANTENVERBINDUNGEN

/BR/ unter Laut B, (S. 135),
/PR/ unter Laut P, (S. 139),
/FR/ unter Laut F, (S. 145 f.),
/DR/ unter Laut D, (S. 150),
/TR/ unter Laut T, (S. 153 f.),
/SCHR/, /SPR/ und /STR/ unter Laut SCH, (S. 168 f.),
/GR/ unter Laut G, (S. 177),
/KR/ unter Laut K, (S. 182 f.).

ANBAHNUNG DES ZUNGENSPITZEN-R

HINWEIS: Voraussetzung ist eine gute Zungenspitzenbeweglichkeit und Wahrnehmung der Bewegung, eine andauernde Zwerchfellspannung ist erforderlich.

Eine Anbahnung und Festigung dieser Lautbildung ist nur sinnvoll, wenn im Sprachraum des Kindes das Zungenspitzen-R realisiert wird, da sonst der Transfer in die Spontansprache erschwert ist.

Symbole: Schnell tropfender Wasserhahn/fahrender Trecker

ANBAHNUNG

- Mehrere /t/ nacheinander sprechen, so schnell, wie ein Wasserhahn tropft.
- In schnellem Wechsel /t/ und /d/ sprechen.

Die Übungen zur Lautfestigung sind denen der Festigung des uvularen R gleich.

5 Der Laut H

S. 11

Symbol: Hauchen

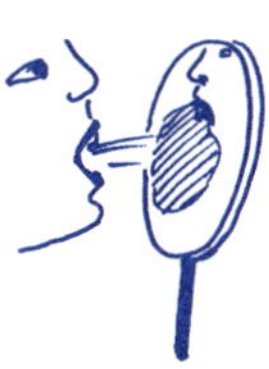

BEWEGUNG

Einen Ring aus einem Wurfspiel oder einen kleinen Ball seitlich vom Körper in der Hand halten. Bewegung wird tief angesetzt, mit dem Arm nach unten/hinten ausholen (einatmen), dann von unten zuwerfen. Schrittstellung, Elastizität in den Knien ist wichtig.

ANBAHNUNG

- Mit der Vorstellung, dass es draußen kalt ist, gegen ein Fenster hauchen.
- In die eigenen Hände hauchen, um sie zu wärmen; vielleicht die Hände vorher wirklich abkühlen mit Wasser oder Eis.
- An einen Spiegel hauchen.

LAUT ISOLIERT/SILBEN

- Mit Handpuppen spielen, die am Fenster stehen und /hu-hu/ rufen.
- Gespenster schweben auf /hu/ durch den Raum.

WORTEBENE (AN-/AUS-/INLAUT)

(s. Zusammenstellung der Spiele auf S. 130 f. und Wortlisten im Anhang S. 241)

SATZEBENE/ANLAUT

- Wo ist …? – Abwechselnd Bilder/Gegenstände im Raum verstecken und suchen lassen (z. B. Hose, Hemd, Hut, Handschuh, Helm).
- S. 19 Das **H**aus hat … Fenster/Türen. – Die Umrisse eines Hauses aufmalen. Quadrate und Rechtecke aus verschiedenfarbigem Papier ausschneiden. Abwechselnd mit dem Farbwürfel würfeln und jeweils ein Fenster/eine Tür in der entsprechenden Farbe auf ein Haus kleben.
- S. 20 Die **H**exe hat einen … Flicken. – Abwechselnd mit dem Farbwürfel würfeln und einer Hexe einen Flicken in der gewürfelten Farbe auf das Kleid malen. Variation: Flicken aus Papier mit einer Zackenschere ausschneiden und aufkleben.
- **H**okus-pokus, in meinem **H**ut ist ein … – Verschiedene Dinge aus dem Hut zaubern.
- Wer hat **H**unger? – Gemeinsames Spiel mit dem Bauernhof, die Tiere werden gefüttert, Handlungen sprachlich begleiten.

SATZEBENE/INLAUT

- Eine … Feder für den U**h**u. – Einen Uhu aufmalen. Abwechselnd mit dem Farbwürfel würfeln und auf den Uhu eine Feder in der gewürfelten Farbe legen.
- S. 36 Auf dem An**h**änger liegt … – Einen Trecker mit Anhänger malen, verschiedene Dinge auf den Anhänger stempeln/ausschneiden und aufkleben.

IX Morphologie und Syntax

Morphologie befasst sich mit der Struktur von Wörtern. Wörter sind die kleinsten beweglichen Einheiten in Sätzen. Syntax regelt die die Reihenfolge von Wörtern im Satz und die Kombination von Wörtern zu Satzteilen und Sätzen.

Ziele und Vorgehen, die hier beschrieben sind, beziehen sich auf das Konzept der entwicklungsproximalen Intervention nach Dannenbauer.[91] Dieses sieht vor, dass dem Kind in einem vorgeplanten und bewusst gestalteten Situations- und Interaktionsrahmen ausgewählte sprachliche Zielformen eindeutig dargeboten werden, damit es diese erkennen, aufnehmen und selbst anwenden kann. Die Auswahl der jeweiligen Therapieziele bzw. der sprachlichen Zielstruktur richtet sich nach dem sprachlichen Entwicklungsstand des Kindes, der mit den gängigen Diagnoseverfahren erhoben werden kann. Die Festlegung für grammatikalische Zielstrukturen orientiert sich am Entwicklungsprofil des Kindes.

Tab. 2

Phasenmodell nach Clahsen (1982)		
Phase	**Alter**	**Wesentliche Merkmale**
I	1;6	Einwortäußerung
II	2;0	Zweiwortäußerung
III	2;6	Mehrwortäußerung Erste Äußerungen mit Verb-Zweitstellung
IV	3;0	Erwerb der Verbzweitstellungsregel und der Subjekt-Verb-Kontroll-Regel
V	3;6	Kasusmarkierung im Akkusativ und Dativ Produktion erster subordinierter Nebensätze mit Verbendstellung

Um den erreichten Entwicklungsstand und Abweichungen im Verlauf des Erwerbs grammatikalischer Strukturen festzustellen, ist eine genaue Analyse der Spontansprache erforderlich. Wir orientieren uns an den Phasen des Spracherwerbs, die Clahsen beschrieben hat (siehe Tabelle 2).[92] Der frühkindliche Grammatikerwerb verläuft nicht gleichförmig und kontinuierlich. Es gibt Phasen in der Entwicklung, in denen das Kind bestimmte grammatikalische Strukturen erwirbt, die es dann in der Folge einsetzt und, wenn nötig, den sprachlichen Vorbildern anpasst. Dabei hilft ihm konsequent angebotenes korrektives Feedback durch die Gesprächspartner.

Die Therapieplanung erfolgt in Anlehnung an das Phasenmodell nach Clahsen. Subjekt-Verb-Kongruenz und Verbzweitstellung werden zeitgleich erworben. Eine bereits gezeigte Realisierung einer der beiden Strukturen bestimmt die Auswahl der zu erarbeitenden Zielstruktur. Die anderen morphologischen und syntaktischen Strukturen schließen sich in der Reihenfolge der physiologischen Entwicklung bzw. auch hier in Anlehnung bereits gezeigter Strukturen an (Abb. 31).

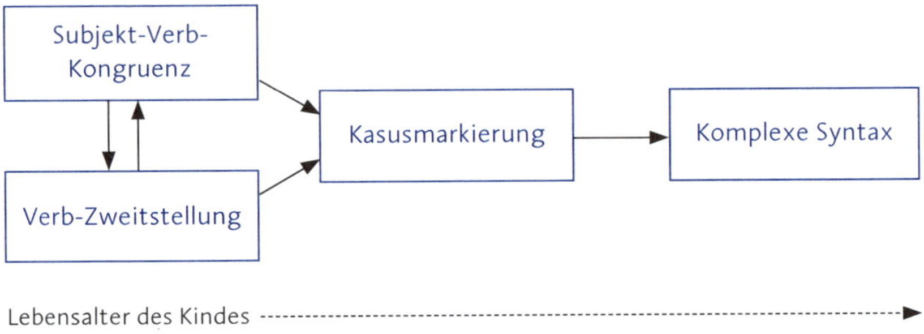

Abb. 31

Der aktive Wortschatz muss ausreichend groß sein und verschiedene Wortarten umfassen, damit eine Satzbildung möglich wird, die bestimmten grammatischen Regeln und Strukturen folgt. Als Meilenstein gilt hier die 50-Wort-Marke im Alter von zwei Jahren.

Erst ein ausreichend differenzierter Wortschatz, der aus verschiedenen Wortarten besteht, ermöglicht die Bildung komplexer und differenzierter Satzstrukturen. Aus diesem Grund ist zunächst eine Erweiterung des Wortschatzes wichtig, denn nur so haben Kinder die Möglichkeit, bei einer Menge von Wörtern das morphologische und syntaktische Prinzip zu erkennen und anzuwenden. Wenn ein Kind reduzierte, fehlerhafte oder unvollständige Satzkonstruktionen bildet, ist daher immer auch darauf zu achten, welcher Wortschatz ihm zur Verfügung steht.

Wichtig ist eine vorbereitende bzw. begleitende Therapie der Basisleistungen wie der auditiven Wahrnehmung, insbesondere der auditiven Merkfähigkeit (s. Kap. II, S. 60 ff.) und der Erweiterung des Lexikons (s. Kap. V, S. 100 ff.). Lexikalisches Lernen ist von doppelter Bedeutung für die sprachliche Entwicklung. So schließt das Lernen eines neuen Begriffs immer auch dessen morphologische Merkmale ein, z. B. wird mit einem Nomen auch sein Genus und Numerus gelernt (die Birne/der Apfel), mit einem Verb seine grammatischen Markierungen (z. B. ich gehe/du gehst).

Um nach dem entwicklungsproximalen Ansatz zu arbeiten, müssen spezifische Bedingungen (Spielsituation und sprachliches Handeln des Therapeuten) geschaffen werden, damit das Kind die zugrunde liegenden grammatikalischen Regeln und Prinzipien erfassen und umsetzen kann. Spielhandlungen müssen so ausgewählt, gestaltet und strukturiert werden, dass die jeweilige sprachliche Zielform häufig und eindeutig immer wieder ins Zentrum der Aufmerksamkeit des Kindes gerückt wird und von ihm aufgegriffen und angewandt werden kann. Dabei werden die nachfolgend beschriebenen Modellierungstechniken (siehe Tabelle 3) eingesetzt, die individuell und situationsangemessen auf die jeweiligen sprachlichen Äußerungen des Kindes folgen. Sowohl durch die Vorgabe der sprachlichen Zielform, als auch durch die gezielten Rückmeldungen werden auf diese Weise bestimmte sprachliche Strukturen verdeutlicht. Nur die jeweilige grammatikalische Zielform steht im Fokus, andere sprachliche Auffälligkeiten, z. B. phonologische Störungen oder weitere grammatische Fehlbildungen bleiben zugunsten der ausgewählten Zielform im Hintergrund und werden zu einem anderen Zeitpunkt erarbeitet und entsprechend verstärkt.

Es bieten sich interaktive Rollenspiele an, bei denen die Rollen immer auch ausgetauscht werden sollten, damit das Kind angeregt wird, die Spielhandlungen selbst sprachlich zu gestalten.

Innerhalb der Therapie mischen sich oft morphologische und syntaktische Strukturen. Indem z. B. die Flexive der 1. und 2. Person Singular gegenübergestellt werden, bietet man auch gleichzeitig Verbzweitstellung mit Vollverben an bzw. Subjekt-Verb-Inversion bei Fragen. Wichtig für den Therapeuten ist dann festzulegen, welche Struktur die Zielform ist, die es dann zu verstärken, konsequent anzubieten und beizubehalten gilt.

Hilfreich für die Therapieplanung ist die Beachtung folgender Therapiebereiche:

A Morphologischer Bereich:

- Subjekt-Verb-Kongruenz
- Genusmarkierung
- Numerusmarkierung
- Kasusmarkierung

B Syntaktischer Bereich:

- Verbzweitstellung im Hauptsatz
- Verbendstellung im Nebensatz
- Fragen mit Satzumstellung
- Negation
- Bildung subordinierter Nebensätze

ZIELE

- Wahrnehmen und Anwenden morphologischer Strukturen in Wörtern und Sätzen.
- Erweitern und Anwenden der syntaktischen Strukturen.

HINWEIS: Wir geben hier jeweils nur Beispiele für Äußerungen des Therapeuten, die jedoch nicht als feste Zielformen gedacht sind, sondern das Prinzip verdeutlichen. Mögliche Äußerungen des Kindes lassen sich nicht in Beispielen vorwegnehmen. Der Therapeut muss individuell auswählen, welche Zielform er anbieten will und wie er auf sprachliche Äußerungen des Kindes reagiert. Nach der Erarbeitung einzelner Zielstrukturen ist es sinnvoll, diese oft anzubieten und zu variieren, um sicherzustellen, dass nicht einzelne Satzmuster gelernt, sondern die morphologischen und syntaktischen Prinzipien erworben wurden.

Mögliche Modellierungstechniken[93] sind in der folgenden Tabelle dargestellt.

Tab. 3

Sprachliches Angebot an das Kind		
Bezeichnung	**Funktion**	**Beispiel**
Präsentation	Gehäufte Einführung der Zielform; das Kind beobachtet.	z. B. Perfektbildung: „Hast du gesehen? Ich habe … getroffen. Hast du auch getroffen? Ich habe so …“
Parallelsprechen	Versprachlichung kindlicher Intentionen, so erfasst das Kind sprachliche Zielformen in Bezug zu seiner aktuellen Bedürfnislage.	„Du willst die Schienen holen. Wollen wir …? Du willst sicher auch …“
Linguistische Markierung	Situationsmerkmale, auf die das Kind gerade achtet, werden versprachlicht, um die Zielstruktur in den Fokus seiner Aufmerksamkeit zu rücken.	Genussystem/Maskulinum: „Ein komischer Teller. Er ist groß. Hast du auch so einen? Siehst du den kleinen Teller? Gib ihn mir …“
Alternativfragen	Angebot zweier Zielstrukturen zur Beantwortung.	Dativ: „Wem soll ich das Futter nun geben? Dem Zebra oder der Giraffe?“

Sprachliche Reaktionen auf Äußerungen des Kindes		
Bezeichnung	**Funktion**	**Beispiel**
Expansion	Vervollständigung kindlicher Äußerungen unter Einbau der Zielstruktur.	„Auto weg." „Ja, das Auto fährt weg. Es fährt zu …"
Umformung	Veränderung kindlicher Äußerungen unter Einbau der Zielstruktur.	z. B. Subjekt-Verb-Inversion: „Wir nehmen Pferde." „Gut, dann nehmen wir Pferde. Nehmen wir auch …?"
Korrektives Feedback	Wiedergabe kindlicher Äußerungen mit berichtigter Zielstruktur	Verbzweitstellung mit Modalverben: „Der Krankenwagen nicht kommen muss." „Nein, der Krankenwagen muss nicht kommen."
Modellierte Selbstkorrektur	Fehler des Kindes bei der Zielstruktur werden vom Therapeuten übernommen und sofort selbst korrigiert.	Verbflexion 2. Pers. Sing.: „Und du hol Teller." „Okay, und du hol … nein, falsch! … und du holst Tassen."
Extension	Sachlogische Weiterführung der kindlichen Äußerungen unter Einbau der Zielstruktur	Trennung von Verb und Negationswort: „Du kannst nicht das machen." „Nein, ich habe das nicht gelernt."

In Anlehnung an die Kontextoptimierung nach Motsch (2010) wird eine neue Zielform zunächst erarbeitet, um sie dann im Kontrast zu einer anderen Zielform anzuwenden. Dadurch wird ein kreativer Umgang mit korrekten grammatischen Strukturen ermöglicht.

A Morphologischer Bereich

1 Subjekt-Verb-Kongruenz

a) Erarbeitung der 2. Person Singular

Die Besonderheit in der Verbform der 2. Person Singular ist das st. Für das Kind gilt in diesem Fall als Signalwort das du, immer dann muss das Verb eine st-Endung haben. Der Therapeut kann mit einem Symbol jeweils an das st erinnern, sobald das du in einem Satz auftaucht, so dass die Kopplung dieser beiden Elemente deutlich wird.

HINWEIS: Bei den Verben mit /s/ oder /sch/ im Wortstamm (essen, duschen, waschen, wissen) ist das st nicht so deutlich hörbar, daher sollten sie in der Phase der Erarbeitung vermieden werden. Für die Satzerweiterungen sollten zunächst nur Objekte im Plural verwendet werden, oder solche, die keine Artikel erfordern (Käse, Mehl, Marmelade, Sonnencreme, Sand), da sonst weitere grammatische Regeln (Kasusformen) zu beachten sind.

Spielvorschläge

- Kochen: Wir kochen gemeinsam eine Suppe oder bereiten einen Obstsalat zu. Als Handlungsgegenstände eignen sich Obst/Gemüse aus Plastik oder aus Knete geformte Lebensmittel. Das Kind gibt Anweisungen an den Therapeuten oder an mitspielende Puppen. Variation: Es werden Bilder verschiedener Kinder aufgeklebt, die unterschiedliche Gerichte kochen und daher unterschiedliche Zutaten brauchen. Mögliche Äußerungen: Du nimmst Tomaten, du schneidest Möhren, du rührst die Suppe.
- Einkaufen: Sich gegenseitig Aufträge geben, was einzukaufen ist, dabei einen Einkaufszettel zusammenstellen, der auch aufgeklebt werden kann. Mögliche Äußerungen: Du kaufst Milch, du kaufst Kartoffeln, du kaufst Käse.
- Koffer packen: Jedes Kind verreist in eine andere Gegend und muss daher andere Sachen einpacken. Dabei gibt der jeweils andere den Auftrag, was einzupacken ist. Mögliche Äußerungen: Du packst Sonnencreme ein, du packst kurze Hosen ein.
- Fahren: Verteilen von Fahrzeugen auf die Kinder. Mögliche Äußerungen: Du fährst Roller, du fährst Fahrrad, du fährst Kettcar.
- Wir sind Anstreicher und geben uns gegenseitig Aufträge. Mögliche Äußerungen: Du malst gelb, du malst grün. Später auch: Du malst den Stuhl grün, du malst die Wand lila.

b) Einführung der 1. oder 3. Person Singular als Kontrast zur 2. Person Singular

Ist das Prinzip der Endung für die 2. Person Singular erarbeitet, wird die 1. und/oder 3. Person Singular hinzugenommen und beide Formen parallel zueinander eingesetzt. Die Spielhandlung müssen dann entsprechend geändert werden.

Es eignen sich Handlungen, bei denen noch ein Dritter (z. B. Stofftier, Handpuppe etc.) ins Spiel mit einbezogen wird oder bei denen über einen Dritten berichtet wird. Zunächst nur Objekte einsetzen, die keinen Artikel erfordern.

Spielvorschläge

- Handpuppenspiel mit verteilten Rollen: Räuber/Hexe/Zauberer spielen mit, die in der Höhle/im Zauberschloss sitzen und von uns überlistet werden müssen. Mögliche Äußerungen: Ich **gehe** zu …, **gehst** du mit? Kasper **geht** sicher auch mit … Ach so, er **traut** sich nicht, aber ich **traue** mich, **traust** du dich auch? Ich **hole** noch schnell …, dann **holst** du … und Kasper **holt** …
- Tisch decken: Wir decken gemeinsam den Tisch, verteilen Besteck und Geschirr, legen die Plätze fest und schmücken den Tisch. Ein Teddy oder eine Puppe spielt mit. Mögliche Äußerungen: Ich **bekomme** …, du **bekommst** …, Teddy **bekommt** …

c) Einführung der 1. und 3. Person Plural

Spielvorschläge, die unter a) und b) aufgeführt sind, können durch Hinzunahme anderer Personen (Handpuppen, Stofftiere) erweitert werden.
Gemeinsamkeiten zwischen den Tieren, Puppen oder auf Fotos abgebildeten Personen herausfinden, sie zu verschiedenen Themen sortieren, z. B. alle tragen Sonnenhüte, Brillen, wir tragen keine Hüte.
Variationen: Geschenke/Post austeilen, Schätze an die Tiere, die Puppen verteilen.

2 Genusmarkierung (Artikel)

Bach
Backe
backen

S. 243 ff.

Artikel sind Träger grammatischer Merkmale (Genus, Numerus, Kasus). Zunächst genügen auch hier kurze Äußerungen, die nicht syntaktisch vollständig sein müssen, damit das Kind die Artikel erfassen kann. Bei Verwendung von Bildmaterial/Fotos sollte darauf geachtet werden, dass nur Gegenstände abgebildet sind, keine Handlungen. Verwendet das Kind indefinite Artikel, werden diese im weiteren Spielverlauf durch definite Artikel ersetzt, die der Therapeut dann in der Interaktion anbietet. Oft lassen sich Artikel bei Spielen zur Wortschatzerweiterung im Bereich der Substantive durch gezielten Einsatz von Modellierungstechniken ebenfalls hervorheben.

HINWEIS: Hier ist das eigene Vorbild besonders wichtig, deshalb muss darauf geachtet werden, dass die Fragen eine Antwort im Nominativ fordern, also: Was ist da? Was liegt da? Wer gehört dazu? Keine Fragen wie: Was siehst du? Was hast du?, da diese eine Antwort im Akkusativ nach sich ziehen.

Spielvorschläge

- Einkaufstaschen sortieren: Es fallen drei Einkaufstaschen durcheinander. Um sie wieder einzuräumen, müssen wir den Begleiter der Wörter kennen, denn in eine Tasche gehören nur die Gegenstände, zu denen der Begleiter **die** gehört, in die anderen Taschen entsprechend die Wörter mit den Begleitern **der** und **das**. In den Taschen befindet sich ein „Einkaufszettel", mit dem wir zuletzt vergleichen können, ob alles richtig zugeordnet ist. Der Abgleich mit dem Einkaufszettel bringt eine Verstärkung durch zusätzlichen Input, da alle Begriffe nochmals mit korrektem Artikel genannt werden. Dabei nennt der eine Spielpartner die Bilder auf dem Einkaufszettel mit Artikel und der andere kontrolliert und bestätigt, dass genau **die** Banane und **die** Gurke in der Tasche sind. **Variation:** Der Korb bekommt alle männlichen Objekte, die Tasche alle weiblichen, das Netz alle sächlichen.
- Bild- oder Gegenstandsbeschreibungen: Abwechselnd werden Gegenstände oder Bilder gezogen, die dann beschrieben werden, z.B. **die** Fahne ist rot, **das** Haus ist gelb, **der** Ball ist rund. **Variation:** Gegenstände oder Bilder nach Merkmalsgruppen sortieren. Es bieten sich folgende Merkmalsgruppen an: weich – hart; kann schwimmen – kann nicht schwimmen; groß – klein; hat Fell – hat Federn; ist lecker – nicht lecker.
- Memory/Lotto: Beim oder vor dem Umdrehen der einzelnen Bildkarten kann geraten werden, was darunter liegt. Mögliche Äußerungen: Da ist **der** Baum …und hier **der** andere Baum …oh nein, **die** Blume. Anschließend können die Pärchen nach Artikeln sortiert werden.
- Bilderbücher, Fotos, Zeitschriften: Suchspiele mit Situationsbildern oder gemeinsames Betrachten von Bilderbüchern oder Fotos.[94] Mögliche Äußerungen: Wo ist **die** Frau? Wo ist **der** Hund? Wo ist **das** Auto?
- Spaziergang: Auf einem großen Stück Papier gemeinsam Dinge aufkleben oder malen, die wir auf einem Spaziergang entdecken könnten (z.B. im Wald). Wir können uns gegenseitig Fragen stellen und Dinge suchen lassen. Mögliche Äußerungen: Wo ist **der** Baum? Wo ist **die** Erdbeere? Wo ist **das** Eichhörnchen?
- Zuordnen: Mehrere Reifen (oder Kreise aus Seilen) auf den Boden legen. Abwechselnd Gegenstände aus einer Kiste holen und immer die Dinge, die den gleichen Artikel haben in einen Reifen legen. Der Therapeut kann absichtlich Fehler einbauen und diese sofort selbst korrigieren. Mögliche Äußerungen: **Das** Kleid kommt hier hin. **Der** Ball kommt in den anderen Kreis. **Das** Auto gehört hier rein, da liegt auch **das** Kleid. **Die** Blume liegt hier.
- Zoo/Bauernhof: Wir füttern die Tiere. Wer bekommt Heu, Körner, Bananen? Mögliche Äußerungen: **Der** Elefant bekommt … **Das** Schwein bekommt … **Die** Katze bekommt …

- Puppenhaus einrichten: Nach dem Umzug müssen alle Möbel und Gegenstände neu in das Haus sortiert werden. Mögliche Äußerungen: **Der** Stuhl kommt hierhin, **das** Bett ...
- Angeln: Abwechselnd Bilder angeln und diese benennen. Mögliche Äußerungen: Da ist **der** Schuh. **Variation:** Die Gegenstände in 3 Eimer sortieren (der, die, das).

3 Numerusmarkierung (Substantive)

Bei den Spielen zur Numerusmarkierung geht es immer wieder die Frage auf: Wie heißen viele davon? Am Anfang wählt der Therapeut eine Kategorie der Pluralmarkierung, z. B. alle Substantive, die den Plural auf /s/ bilden, später kommen andere Pluralmarkierungen hinzu (S. 245 ff.).

Spielvorschläge

- Einkaufen: Auf einem Einkaufszettel sind viele Dinge jeweils einmal abgebildet. Der Auftrag lautet, von allem zwei oder viele einzukaufen. Mögliche Äußerungen: Möchtest du einen Apfel oder viele *Äpfel*? Wie viele genau? Gut, drei *Äpfel* ...
- Kindergeburtstag: Wir brauchen viele Dinge. Ein Bild zeigt, was alles gebraucht wird. Wir überlegen, wie die Mehrzahl davon heißt. Die Dinge auf dem Bild können mit Punkten oder Farbflecken gekennzeichnet sein, so dass abwechselnd gewürfelt wird. **Variation:** Bei einem Bild in schwarz-weiß kann auch gewürfelt und der entsprechende Gegenstand angemalt werden.
- Im Wald: Gemeinsam überlegen wir, was man im Wald sehen kann, dazu die Mehrzahl bilden, z.B. ein Pilz/Pilze, ein Baum/Bäume, ein Wildschwein/Wildschweine. Für jede Idee darf man einen Schritt auf einem aus Bierdeckeln gelegten Weg weitergehen.
- Memory: Da ist ein Clown, da sind jetzt zwei Clowns. Am Ende des Spiels alle Pärchen nochmal ansehen und den Plural benennen.
- Wir gestalten einen Zirkus: Für die Vorstellung brauchen wir viele Clowns, viele Tänzerinnen ...
- Phantasiefiguren bekommen Namen: Es gibt immer eine Phantasiefigur und mehrere auf jedem Bild. Das Kind kann sich selbst Namen für die Phantasiefiguren ausdenken. Therapeut und Kind versuchen gemeinsam herauszufinden, wie dann zwei davon heißen könnten.

4 Kasusmarkierung

Die ersten Zielstrukturen für die Verdeutlichung der Kasusmarkierung sollten einfache Äußerungen mit einem Objekt sein. Hier bietet sich zunächst der Einsatz von Verben an, die eine Ergänzung benötigen (z. B. haben, nehmen, legen, geben).[95]

Im Verlauf der Entwicklung wird zunächst der Akkusativ erworben, daher sind Verben, die ein Dativobjekt fordern (z. B. geben, schenken) erst später in Spielsituationen einzubauen.

Präpositionen fordern meist eine Akkusativ- oder Dativmarkierung, welche wiederum abhängig ist von der eingesetzten Präposition. Lokale Präpositionen werden vor allen anderen Präpositionen erworben, am frühesten in und auf. In einem Spiel sollten zunächst nicht zu viele Präpositionen auf einmal verwendet werden.

Bei Kindern mit Schwierigkeiten in diesem Bereich ist eine Trennung der akkusativ- und dativfordernden Präpositionen wichtig und ein gesondertes Arbeiten mit den verschiedenen Kasusmarkierungen sinnvoll.

a) Akkusativobjekte

Das direkte Objekt eines Satzes wird als Akkusativobjekt bezeichnet. Nur die maskulinen Artikel markieren den Akkusativ deutlich (ich sehe den Apfel), feminine und neutrale Artikel (ich sehe die Puppe, das Auto) behalten auch im Akkusativ den gleichen Artikel wie im Nominativ bei. Daher wird mit Objekten begonnen, die den maskulinen Artikel tragen. Diese werden zu Beginn in der Nominativ- und dann in der Akkusativform gegenübergestellt, so dass für das Kind deutlich wird, was sich verändert. Später werden auch alle Objekte mit femininem und neutralem Artikel im Nominativ und Akkusativ hinzugenommen.

HINWEIS: Um dem tragenden Element dieser Übungen genügend Raum und Aufmerksamkeit zu geben, wird zunächst mit Satzfragmenten gearbeitet. Die Frage kann also lauten: „Welchen Koffer willst du: Den oder den?“ Als Antwort des Kindes reicht ebenfalls: „Den!“. Die Markierung mit dem n ist hier das Entscheidende! Dabei reicht es für die Einführung der grammatikalischen Struktur aus, wenn das Kind die Frage mit „den!“ beantwortet und auf einen der Koffer zeigt. Damit ist bei kürzester Zielstruktur die vorgegebene, zu erlernende Struktur angewandt.

Eine Auswahl von Verben, die grundsätzlich den Akkusativ fordern:
anziehen – backen – bewegen – bekommen – drehen – essen – fangen – finden – fotografieren – fragen – füttern – halten – heben – hören – holen – kaufen – kochen – malen – nehmen – putzen – riechen – rufen – schneiden – sehen – suchen – teilen – fragen – treffen – trinken – verstecken – waschen – werfen

Es gibt auch Verben, die sowohl den Akkusativ, als auch den Dativ mit sich bringen können:
bringen – erklären – geben – sagen – schenken – schicken – schreiben – vorlesen – zeigen

Spielvorschläge

- Wir packen zwei Koffer für unterschiedliche Reiseziele: Um die Unterscheidung zu erleichtern, gibt es Bilder von den Zielsituationen (z.B. Skigebiet, Strand), die auf, in oder neben die Koffer gelegt werden. Dann werden zunächst die unterschiedlichen Gegenstände benannt, die zur Auswahl doppelt vorhanden sein müssen. Mögliche Äußerungen: Da ist **der** Hut, **der** Mantel, da ist **der** Schal, **der** Ball, **der** Sonnenschirm, **der** Eimer... Im zweiten Schritt wird entschieden, wer welchen Gegenstand einpackt. Der Therapeut fragt: Welchen Pullover packst du ein? **Den** oder **den**? Das Kind entscheidet und antwortet: **Den**!
- Kochen: Wir nehmen an einem Kochwettbewerb teil und jeder bemüht sich, das leckerste Gericht zuzubereiten. Alle Zutaten sind doppelt vorhanden. Das Kind entscheidet, welche Zutat als nächstes kommt, z.B. Blumenkohl. Welchen nimmst du? **Den** oder **den** Blumenkohl?
- Suchspiel: Es haben sich Menschen und Tiere versteckt, mit einem Fernglas können wir sie auf dem Wimmelbild entdecken. Die Menschen und Tiere, die auf einem Extrabild zu sehen sind, werden benannt. Mögliche Äußerungen: Wo ist **der** Hund, **der** Mann, **der** Junge... Wenn die Menschen und Tiere gefunden sind: Ich sehe **den** Hund, **den** Ballon ...
- In der Werkstatt: Alles ist durcheinandergeraten, der Mechaniker zählt auf, was er alles sucht. Mögliche Äußerungen: Ich brauche **den** Schraubenschlüssel, **den** Hammer, **den** Wagenheber ...
- Rollenspiel mit der Puppe: Die Puppe wird angezogen, weil wir spazieren gehen wollen. Alle Kleidungsstücke sind doppelt vorhanden. Mögliche Äußerungen: Was zieht die Puppe an? **Den** Rock oder **den**? **Den** Hut oder **den**? Was brauchst du noch? **Den** Pullover? Oder **den** Mantel?
- Im Flugzeug: Verschiedene Bilder werden auf den Boden gelegt. Jeder sitzt an einem anderen Fenster, wir erzählen uns was wir sehen, damit der andere weiß, wo wir uns gerade befinden. Mögliche Äußerungen: Ich sehe **den** See, **den** Wald ...
- Bilder/Gegenstände treffen: Abwechselnd mit einem Softball auf Bilder/Gegenstände zielen. Man bekommt einen Punkt, wenn man die Aufgabe erfüllt hat. Entweder gibt einer dem anderen einen Auftrag, oder jeder bestimmt vorher selbst sein Ziel. Mögliche Äußerungen: Du sollst **den** Baum treffen, ich treffe **den** Baum ...
- Verstecken und Suchen: Einer gibt jeweils dem anderen den Auftrag, etwas zu suchen oder zu verstecken. Mögliche Äußerungen: Such **den** Ball, **den** Hund ... Ich finde **den** Ball nicht ... Versteck du **den** Tiger ...

- Wunschzettel: Wir gestalten (malen, schneiden, kleben) einen Wunschzettel. Mögliche Äußerungen: Ich wünsche mir den Roller, wünschst du dir auch den Roller? Du wünschst dir den Ball … klebe den Lkw auf …
- Wimmelbild: auf Bilder, die den maskulinen Artikel tragen werden Quipssteine gelegt. Abwechselnd beschreiben, was aufgedeckt wird. Mögliche Äußerungen: Ich sehe den Turm, den Hund …
- Die Tiere werden gefüttert: Jedes Tier bekommt, was es mag. Mögliche Äußerungen: Heu ist für den Esel, Bananen sind für den Affen, Käse ist für den Hund, Körner sind für den Vogel.

ERWEITERUNG

- Alle oben genannten Spiele mit maskulinem Artikel können auf die Substantive mit feminimen oder neutralen Artikeln übertragen werden. Anstatt in einen Koffer den oder den Pullover zu packen, können die oder die Mütze und das oder das Kleid eingepackt werden. So können im Verlauf auch Spielideen entstehen, um zwischen den drei Artikeln im Akkusativ zu wählen, z. B. die Tiere werden gefüttert, jedes bekommt, was es mag: Heu ist für den Esel, Bananen sind für den Affen, Käse ist für die Maus, Brot ist für das Kamel.

Präpositionen/Akkusativ

Lokale Präpositionen werden vor allen anderen erworben, am frühesten in und auf. In einem Spiel sollten zunächst nicht zu viele Präpositionen auf einmal verwendet werden. Abhängig von der eingesetzten Präposition wird eine Akkusativ- oder Dativmarkierung gefordert.

Bei lokalen Präpositionen gibt der Akkusativ die Richtung an.

Präpositionen, die immer den Akkusativ erfordern:
durch – entlang – für – gegen – ohne – um

Präpositionen, die Akkusativ oder Dativ erfordern:
an – auf – hinter – in – neben – über – unter – vor – zwischen

Spielvorschläge

- Wir räumen gemeinsam auf. Mögliche Äußerungen: Alle Lebensmittel kommen in die Kiste, alle Spielsachen kommen in den Eimer.
- Handpuppen: Kasper räumt auf und stellt alles an den falschen Platz, wir helfen ihm. Mögliche Äußerungen: Wer hat die Mütze in den Topf gelegt?

- Für einen Umzug muss alles gepackt werden. Mögliche Äußerungen: Was kommt in den Koffer, in die Tasche oder in das Paket?
- Klebebild: Was kommt auf den Tisch und auf den Boden?
- Kleidung einräumen: Was kommt in den Schrank?
- Puppenhaus einrichten: Nach dem Umzug müssen alle Möbel und Gegenstände neu in das Haus sortiert werden. Mögliche Äußerungen: Der Stuhl kommt neben das Bett, neben den Schrank …
- Aufträge auf Bildkarten: Abwechselnd werden Bildkarten gezogen. Derjenige, der die Karte gezogen hat, stellt dem anderen eine Aufgabe. Nach Ausführung können Handlungsergebnis und Bildkarte verglichen werden. Mögliche Äußerungen: Lege den Ball auf den Schrank/unter den Schrank … S. 27

b) Dativobjekte

Das indirekte Objekt eines Satzes wird als Dativ bezeichnet. Im Gegensatz zum Akkusativ wird der Dativ von allen Artikeln markiert (ich gebe dem Hund, der Katze oder dem Schwein zu fressen).

HINWEIS: Zunächst mit maskulinen Objekten beginnen, dabei Objekte wählen, die im Dativ keine Veränderung zeigen, so dass sich nur der Artikel verändert und damit die Aufmerksamkeit des Kindes auf dem m bleibt (dem Esel, dem Hund). Anfangs keine Objekte wählen, die ein n in der Endung haben (dem Bären, dem Pinguin), da die Endung n zu Verwirrung mit den Akkusativformen führen kann. Ebenfalls ungünstig ist zu Beginn der Therapie die Pluralform, denn hierbei taucht wieder das n auf (ich gebe den Bären) und das für den Dativ charakteristische m fehlt.

Verben, die den Dativ erfordern:
begegnen – danken – gehören – gratulieren – helfen

Es gibt auch Verben, die sowohl den Akkusativ als auch den Dativ mit sich bringen können:
bringen – erklären – geben – sagen – schenken – schicken – schreiben – vorlesen – zeigen – schmecken

Spielvorschläge

- Futter verteilen im Zoo[96]: Wem gibst du Futter? Dem Tiger oder dem Tiger? Dem Hund oder dem?
- Alles ist durcheinandergeraten: Wem gehört der Roller? Dem Kasper oder dem Teddy?
- Verkehrte Welt: Wir haben Tiere zu Besuch, die alle am Tisch sitzen und bedient werden möchten. Mögliche Äußerungen: Wem gibst du …?

Dem Teddy gebe ich …, Schokolade gebe ich dem Hund …

- Nachrichten verschicken: Wir sind Schornsteinfeger und müssen alle benachrichtigen, wann wir zum Kaminkehren kommen. Mögliche Äußerungen: Ich schicke dem Bäcker eine Karte … und schicke dem Gärtner …
- Fahren: Gemeinsames Spiel auf dem Verkehrsteppich. Mögliche Äußerungen: Ich fahre mit dem Bus … dem Auto … dem Roller.
- Geschenke machen: Wem schenke ich was? Mögliche Äußerungen: Schleifen schenke ich dem Teddy, dem Hund schenke ich Bälle.

ERWEITERUNG

Alle oben genannten Spiele mit maskulinem Artikel können auf die Substantive mit femininen oder neutralen Artikeln übertragen werden.

Anstatt dem oder dem Bäcker etwas zu schicken, schicken wir jetzt der oder der Friseurin, dem oder dem Schuhgeschäft eine Karte. Im weiteren Verlauf werden alle drei Artikel im Dativ eingesetzt.

Präpositionen/Dativ

Lokale Präpositionen werden vor allen anderen erworben, am frühesten in und auf. In einem Spiel sollten zunächst nicht zu viele Präpositionen auf einmal verwendet werden. Abhängig von der eingesetzten Präposition wird eine Akkusativ- oder Dativmarkierung gefordert.

Einige Präpositionen haben immer den Dativ:
aus – bei – mit – nach – seit – zu

Bei einigen Präpositionen können sowohl der Dativ als auch der Akkusativ vorkommen:
an – auf – hinter – in – neben – über – unter – vor – zwischen

Spielvorschläge

- Kleidung suchen: Wo ist der gelbe Pullover? In dem Schrank oder in dem? Variation: Wo ist die Hose? In dem Koffer oder in dem?
- Suchspiel: Abwechselnd eine Puppe/einen Teddy verstecken. Der andere soll zunächst raten, wo sich der Gegenstand befindet. Ist der Teddy auf dem Stuhl oder unter dem Stuhl? Variation: Gegenstände aus einem Beutel ziehen, diese verstecken und vom anderen suchen lassen.
- Handpuppen: Kasper räumt auf und stellt alles an den falschen Platz, wir helfen ihm. Mögliche Äußerungen: Der Löffel liegt unter dem Bett …
- Situationsbilder/Bilderbücher: Gemeinsames Betrachten und Erzählen.

Mögliche Äußerungen: Wo ist der Bär? ... hinter dem Baum ... Wer sitzt unter der Bank?
- Es eignen sich alle Versteckspiele/Suchspiele, bei denen nach dem Versteck gefragt wird: Ist der Ball unter dem Hut? Unter dem Stuhl?

Pronomen/Dativ

Um das Prinzip der Kasusmarkierung bei Pronomen hervorzuheben, eignen sich alle Spiele, bei denen etwas ausgeteilt oder getauscht wird. Da meist nur kurze Satzstrukturen notwendig sind, werden Zielform und Prinzip besonders eindeutig hervorgehoben.[97]

Spielvorschläge

- Quartett: Als Regelspiel einsetzen. Hast du ein/eine/einen ...? Gibst du es mir ...? Ich habe ... Ich tausche es/ihn/sie ... Ich gebe dir ...
- Lotto: Als Regelspiel einsetzen. Du hast ..., gehört er dir oder mir?
- Etwas verschenken: Ich schenke ihm..., schenkst du mir ...?

B Syntaktischer Bereich

1 Verb-Zweitstellung im Hauptsatz

HINWEIS: Um die Verbzweitstellungsregel zu verdeutlichen, muss der Satz in den Übungen immer aus drei Elementen bestehen. Ein Satz, der nur aus Subjekt und Prädikat besteht (z.B. „Ich kaufe.") reicht nicht aus, um die Position des Verbs an zweiter Stelle im Satz sicher anzuzeigen. „Ich kaufe Obst." hingegen macht bei der Topikalisierung des Objekts mit „Obst kaufe ich." die gleichbleibende Position des Verbs an der zweiten Stelle im Satz deutlich. Das Objekt sollte zunächst keinen Artikel haben oder im Plural stehen, damit das Kind keine anderen grammatischen Strukturen zusätzlich beachten muss.

Erst bei der aktiven Anwendung beider Formen (SVO/OVS) gilt die grammatische Struktur der Verbzweitstellung als erworben. Wird ausschließlich die Form „ich kaufe Obst" geübt und eingesetzt, kann es sich anstelle von erworbener grammatischer Struktur auch um ein auswendig gelerntes Satzmuster handeln, das auf Dauer wenig weitere Gestaltungsmöglichkeiten und Satzerweiterungen zulässt.

Pronominale Subjekte (ich/du – er/sie – wir/ihr) oder Namen fordern keine Artikel, daher sind diese zunächst am leichtesten einzusetzen. Der Einsatz eines Artikels erfordert eine zusätzliche grammatische Kennzeichnung. Das /du/ sollte nur dann eingesetzt werden, wenn die morphologische Form des Verbs bekannt ist, sonst anfangs nur Namen und andere Pronomen einsetzen. Reflexive Verben fordern eine Ergänzung und sind daher zu Beginn der Verbzweitstellungsübungen zu vermeiden.

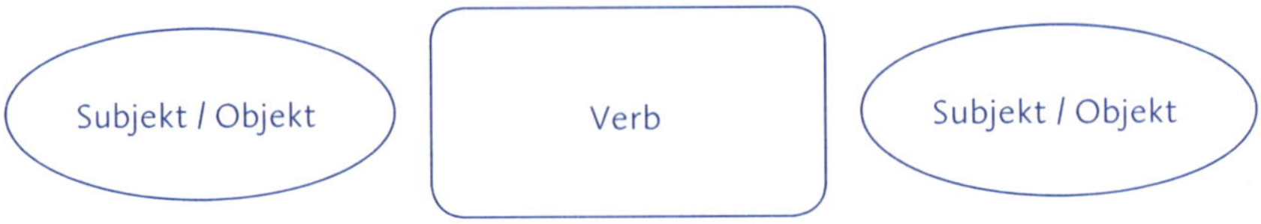

Abb. 32

Die Bilder zu den Sätzen können in ein Schema gelegt werden (siehe Abb. 32), so wird die sich nicht verändernde Position des Verbs im Hauptsatz deutlich, da nur Subjekt und Objekt den Platz tauschen können.

Spielvorschläge

Folgende Verben sind gut einsetzbar:
kochen, kaufen, essen, holen, sehen, nehmen

- Wettkochen: Wir kochen um die Wette mit dem Ziel, möglichst viele Zutaten zu verwenden, die alle in der Nähe liegen. Mögliche Äußerungen: Ich koche Kartoffeln./Möhren koche ich./Ich koche Nudeln./Pudding koche ich.
- Plätzchen backen: Aus Knete backen wir gemeinsam Plätzchen und bereiten alles vor. Ich knete Sterne./Tannenbäume knetest du/Er knetet Engel./Kugeln knetet sie.
- Einkaufen: Er kauft Obst./Gemüse kaufe ich./Sie kauft Nudeln./Eis kaufst du.
- Dinge auf einem Bild/Puzzle finden: Sand sehe ich./Muscheln sieht er./Ich suche Steine./
- Sachen verteilen: Bananen nehme ich./Nüsse nimmst du./Ich nehme Eier.

2 Verbstellung in Nebensätzen

Bei der Konstruktion von Nebensätzen ist die Verbzweitstellung im Hauptsatz und die Verbendstellung im Nebensatz zu beachten. Indem Tatbestände miteinander verknüpft werden, müssen Konjunktionen eingesetzt werden. Wir führen hier keine Beispiele für koordinierende Konjunktionen (z. B. und, oder) an, sondern nur für subordinierende Konjunktionen, die Nebensätze einleiten (z. B. weil, obwohl).

Das Kind muss bei diesen Konstruktionen die Schlüsselfunktion der Konjunktionen erkennen, die bewirkt, dass das Verb im Nebensatz an das Satzende „wandert". Daher muss der Nebensatz aus drei Teilen bestehen, ansonsten ändert sich die Position des Verbs nicht:

Es regnet – ich habe einen Schirm.
Ich habe einen Schirm, weil es regnet.

Erst bei Sätzen mit adverbialer Ergänzung ist die Veränderung der Verbposition deutlich:

Es regnet draußen – ich habe einen Schirm.
Ich habe einen Schirm, weil es draußen regnet.

HINWEIS: Final-, Kausal- und Temporalsätze eignen sich als Einstieg in die Arbeit mit Nebensätzen.

Beispiele für die Verknüpfung zweier Hauptsätze durch eine Konjunktion:

Ich schwitze sehr – ich trinke Wasser.
Ich trinke Wasser, weil ich sehr schwitze.

Ich bin schnell gelaufen – ich schwitze.
Ich schwitze, weil ich schnell gelaufen bin.

Spielvorschläge

- Flaschendrehen: Verschiedene Konjunktionen werden auf Karten geschrieben und kreisförmig auf den Boden gelegt. Je nachdem, auf welche Karte die Flasche zeigt, werden zwei vorgegebene Sätze (Ihr freut euch. – Er hat Pizza gebacken./Er ist müde. – Er ist viel gelaufen.) durch diese Konjunktion verbunden.
- Würfelspiel: Die Karten mit den Konjunktionen sind auf der Rückseite mit Punkten versehen und werden erwürfelt.
- Unfall: Bei einem gemeinsamen Spiel auf dem Verkehrsteppich hält sich keiner an die Verkehrsregeln, sodass die Polizei eingreifen muss, um für Ordnung zu sorgen. Mögliche Äußerungen: Sie fahren zu schnell, obwohl hier … Du gehst einfach über die Straße, obwohl Autos kommen.
- Geschichten erzählen: Es werden jeweils eine Objekt- und eine Verbkarte und die Konjunktion gezogen. Bilder und Konjunktion zu einem Satz verbinden. Beispiel: Bus – ankommen – damit: Ich nehme den Bus, damit ich pünktlich ankomme.

3 Fragesätze, bei denen es zur Umstellung von Subjekt und Verb kommt

Bei Fragen ohne Fragewort erfolgt eine Umstellung von Subjekt und Verb (Inversion), sodass das Verb an die erste Stelle tritt.

Spielvorschläge

- Quartett: Als Regelspiel einsetzen. Mögliche Äußerungen: Hast du …? Legst du …? Bin ich jetzt dran …?
- Zirkus: Wir trainieren für die nächste Vorstellung. Mögliche Äußerungen: Hüpfst du auf einem Bein? Jonglierst du auch drei Bälle?
- Zaubern: Wir zaubern um die Wette und fragen jeweils den anderen, ob er das wohl auch schafft.[98] Mögliche Äußerungen: Zauberst du weiße Kaninchen? Zauberst du fliegende Bälle?

4 Negation

Mit der Verneinung wird die Aussage eines Satzes umgekehrt. Die Verneinung kann mit /nicht/ oder /kein/ gebildet werden. Bei Nomen ohne Artikel oder anstelle eines unbestimmten Artikels wird zur Verneinung /kein/ verwendet, z. B. „ich habe kein Mehl/das ist kein Ball". Die Stellung des /nicht/ im Satz richtet sich nach dem inhaltlichen Bezug, der verneint werden soll, z.B. Er konnte das Auto nicht sehen./Das ist nicht lustig.

Spielvorschläge

- Unfall: Gemeinsames Spiel auf dem Verkehrsteppich. Zwei Autos sind zusammengestoßen. Nun streiten sich die Fahrer, wer Schuld hatte. Mögliche Äußerungen: Ich habe kein … gesehen … Er konnte nicht … Er hat nicht … gesehen.
- Versteck- und Ratespiel: Abwechselnd Gegenstände verstecken und den anderen raten lassen, wo sie sind. Mögliche Äußerungen: Nein, im Schrank ist er nicht … Er liegt auch nicht …
- Wunschzettel: Wir beschreiben, was wir uns wünschen/nicht wünschen. Mögliche Äußerungen: Ich wünsche mir … Nein, ich wünsche mir kein … Das habe ich noch nicht …
- Verreisen: Wir packen gemeinsam unseren Koffer für eine Reise in den Süden und beraten, was wir brauchen/nicht brauchen. Mögliche Äußerungen: Den Schal brauchen wir nicht … Wir nehmen kein … mit …

5 Perfektbildung

Bei der Erarbeitung der Perfektformen ist eine Gegenüberstellung der Präsens- und Perfektform sinnvoll. Dazu eignen sich Bilder, die sowohl den aktiven Vorgang als auch das Ergebnis zeigen, z. B.: Der Mann mäht den Rasen – Der Mann hat den Rasen gemäht (und sitzt jetzt in der Sonne).

Spielvorschläge

- Verbkarten ziehen: Zu jedem Bild einen Satz im Präsens und im Perfekt bilden.
- Unfall: Gemeinsames Spiel auf dem Verkehrsteppich. Nachdem der Unfallschaden soweit beseitigt wurde, muss der Polizist den Unfallbericht diktieren.[99] Mögliche Äußerungen: Das Auto hat ... gebremst. Der Fußgänger hat nichts gesehen.
- Reisebericht/Erlebnisbericht: Wir erzählen unser gemeinsames Erlebnis und nehmen die Geschichte auf (z. B. Meer). Als Anregung kann ein Bilderbuch zum jeweiligen Thema aufgeschlagen werden. Mögliche Äußerungen: Wir haben Muscheln gefunden ... Wir haben gebadet ...
- Wir telefonieren über unsere Einkäufe für eine gemeinsame Reise. Mögliche Äußerungen: Du hast gekauft ... Ich habe gekauft ... Ich habe nicht gefunden ... Hast du eingepackt ...
- Reporter: Ein Reporter berichtet über ein Mikrofon von einem spannenden Radrennen. Mögliche Äußerungen: ... hat gerade überholt, ... ist zu spät gestartet ...
- Tagebuch schreiben oder Bilder dazu malen. Mögliche Äußerungen: Wir sind zu Oma gefahren. Ich habe dort Kuchen gegessen. Du hast ein Geschenk mitgebracht. Wir waren im Schwimmbad. Wir sind mit dem Bus gefahren ...

X Zusammenstellung von Büchern und Spielen

Bücher

Bilderbücher ohne Text, die zum Erzählen anregen

Berner, R. S. (2004): Frühlings-Wimmelbuch. Gerstenberg
Berner, R. S. (2012): Herbst-Wimmelbuch. Gerstenberg
Berner, R. S. (2008): Nacht-Wimmelbuch. Gerstenberg
Berner, R. S. (2011): Sommer-Wimmelbuch. Gerstenberg
Berner, R. S. (2010): Winter-Wimmelbuch. Gerstenberg
Gernhäuser, S. (2014): Sachen suchen. Ravensburger
Mitgutsch, A. (2016): Mein Wimmelbuch: Bei uns im Dorf. Ravensburger
Mitgutsch, A. (2015): Mein Wimmelbuch: Hier in den Bergen. Ravensburger
Mitgutsch, A. (2015): Mein Wimmelbuch: Komm mit ans Wasser. Ravensburger
Mitgutsch, A. (2015): Mein Wimmelbuch: Rundherum in meiner Stadt. Ravensburger
Mitgutsch, A. (2016): Mein Wimmelbuch: Unsere große Stadt. Ravensburger
Muller, G. (2015) Was war hier bloß los? Ein geheimnisvoller Spaziergang. Beltz
Rodriguez, B. (2011): Das Zauberei. Peter Hammer Verlag
Schubert, I., Schubert, D. (2011): Der rote Regenschirm. Fischer Sauerländer
Tjong-Khing, T. (2015): Die Torte ist weg. Moritz

Bücher mit vorhersehbaren/sich wiederholenden Abläufen

Baltscheit, M. (2014): Die Geschichte vom Löwen, der nicht schreiben konnte. Beltz und Gelberg
Carle, E. (2011): Die kleine Maus sucht einen Freund. Gerstenberg
Carle, E. (2011): Die kleine Raupe Nimmersatt. Gerstenberg
Carle, E. (2011): Die kleine Spinne spinnt und schweigt. Gerstenberg
Erlbruch, W., Holzwarth, W. (2001): Vom kleinen Maulwurf, der wissen wollte, wer ihm auf den Kopf gemacht hat. Peter Hammer Verlag
Janisch, H., Leffler, S. (2012): Ich hab ein kleines Problem, sagte der Bär. Betz
Rathmann, P. (2015): Gute Nacht Gorilla. Moritz
Rosen, M., Oxenbury, H. (2018): Wir gehen auf Bärenjagd. Fischer Sauerländer
Spengler, C. (2014): Zum Elefanten immer geradeaus. Hinstorff

Bücher in Reimform

Heine, H. (2015): Der Hase mit der roten Nase. Beltz und Gelberg
Lionni, L. (2008): Das kleine Blau und das kleine Gelb. Oetinger
Lobe, M., Zeichnungen von Weigel, S. (2015): Das kleine Ich bin Ich. Jungbrunnen
Ludwig, S., Wilharm, S. (2012): Die Geschichte vom kleinen Schwein, das nicht NEIN sagen konnte. Dressler Verlag
Morgenstern, C., am Berg, A. (2021): Die drei Spatzen. Eulenspiegel
Scheffler, A., Donaldson, J. (2014): Für Hund und Katz ist auch noch Platz. Beltz und Gelberg
Scheffler, A., Donaldson, J. (2015): Wo ist Mami? Beltz und Gelberg

Bilderbücher zu Farben

Lionni, L. (2008): Das kleine Blau und das kleine Gelb. Oetinger
Lionni, L. (2015): Seine eigene Farbe. Beltz und Gelberg
Moost, N., Rudolph, A. (2015): Der kleine Rabe Socke: Grün, Blau, Rot – Wir bauen ein Piratenboot! Esslinger
Spanner, H. (2011): Erste Bilder – Erste Wörter Ravensburger. (Sonderausgabe)
Kindersley, D. (2011): Erstes Lernen. Farben. Dorling
van Genechten, G. (2015): Kleiner weißer Fisch. arsEdition

Bücher zu bestimmten Themen

Baeten, L. (1995): Die kleine Hexe hat Geburtstag. Oetinger
De Beer, H. (2021): Kleiner Eisbär, nimm mich mit. Nord-Süd-Verlag
Delafosse, C., Valat, P.-M. (2020): Wunderwelt Körper. Licht an! Fischer Sauerländer
Naoura, S. (2020): Tief im Meer. Licht an! Fischer Sauerländer
o. A. (2020): Tiere der Nacht. Licht an! Fischer Sauerländer
Fuhr, U., Sautai, R. (2020): Nachts im Garten. Licht an! Fischer Sauerländer
Langen, A., Droop, C. (2002): Briefe von Felix. Coppenrath
Muller, G. (2018): Was wächst denn da? Beltz und Gelberg
Oftring, B. (2019): Stell dir vor, du wärst ein Tier im Wald. moses.
Oftring, B. (2016): Das Waldforscherbuch. moses.
Pfister, M. (2015): Der Regenbogenfisch. Nord-Süd-Verlag
Röckener, A. (2014): Wie geht's weiter? Bilder & Geschichten zum Weiterspinnen. Moritz
Schreiber-Wicke, E. (Autor), Holland, C. (Illustrator) (2016): Als die Raben noch bunt waren. Thienemann
Spanner, H. (2012): Ich bin die kleine Katze. Ravensburger
Stansbie, S., Vasilenko, V. (2011): Was quakt und blökt auf dem Bauernhof? Loewe
Wiencirz, G., Muller, G. (2021): Ich bin das kleine Kaninchen. Ravensburger

Hörliederbuch

Möller, A. (2013): Hör mal (Soundbuch): Am Meer. CARLSEN
Möller, A. (2011): Hör mal (Soundbuch): Unsere Musik. CARLSEN
Möller, A. (2011): Hör mal (Soundbuch): Unsere Vögel. CARLSEN
Zimmer, Ch. (2017): Hör mal (Soundbuch): Auf der Baustelle. CARLSEN
Zimmer, Ch. (2012): Hör mal (Soundbuch): Die Fahrzeuge. CARLSEN

Bildgeschichten

Dieckhoff, G. (2004): Ein Tag mit Flo. Schubi Verlag
Jonas, E. (2004): Papa Moll. Geschichten zum Schmunzeln/Bilderbox. Georg Westermann Verlag

Faltanleitungen

Graner, A. (2020): Was ein Quadrat alles kann. Kinder falten und basteln zu kleinen Geschichten. Verlag an der Ruhr
Precht, T. (2019): 333 Origami - Falten und Spielen. Edition Michael Fischer
Wheatley, A., Bellon, T. (2021): Origami - Tiere falten kinderleicht. Usborne

Reime, Klatsch- und Fingerspiele

Austermann, M., Wohlleben, G. (2015): Zehn kleine Krabbelfinger. Kösel

Blume, K., Pokornik, B. (1995): Kribbel-Krabbel. Mein lustiges Fingerspielbuch (mit Löchern). Coppenrath

Hering, W. (2011): Aquaka Della Oma. 88 alte und neue Klatsch- und Klanggeschichten. Ökotopia-Verlag

Hering, W. (2011): Kunterbunte Fingerspiele. Fantastisch viele Spielverse und Bewegungsspiele für Finger und Hände. Ökotopia

Kreusch-Jacob, D. (2018): Finger spielen – Hände tanzen. Handspiellieder und Krabbelverse. Argon Sauerländer Audio

Bär, J. (Hrsg.) (2021): Die Mäuschen krabbeln, sie zippeln und zappeln. Mein schönstes Buch der Fingerspiele, Kniereiter und Reime. Arena

Diepmann, R. (2020): Die 50 besten Fingerspiele. Don Bosco

Kuhn, N. (Hrsg.) (2018): Gedichte für kleine Wichte: Liebe, liebe Sonne … Reime, Lieder, Fingerspiele. CARLSEN

Nitsch, C., Köchl-König, E. (2017): Das große Buch der Kinderreime. Über 400 Verse und Fingerspiele. Bassermann

Rachner, M. (2020): Lesemäuschen: Zehn kleine Zappelmänner und noch mehr Fingerspiele. CARLSEN

Wortschatz

Brauer, S. (2010): Bilder suchen – Wörter finden. Rundherum bei mir zu Haus. Coppenrath

Gernhäuser, S. (Text), Neubaher-Fesser, M. (Illustrationen) (2011): Alles, was Räder hat. Mein erstes Fahrzeuge-Spielbuch. Ravensburger

Göbel, D., Knorr, P. (2013): Was machen die da? Eine Wimmelbilder-Geschichte über Berufe. Beltz

Klinting, L. (2011): Kasimir backt. Oetinger

Klinting, L. (2011): Kasimir hat einen Platten. Oetinger

Klinting, L. (1999): Kasimir malt. Oetinger

Klinting, L. (2011): Kasimir tischlert. Oetinger

Krause, J., Wieker, K. (2018): Suche und finde! – Alle deine Sachen. Loewe

Lionni, L. (2014): Ein gutes Jahr. Vierfarbiges Pappbilderbuch. Beltz und Gelberg

Spanner, H. (2004): Kuckuck! – Welches Tier versteckt sich hier? Ravensburger

Steffensmeier, A. (2012): Schläfst du schon, Lieselotte? Sauerländer

Steffensmeier, A. (2012): Was schmeckt dir, Lieselotte? Sauerländer

Sprachverständnis

Eberhard, I. (2011): Was gehört wohin? Ravensburger

Eberhard, I. (2011): Wer füttert wen? Spielbuch mit Magnetteilen. Ravensburger

Mai, M., Altgoer, R. (2012): Und dann? Meine Kuschelgeschichten mit Überraschungen. Mit 2 Möglichkeiten zum Weitererzählen CARLSEN

Mai, M., Wissmann, M. (2012): Und dann? Meine Tiergeschichten mit Überraschungen. Mit 2 Möglichkeiten zum Weitererzählen CARLSEN

Reider, K. et. al. (2017): Die schönsten 3 Minuten Gutenacht-Geschichten: Sammelband

Scheffler, A. (2014): Der magnetische Bauernhof. Ein Spielbuch mit 15 Tiermagneten. Beltz und Gelberg

Spiele

Spiele zu bestimmten Situationen

Das Spielhaus (Ravensburger)
Hier wohne ich (Ravensburger)
Tiere füttern (Ravensburger)
Wir spielen Einkaufen (Ravensburger)

Würfelspiele (miteinander – nicht gegeneinander)

Obstgarten (HABA)
Tempo, kleine Fische! (Ravensburger)
Yakari (Huch!)

Wortschatz

Bilderschlange (Selecta)
Der Natur auf der Spur (Ravensburger)
Domino Bagger, Lok & Co (KOSMOS)
Kleider & Schrank (Lingoplay)
Koffer packen (Ravensburger)
Lecker-Schmecker (Lingoplay)
Mini-Lotto (HABA)
Rund um den Verkehr (Ravensburger)

Reaktion/Kombinieren

Vier erste Spiele (Ravensburger)
Gruselino (Ravensburger)
Halli Galli (Amigo)
Schnappt Hubi (Ravensburger)
Schokohexe (Ravensburger)
Socken zocken (HABA)
Solche Strolche (Amigo)
Speed (Adlung Games

Merkfähigkeit

Im Märchenwald (Adlung Games)
Nanu? (Ravensburger)
Plumpssack (Amigo)
Sagaland (Ravensburger)
Zicke Zacke Hühnerkacke (Zoch)

Farbwürfelspiele

Obstgarten (HABA)
Quips (Ravensburger)
Tempo, kleine Schnecke (Ravensburger)
Vier erste Spiele (Ravensburger)
Mein Mäuschen (Ravensburger)

Formwürfelspiele

Colorama (Ravensburger)
Farben und Formen (HABA)

Zahlenwürfelspiele

Mausefalle (Ravensburger)
Wer legt den größten Clown? (Ravensburger) – bis zur Zahl 6

Tast-Spiele

Blinde Kuh (Ravensburger)
Verfühlt noch mal! (HABA)

Hör-Spiele

Die freche Sprech-Hexe (Ravensburger)
Hör genau (Patnik)
Ratz-Fatz (HABA)
Papperlapapp (HABA)
Wort für Wort (Ravensburger)

Spiele zur Feinmotorik

Fuchsalarm (Goliath)
Jenga bzw. Farbenturm (MB-Spiele)
Make'n Break (Ravensburger)
Packesel (Ravensburger)
Plitsch-Platsch Pinguin (Ravensburger)
Stapelmännchen (Ravensburger)
Tier auf Tier (HABA)
Turmbau zu Babel (Ravensburger)
Villa Paletti (Zoch)

XI Wortlisten

1 Wortliste Konsonanten

Die Reihenfolge der Wortlisten richtet sich nach Artikulationszonen. Vgl. Kapitel VIII. Artikulation, Tabelle 1, S. 128.

1. Artikulationszone: B/P/W/F/M
2. Artikulationszone: D/T/S(Z, X)/SCH/N/L
3. Artikulationszone: G(NG)/K(NK)/J/CH1+2/NG/R/und H

B-Anlaut

Bach
Backe
backen
Bäcker/in
Backstein
Badeanzug/-hose
baden
Badezimmer
Bagger
Bahn
Bahnhof
balancieren
sich balgen
Balken
Balkon
Ball
Ballett
Ballon
Banane
Band
Bank
Bär
barfuß
Bart
basteln
Batterie
Bass
Bauch
Bauer/Bäuerin
Baum
Baustelle
beachten
Beamte/r
Becher
Becken
sich bedanken
bedauern
Bedeutung
sich beeilen
Beere
Beet
Bedienung
beenden
befehlen
befreien
befreundet
begegnen
begeistern
beginnen
begrüßen
behalten
beherrschen
behilflich
Behinderung
behutsam
Beifahrer
Beifall
beide
Beil
Bein
beinahe
Beispiel
beißen
bekannt
bekleckern
bekommen
Beleuchtung
bellen
Belohnung
Bemerkung
benehmen
benutzen
Benzin
bequem
beraten
Bereich
bereit
Berg
berichten
Beruf
beruhigen
berühmt
berühren
Beschäftigung
bescheiden
Bescherung
beschleunigen
beschließen
beschmutzen
beschriften
sich beschweren
Besen
besitzen
besorgen
besprechen
besser
Besteck
bestellen
Besuch
sich beteiligen
beten
Betonmisch-maschine
Bett
betteln
Beule
beugen
Beutel
bewässern
sich bewegen
Beweis
Bewohner
bewölkt
bewundern
bezahlen
biegen
Biene
Bier
Bikini
Bild
billig
Birke
Birne
Bissen
bitten
bitter
Boden
Bogen
Bohne
bohren
Boje
Boot
böse
Botschaft
boxen
Buch
Buche
Buchstabe
Bucht
sich bücken
buddeln
Bude
Bund
bügeln
Bühne
Bumerang
bummeln
bunt
Burg
Büro
Bürste
Bus
Busch
Bussard
Butter

B-Anlaut in Konsonantenverbindungen und B-Inlaut

BL
blank
Blase
blasen
blass
Blatt
blättern
blau
Blech
bleiben
bleich
Bleistift
blenden
Blick
blicken
blind
Blindschleiche
blinken
Blinker
Blitz
Block
blond
bloß
blühen
Blume
Blumenkohl
Bluse
Blut
Blüte
bluten
blutig

BR
Brand
Brandung
braten
Braten
Brauch
brauchen
braun
Brause
Braut/Bräutigam
brav
bravo
brechen
Brei
breit
Breite
Bremse
bremsen
brennen
Brennnessel
Brett
Brezel
Brief
Briefkasten
Briefmarke
Brikett
Brille
bringen
Brocken
Brokkoli
Brot
brummen
brüchig
Brühe
Brücke
Bruder
Brunnen
brüten
brüllen

B-Silbeninitial
Abend
ankurbeln
Arbeit
arbeiten
Ebbe
erlauben
Farbe
färben
Fieber
Fußball
geben
Giebel
glauben
graben
haben
halbieren
Hebel
heben
Hobel
kleben
Krabbe
Kurbel
leben
lebendig
Liebe
loben
Möbel
Nebel
neben
Notizbuch
oben
Postbote
Rabe
reiben
Rettungsboot
Robbe
Rübe
Schaumbad
Scheibe
Scherben
schieben
schweben
Seilbahn
sieben
toben
Traube
treiben
über
Waschbär
werben
Wirbel
wölben
zaubern
Ziegenbock

BL-Silbeninitial
Anblick
Ausblick
himmelblau
Schnittblumen
verblassen
verblüffen
verbleiben

BR-Silbeninitial
handbreit
hellbraun
Schwarzbrot
Sonnenbrille
verbrauchen
Verbrechen
verbrennen
verbrühen
Zebra

B-Lauthäufung
Abrakadabra
Baby
Begabung
beobachten
Bibel
Bibliothek
blitzblank
Bonbon
Brombeere

P-Anlaut

Paar
Päckchen
packen
paddeln
Paket
Palast
Palme
Panne
Panther
Pantoffel
Paradies
parallel
Pärchen
Parfüm
Park
parken
Parterre
Partner
Party
Pass
Passagier
passen
passieren
Pastor
Pate/Patin
Patenkind
Patent
Patient
Patrone
patschnass
Patzer
Pauke
Pause
Pavian
Pech
Pechvogel
Pedal
Pegel
peilen
peinlich
Peitsche
Pelle
pellen
Pelz
Pendel
Pendler
perfekt
Pergament
Perle
Person
Perücke
Petersilie
petzen
picken
Picknick
Pilot
Pilz
Pinguin
Pinsel
Pinzette
Pirat
pirschen
Piste
Pistole
pitschnass
Pizza
Pkw
Po
pochen
Pokal
Pol
polieren
Polizei
polstern
poltern

Pommes frites
Pony
Portemonnaie
Portier
Portion
Porto
Porträt
Porzellan
Posaune
Post
Postbote
Postkarte
Poster
Postleitzahl
Pudding
pudelwohl
Puder
Puffer
Pullover
Puls
Pult
Pulver
Punkt
pünktlich
purzeln
pusten
putzen
Putzmittel
Puzzle
Pyramide

P-Anlaut in Konsonantenverbindungen und P-Inlaut

PL

Plage
Plakat
Plan
Planet
planschen
Plantage
Plastik
plätschern
platt
Platte
Platz
Plätzchen
platzen
plaudern
Pleite
plötzlich
Plunder
plündern
plus

PR

Pracht
prachtvoll
prägen
prahlen
praktisch
Praline
Pranke
Prärie
Präsident
prasseln
Praxis
Preis
Prellung
Presse
pressen
Priester
prima
Primel
Prinz
Prise
privat
Probe
probieren
Problem
Profi
Programm
protestieren
Protokoll
Proviant
Prozess
prüfen
Prüfung
prusten

PS

Psalm

PF

Pfad
Pfahl
Pfand
Pfanne
Pfarrer
Pfau
Pfeffer
Pfefferminz
pfeifen
Pfeil
Pfeiler
Pfennig
Pferd
Pfiff
pfiffig
Pfingsten
Pfirsich
Pforte
Pfosten
Pfote
Pfund
pfuschen
Pfütze

PFL

Pflanze
Pflaster
Pflaume
Pflege
Pflicht
Pflock
pflücken
Pflug
pflügen

PFR

Pfropfen

P-Silbeninitial

Alpen
Ampel
Apotheke
Gruppe
Hampelmann
hoppeln
Hupe
Kappe
Kasper
kippen
Klippe
Knospe
knuspern
Koppel
Körper
Lampe
Lappen
Lippen
Lumpen
Lupe
Mappe
nippen
Rampe
Rappe
Raupe
räuspern
rempeln
Respekt
Rippe
Rispe
Rumpelstilzchen
Schuppe
Stempel
Steppe
stoppen
Stulpe
Suppe
Tapete
trampeln
Treppe
Trompete
Tulpe
Wappen
Welpen
Wespe
Wimpern
wippen
wispern
zappelig
zappeln

PF zwischen Vokalen

Apfel
Gipfel
hüpfen
klopfen
Kupfer
Schnupfen
tapfer
schöpfen
stapfen
Tropfen
tupfen
Wipfel
Zapfen
Zipfel
zupfen
stopfen

PF mit Konsonanten

dampfen
Dampfer
kämpfen
Karpfen
schimpfen
schrumpfen
Strümpfe

P-Auslaut

P nach Vokalen

Club
Dieb
Galopp
Gestrüpp
Laub
lieb
Lob
Sieb
Stab
Staub
stopp
taub
Trab

PF-Auslaut

Geschöpf
hüpf
Knopf
Kopf
Napf
Schlumpf
Strumpf
Sumpf
Topf
Zopf

P nach Konsonanten

Erwerb
Kalb
Korb

P-Lauthäufung

Pampelmuse
Papa
Papagei
Papier
Pappe
Pappel
pappig
Paprika
plappern
Popcorn
Popmusik
Propeller
Prospekt
Publikum
Pumpe
Pupille
Puppe

W/V-Anlaut

Waage
waagerecht
Wabe
wach
wachsen
wackeln
Wade
wagemutig
wagen
Wagen
Waggon
waghalsig
wählen
Wahrheit
Waise
Wal
Wald
Wall
Walnuss
wälzen
Walzer
Vampir
Wand
Wanderer
wandern
Wange
Vanille
wanken
Wanne
Wappen
Vase
Ware
warm
Warnung
warten
Wärter
warum
Wäsche
waschen
Wasser
wasserdicht
Wasserleitung
waten
watscheln
Watt
Watte
weben
Wechsel
Wechselgeld
wechseln
wecken
Weg
wehtun
wehen
sich wehren
weich
Weiche
Weide
Weiher
Weihnacht
weil
Weile
Wein
weinen
Weintraube
weise
weiß
weit
Weite
weiter
Weizen
welken
Welle
Wellensittich
Welpe
Welt
Weltall
wenig
Ventil
Ventilator
Werbung
werden
Werk
Werkstatt
Werkzeug
Wert
wertlos
Wespe
Weste
Westen
Wette
Wettkampf
Wetter
Wetterkarte
Wettspiel
Wicht
wichtig
wickeln
Video
widerspenstig
widersprechen
Widerstand
Widmung
wiederholen
Wiege
wiegen
wiehern
Wiese
wie
wild
Wild
Wildnis
Villa
willkommen
wimmeln
wimmern
Wimpel
Wimper
Wind
Windel
winden
windig
Windstärke
Winkel
winken
winseln
Winter
Winzer
winzig
violett
Violine
Wippe
wir
Wirbel
wirbeln
Wirbelsäule
Wirklichkeit
Wirkung
Wirt/in
wischen
wissen
Vitamin
wittern
Witterung
Vitrine
Witz
wo
Woche
Woge
wohnen
Wohnung
Wolke
Wolkenbruch
Wolle
wollen
Volleyball
voltigieren
Wonne
Wort
wuchern
Wuchs
Wucht
wuchtig
wühlen
Vulkan
wund
Wunde
Wunder
sich wundern
wünschen
Würde
würdig
würgen
Wurm
wurmstichig
Wurst
Wurzel
würzen
wuschelig
wüst
Wüste
Wut

W in Konsonantenverbindungen und W-Inlaut

WR
Wrack
wringen

W/V-Silbeninitial
antworten
bewegt
entwerfen
entwickeln
erwarten
ewig
gewaltig
Gewand
gewinnen
gewohnt
Kiwi
Klavier
Kurve
Lava
Löwe
Möwe

W-Lauthäufung
Wasserwaage
Wettbewerb
Wigwam
Wirrwarr

W und F/V in einem Wort
Maulwurf
Waffel
Wasserfall
werfen
Werft
wertvoll
Wildschwein
windschief
Wipfel
Wissenschaft
Wolf
Wurf
Würfel
würfeln

F/V-Anlaut (Hinweis: |PF| / |PFL| siehe unter: |P|)

Fabel
Fabrik
Fach
Fackel
Faden
Fagott
Fahne
Fahrbahn
Fähre
fahren
Fahrrad
Fahrt
Fährte
Fahrzeug
Falke
fallen
Falter
Familie
fangen
Fantasie/Phantasie
Farbe
Farm
Farn
Fasan
Fasching
Fass
fast
faul
Faust
Faxen
Vater
Februar
Feder
Fee
fegen
fehlen
Fehler
Feier
feierlich
feige
Feile
fein
Feld
Felge
Fell
Felsen
Fenster
Ferien
Ferkel
Ferngespräch
Fernsehapparat
Ferse
fertig
Fest
fest
Fett
Fetzen
feucht
Feuer
Veilchen
sich verabreden
sich verabschieden
verändern
Verband
verbessern
sich verbeugen
verbieten
verbinden
verbrauchen
Verbrecher
verbrennen
Verdacht
verdecken
verdienen
verdunsten
Verein
vergessen
Vergissmeinnicht
vergleichen
sich vergnügen
Vergnügen
vergrößern
verheiratet
verhext
verhindern
verhungern
verirren
Verkehr
Verkehrszeichen
verkleiden
verlangen
verlängern
verlassen
verlegen
verletzen
verlieren
Verlies
Verlosung
Verlust
vermieten
vermissen
vermuten
vernichten
Verpackung
verraten
verrückt
Versammlung
versäumen
verschenken
verschließen
verschlucken
verschmutzt
verschnupft
versenden
versorgen
sich verspäten
versprechen
sich verständigen
verstaucht
verstauen
Versteck
verstehen
Versteigerung
versuchen
verteidigen
verteilen
Vertrag
sich vertragen
Vertrauen
vertreten
Verurteilung
Verzeichnis
verzeihen
verzichten
Fibel
Fichte
Fieber
Film
Filter
finden
Finger
Fink
finster
Firma
Fisch
Fischer/in
Fischerboot
Vieh
viel
vielleicht
vier
Viereck
Fohlen
Föhn
folgen
Folie
Forelle
Form
formen
forschen
Forscher/in
Förster/in
fort
Fortschritt
Fortsetzung
Foto
Vogel
voll
vollständig
voraus
vorbereiten
Vorbild
sich vordrängen
vorgestern
Vormittag
vorn
Vorname
vornehmen
Vorrat
Vorschlag
vorsichtig
vorspielen
Vorstellung
Vorteil
Fuchs
fühlen
Fühler
führen

Führerschein
Fund
füllen
Füller
Fundament
Funke
funkeln
funktionieren
Furcht
Füße
Fußball
Fußgänger
Futter
füttern
Fütterung

F-Anlaut in Konsonantenverbindungen und F-Inlaut

FL

flach
flackern
Flamme
Flasche
flattern
Flaum
Fleck
Fledermaus
Flegel
flehen
Fleisch
fleißig
Flicken
Flieder
Fliege
fliegen
flimmern
Fließband
fließen
flitzen
Flocke
Floh
Floß
Flosse
Flöte
flöten
flott
Flucht
flüchten
Flug
Flügel
Flugplatz
Flugzeug
Flur
Fluss
Flüssigkeit
flüstern
Flut

FR

Frachter
fragen
Fratze
Frau
frech
freihändig
Freiheit
Freitag
Freizeit
fremd
Fremdsprache
fressen
Freude
sich freuen
Freund/in
freundlich
Freundschaft
Frieden
frieren
frisch
Frisur
froh
fröhlich
Frosch
Frost
Frotteehandtuch
Frucht
fruchtbar
früh
Frühjahr
Frühling
Frühstück

F/V-Silbeninitial

Affe
einfach
Einfahrt
Elfe
Giraffe
Hafen
Hafer
Harfe
häufig
Hefe
helfen
Hilfe
hoffen
Käfer
Kaffee
kaufen
Käufer/in
Kiefer
kneifen
Koffer
Larve
laufen
Löffel
Neffe
Ofen
offen
Puffer
Reifen
rufen
Schäfer
Schaufel
schlafen
schleifen
schlürfen
schnaufen
Seife
Sofa
Stiefel
Strophe
Stufe
Tafel
Treffen
Unfug

F/V-Auslaut

F/V nach Vokalen

auf
brav
Brief
Chef
Graf
Griff
Hof
Riff
Ruf
Schaf
schief
Schlaf
steif
tief

F/V nach Konsonanten

Dorf
elf
Genf
Golf
Hanf
Nerv
Schilf

F mit Konsonanten

Duft
Geschäft
Heft
heftig
Kraft
Lift
Luft
oft
Saft
Stift

F-Lauthäufung

Filzstift
Fotograf/in
fünf
pfiffig
verflixt
verfolgen
verhaften
Verkäufer/in
verpflegen
verschlafen
verstopft
vorfahren
Vorfahrt
vorführen
Vorschrift

V und W in einem Wort

Feuerwehr
Feuerwerk
Schweif
verschwenden
verschwinden
verwalten
Verwandtschaft
verwechseln
verwelkt
verwenden

verwöhnen
verwunden
verzweifeln
verzwickt
vorwärts
Waffel
werfen
Wolf
Würfel
zwölf

M-Anlaut und M-Inlaut

machen
Mädchen
Magen
Magnet
Mähdrescher
mahlen
Mahlzeit
Mähne
Mai
Mais
Majestät
Majonäse/
Mayonnaise
malen
Mandarine
Mandel
Manege
Mann
Mannschaft
manschen
Mantel
Mappe
Märchen
Marder
Margarine
Margerite
Marienkäfer
Marionette
Mark
markieren
Markt
Mars
marschieren
März
Marzipan
Masche
Maschine
Masern
Maske
Masse
massieren
Material
Matratze
Matrose
Matsch
Matte
mauern
Maul
Maulwurf
Maus
Mechaniker
meckern
Medaille
Medizin
Meer
Mehl
Meinung
Meise
Meißel
Meisterschaft
melden
melken
Melodie
Melone
Menge
Mensch
Menü
merken
merkwürdig
messen
Messer
Metall
Meter
Metzger
miauen
Miene
Miete
Mikrofon
Mikroskop
Milch
mild
Million
Mineralwasser
Minute
Mirabelle
mischen
miserabel
missachten
Missgeschick
Missverständnis
Mist
mit
Mittag
Mitte
Mitteilung
Mittel
Mitternacht
Mittwoch
mixen
Möbel
Mode
Modell
Mofa
mogeln
mögen
Möglichkeit
Mohn
Möhre
Mohrenkopf
Molkerei
Monat
Mönch
Mond
Monster
Montag
montieren
Moor
Moos
Moped
Morast
morgen
morsch
morsen
Mörtel
Mosaik
Motor
Motte
Möwe
Mücke
müde
Mühe
Mühle
Mulde
Müll
Müller/Müllerin
Mund
Mündung
munter
Münze
mürbe
Mus
Muschel
Musik
Muskel
Müsli
müssen
Muster
mutig
mutlos
Mutprobe
Mutter
Mütze

M-Silbeninitial

Blume
brummen
bummeln
Daumen
Eimer
Familie
Flamme
Gaumen
Gemüse
Gummi
Hammer
Himmel
Hummel
jammern
kämmen
keimen
Kiemen
Komet
kommen
kümmern
Name
nehmen
niemand
Nummer
Pflaume
räumen
reimen
Samen
Schimmel
schimmern
Schramme
schwimmen
Sommer
summen
träumen
Trommel
trommeln
zähmen
Zimmer
zusammen

M mit Konsonanten

Ampel
Amsel
Bremse
Dampfer
Gämse
Hamster
Hemd
Lampe
Lumpen
Pumpe
Rampe
Samt
schimpfen
schrumpfen
Stempel
Strümpfe
trampeln
Zimt

M-Auslaut

M nach Vokalen

am
Baum
Damm
Dom
im
Kamm
krumm
Lamm
Rahm
Raum
Rom
Schaum
Schlamm
schlimm
Schwamm
Strom
stumm
Traum
zahm

M nach Konsonanten

Alarm
Alm
Arm
Film
Form
Helm
Lärm
Qualm
Schirm
Schwarm
Sturm
Turm
Ulm
warm
Wurm

M-Lauthäufung

Mammut
manchmal
Marmelade
Marmor
Mathematik
Medikament
Merkmal
Mickymaus
Moment
Murmel
Murmeltier
Museum

D-Anlaut

da
Dach
Dachs
Dachziegel
Dackel
dagegen
Dahlie
damals
Dame
Damm
Dämmerung
Dampf
Dampfer
Dänemark
danken
darüber
das, der, dieselbe
dauern
Daumen
davor
dazwischen
Deck
Decke
Deckel
dehnen
Deich
dein/deine
Delfin/Delphin
denken
Denkmal
Dezember
Dia
dich
dick
Dieb
Diele
dienen
dies
diesig
diesmal
Dinge
Dinosaurier
doch
Dom
Donau
Donner
Dorf
Dorn
Dose
dösen
du
Dübel
dumpf
Düne
düngen
dunkel
dünn
durch
durcheinander
Durchfall
durchqueren
dürfen
Dürre
duschen
Düse
Düsenflugzeug

D-Anlaut in Konsonantenverbindungen und D-Inlaut

DR

Drache
dran
drängeln
drängen
draußen
Dreck
drehen
drei
Dreieck
Dressur
drinnen
dröhnen
Drogerie
drohen
Drossel
drüben
Druck
drucken
drücken
Druckerei

DSCH

Jazz
Jeans
Jeep
Job
Dschungel

D-Silbeninitial

anders
baden
beide
bewundern
binden
Bruder
Ende
Erde
Faden
Feder
finden
fördern
Gardine
Gebäude
Gondel
Herde
jeder
laden
Laden
Ladung
landen
Leder
leiden
leider
Mandel
Marder
meiden
Mode
müde
Mulde
Nadel
Norden
oder
reden
Rinde
rodeln
rodeln
Rudel
sandig
schade
Schaden
Seide
seidig
senden
überwinden
vergeuden
wandern
Weide
weiden
werden
wieder
windig
Wunde
Wunder

D mit Konsonanten

Adler

D-Lauthäufung

Dachdecker

D und T in einem Wort

damit
darunter
Dekoration
Detektiv
deutlich
Deutschland
Diamant
dicht
Dichter
Dickicht
Dienstag
Dieselmotor
diktieren
direkt
Direktor/in
Dirigent/in
diskutieren
Distel
Docht
Doktor/in
Dolmetscher/in
Dompteur
Donnerstag
doppelt
dort
Dotter
Draht
dringend
Drittel
Duft
Dummheit
dunstig
Durst
hundert
Tandem
Teddybär

T-Anlaut

Tacho
Tafel
Tag
Tal
Taler
Tang
Tank
Tanker
Tanne
tanzen
Tänzer/
Tänzerin
tapfer
tappen
tapsig
tarnen
Tasche
Tasse
Tau
Taube
tauchen
tauen
Taufe
taugen
taumeln
Tausch
täuschen
Taxi
Technik
Tee
Teer
Teich
Teig
Teigwaren
Teil
teilnehmen
Teilung
teilweise
Telefon
Telegramm
Teller
Tempel
Tempo
Tennis
Teppich
Termin
Terrarium
Terrasse
teuer
Teufel
Text
Thema
Thermosflasche
Thron
Thunfisch
ticken
tief
Tiefe
Tiefgarage
Tier
Tiger
Tipp
tippeln
tippen
Tisch
Tischler
toben
toll
Tombola
Ton
tönen
Tonne
Topf
Töpfer/in
Tor
Torero
Torf
Tour
Tube
Tuch
Tücke
tuckern
Thüringen
Tulpe
sich tummeln
Tümpel
tun
Tunfisch/
Thunfisch
tunken
Tunnel
Tupfen
Tür
Turban
Turbine
türkis
Turm
turnen
Turner/in
Turnhose
Turnier
Turnschuh
Tusche
tuscheln
typisch

T-Anlaut in Konsonantenverbindungen und T-Inlaut

TR

Trab
Trafo
träge
tragen
tragisch
Trainer
trällern
trampeln
Träne
Tränke
Trapez
Traube
sich trauen
Traum
träumen
traurig
Trauung
Trecker
treffen
treiben
trennen
treppauf/
treppab
Treppe
Tresor
treu
treulos
Triangel
Tribüne
Trick
triefnass
Trikot
Trillerpfeife
trimmen
trinken
Trio
trippeln
Triumph
trocken
trocknen
Trödel
Trog
Trommel
Trommelfell
tröpfeln
tropfen
Tropfen
trüb
Trubel
Truhe
Trumpf

TR mit Lauthäufung

Tracht
Traktor
Transport
treten
Trichter
Tritt
Trompete
Trost
trostlos
Trott
Trotz
trotzdem
trotzig
Truthahn

TSCH

Cello
Tschüss

T-Silbeninitial

Auto
Beete
Beute
bewirten
bitten
bitter
Bote
braten
Butter
Eltern
Ente
falten
Falter
fertig
fettig
Filter
Flöte
Futter
Garten
Gewitter
gleiten
heute
Hotel
Kante
Kater
Kette
klettern
Kröte
Latte
Leiter
Liter
Mantel
Matte
Meter
Miete
Mitte
Motte
munter
Muster
mutig
Mutter
Note
raten
reiten
retten
Ritter
Sattel
Schalter
Schuster
schütten
später
Vater
warten
weiter
Wetter
Winter
Würste
zittern

T-Auslaut

T nach Vokalen

Bad
Bett
breit
Brett
Brot
Flut
glatt
gut
Hut
Kleid
laut
Lied
Mut
Not
Rat
rot
satt
weit
Zeit

T nach Konsonanten

acht
alt
Band
Bart
Bild
bunt
Fahrt
Feld
Geld
Gold
Hand
hart
Hemd
Herd
Hund
Jagd
kalt
Kind
Land
Mond
Mund
Nacht
Pferd
Rind
rund
Samt
Sand
Schild
Wald
Wand
Welt
wert
wild
Wind
Wirt
Wort
zart
Zelt
Zimt

T-Lauthäufung

Tablett
Takt
Taktik
Talent
Tankstelle
Tante
Tante
Tapete
Taste
tasten
Tat
tatkräftig
Tatsache
Tatze
taubstumm
tausend
temperamentvoll
Temperatur
Test
Textilien
Theater
Thermometer
Ticket
tiefgekühlt
Tinte
Titel
Toast
Tochter
Tod
Toilette
Tollpatsch
Tollwut
Tomate
Tonart
Tonleiter
Tornister
Torte
tot
total
Tourist
T-Shirt
tüchtig
tüfteln
Tugend
Tumult
Tüte
tuten

S-Anlaut (stimmhaft)

Saal
Saat
Säbel
Sache
sachte
Sack
säen
Safari
Saft
Sage
Säge
Sahne
Salamander
Salami
Salat
Salbe
Salto
Samen
sammeln
Samt
Sand
Sandale
sanft
Sänger
Sanitäter
Sardine
Satellit
satt
Sattel
Sau
sauber
sauer
Sauerstoff
saugen
säugen
Säugetier
Säugling
Säule
Saum
Sauna
Saurier
See
Seele
Seemann
Seestern

Segel
Segelschiff
Segen
sehen
Seide
Seife
Seil
seit
Seite
Sekunde
selber
selig
Sellerie
selten
Sender
Sendung
Senf
Senke
September
Serie
servieren
Serviette
Sicherheit
Sicherung
Sicht
sichtbar
Sieb
sieben
Siedler/Siedlerin
Sieg
Siegel
Signal
Silbe
Silber
Silo
singen
sinken
Sinn
Sirene
Sirup
Situation
so/sobald
Sockel
Sofa
sofort
sogar
Sohle
Sohn
solange
sollen
Solo
Sommer
Sonderangebot
sonderbar
Sonne
Sonntag
Sorge
Sorte
Suche
Süden
Südpol
Summe
summen
Sumpf
Supermarkt
Suppe
surren
Symbol

S-Silbeninitial

absagen
Absicht
also
Ameise
Amsel
Ansage
Ansicht
aufsagen
Aufsicht
aufsuchen
Besen
Besuch
Blase
Bluse
böse
Brause
brausen
Bremse
bremsen
Brise
Danksagung
Dose
dösen
Düse
einsam
Eisen
emsig
Esel
Fasan
Felsen
Ferse
Flugsand
Fransen
Gämse
Gemüse
Gesang
Gesicht
gesund
Getöse
gläsern
Glasur
grasen
gruseln
Hase
heiser
Hochsommer
Hose
Insel
Käse
Kiesel
Kombüse
Kreisel
leise
lesen
Linse
lösen
Masern
Meise
morsen
mühselig
Museum
Musik
Nase
Öse
Pause
Person
Pfirsich
Pinsel
Posaune
Rasen
rasieren
reisen
Reisig
Reserve
Riese
rieseln
riesig
Rinnsal
rosa
Rose
Rosine
Tatsache
tausend
unser
unsicher
unsichtbar
Unsinn
Ursache
Vase
versuchen
vorsichtig
Weise
Wesen
Wiese
winseln
Wirsing
Wisent

S-Lauthäufung

Samstag
sausen
Sausewind
Saxofon
sechs
Seerose
Sehnsucht
Selbstbedienung
selbstständig
selbstverständlich
Sensation
Sense
Sessel
seufzen
sich setzen
Silvester
Soße
süß

S und Z Lauthäufung

Salz
Satz
Segelflugzeug
Sitz
Skizze
skizzieren

S-Anlaut (stimmlos) und S-Inlaut

City
Cent
Center

S-Silbeninitial

außen
beißen
besser
bissig
Brennnessel
draußen
dreißig
Drossel
essen
fleißig
fließen
Flosse
fressen
Füße
Gasse
genießen
gießen
Größe
grüßen
heißen
Kasse
Kessel
Kissen
Klasse
Kresse
küssen
Meißel
meißeln
messen
Messer
müssen
pressen
reißen
Rüssel
Tasse
Terrasse
verbessern
vergessen
vergrößern
vermissen
Wasser
wissen

S mit Konsonanten

Ausblick
Ausdruck
Ausgang
ausgiebig
Auskunft
Auster
Auswahl
Ausweg
basteln
Biskuit
bisschen
Borsten
Bürste
Distel
Eisbär
Eisberg
Eisblume
eiskalt
Eismeer
Elster
Erbse
essbar
Faust
Fenster
festlich
finster
Flussbett
Flusspferd
flüstern
Förster/in
Fußboden
Geist
Gerste
Gerüst
gestern
Glasmalerei
Großmutter
Hamster
hastig
Haustür
hopsen
Husten
Kapsel
Kasper
Kastanie
Kasten
Kiste
knistern
Knospe
Knusperhaus
knuspern
Kosten
köstlich
Künstler
Küste
Leiste
Liste
listig
lustig
Maske
Meister
Monster
Moskau
Münster
Muskatnuss
Muskel
Muster
Nashorn
nisten
Ostern
Pfingsten
Pfosten
piepsen
Piste
plumpsen
Polster
pusten
räuspern
Respekt
rostig
Rüstung
stupsen
tasten
trösten
überlisten
vergesslich
Wespe
Weste
Westen
wispern
Wüste

S mit Konsonanten

Skala
Skat
Skelett
skeptisch
Skorpion
Sklave
Slalom
Smog
Sweatshirt
Szene

S-Auslaut (stimmlos)

S (stimmlos) nach Vokalen

Ass
aus
Bass
Beweis
Biss
blass
Bus
Eis
Ergebnis
Erlaubnis
es
Fass
Fleiß
Floß
Fluss
Fuß
Gas
Gebiss
Gedächtnis
Gefäß
Geheimnis
Glas
Gries
groß
Gruß
Guss
Haus
Hindernis
Iltis
Imbiss
Kies
Kloß
Kompass
kraus
Kreis
Kürbis
Kuss
Los
Maus
Moos
Mus
nass
Nuss
Preis
Reis
Riss

S (stimmlos) mit Konsonanten

als
anders
Angst
Artist
Ast
August
Bast
besonders
Dienst
Durst
ernst
erst
fast
Faust
Fels
Fest
fest
Frost
Fürst
Gans
Gast
Geist
Gerüst
Gips
Hals
Hengst
Herbst
Krebs
Kunst
Kurs
Last
List
Lust
Mars
Mast
meist
Mist
Mops
Nest
Obst
Papst
Post
Puls
Raps
Rast
Rost
sonst
Trost
Vers
Wurst
wüst

Z-Anlaut

Z mit Vokalen

Zacke
zäh
CD-Spieler
zaghaft
Zahl
zahm
Zahn
Zange
sich zanken
Zäpfchen
zappeln
zärtlich
Zauberer
Zaun
Zecke
zehn
Zeh
Zebra
Zeichen
Zeichentrickfilm
zeichnen
zeigen
Zeiger
Zeile
Zeit
Zeitung
Zelt
Zement
Zentimeter
Zentrum
Zeppelin
zerbrechen
Zettel
Zeug
Ziege
Ziegel
ziehen
Ziel
Ziffer
Zigarette
Zigarre
zögern
Zigeuner
Zimmer
Zimmermann
zimperlich
Zimt
Zink
Zinn
Zinne
Zipfel
Zirkel
zirpen
zittern
Zoo
Zoll
Zitrone
Zopf
zornig
zu
Zubehör
Zucchini
züchten
zucken
Zucker
Zufall
zufrieden
Zug
Zügel
Zukunft
zünden
Zunge
zupfen
zu viel
Zuschauer
Zutaten

Lauthäufung

Zaumzeug
Zickzack
zwanzig

Z und S Lauthäufung

Zirkus
Zuhause
zusammen
zusätzlich

ZW

Zwang
zwar
Zweck
zwei
Zweifel
Zweig
Zwerg
zwicken
Zwieback
Zwilling
Zwirn
zwischen
zwitschern
zwölf

Z-Inlaut

benutzen
Benzin
blitzen
Brezel
Dezember
einzahlen
einzeln
flitzen
Fratze
glänzen
Glatze
glitzern
Grenze
heizen
herzig
Hochzeit
Katze
Kerze
Konzert
kratzen
Kreuzotter
Kreuzung
Lanze
Münze
Mütze
Notizen
Nutzen
Ozean
Pflanze
Pfütze
platzen
Purzelbaum
putzen
Rezept
Ritze
tanzen
Tatze
vierzehn
vierzig
Walze
Weizen
winzig
witzig
Wurzel
würzen

Z mit Konsonanten

Arzt
blitzblank
Geburtstag
herzlich
jetzt
Plätzchen
zuletzt

Z-Auslaut

abwärts
aufwärts
Blitz
Flugplatz
ganz
Geiz
Glanz
Herz
Holz
Kauz
Kitz
Klotz
Kranz
Kreuz
kurz
März
Netz
Notiz
Pelz
Pfefferminz
Pilz
Platz
Prinz
Putz
Reiz
rückwärts
Tanz
vorwärts
Witz

X-In- und Auslaut

X-Inlaut

Achse
Axel
Axt
Boxer
Eidechse
Hexe
klecksen
Mexiko
Mixer
Nixe
Ochse
Taxi
verwechseln
wachsen
wechseln

X-Auslaut

Dachs
Felix
fix
Flachs
Fuchs
Keks
Klecks
Lachs
links
Luchs
Max
mittags
montags
Wachs
Wuchs

Verschiedene Zischlaute in einem Wort

Auszeichnung
Auszug
Benzinkanister
Bienenwachskerze
Eiszapfen
Eiszeit
Esszimmer
Hexenhaus
Kandiszucker
Keksdose
Knusperhaus
Muskatnuss
Pilzsucher
Salz
salzig
Samstag
Satz
Saxofon
sechs
Seezunge
Segelflugzeug
Sehnsucht
Seiltänzer
setzen
seufzen
siebzig
Situation
sitzen
Skizze
skizzieren
Szene
zahllos
zahnlos
zerfliesen
zersägen
Zirkus
Zirkuszelt
zuckersüß
Zuhause
zusammen
zusätzlich
zwecklos

SCH-Anlaut

schaben
Schablone
Schach
Schacht
Schachtel
schade
Schädling
Schaf
Schäfer/Schäferin
Schal
Schale
schälen
Schall
schalten
sich schämen
Shampoo
Schar
scharf
Scharlach
Scharnier
scharren
Schatten
Schau
Schauder
schauen
Schauer
Schaufel
Schaukel
Schaum
schäumen
Chef
Scheibe
Schein
Scheinwerfer
Scheitel
scheitern
Schelle
Schelm
Schemel
schenken
scheppern
Scherbe
Schere
Sheriff
scheu
scheuchen
scheuern
Scheune
Ski
Schicht
schick
schieben
schief
Schiefer
schielen
Schienbein
Schiene
Schiff
Schild
schildern
Schildkröte
Schilf
schillern
Schimmel
schimmlig
schimmern
schimpfen
Schinken
Schirm
Schock
Schokolade
Scholle
schön
schöpfen
Schöpfung
Schotter
Schubkarre
Schublade
schüchtern
Schuh
Schuld
Schulden
Schule
Schüler/Schülerin
schulfrei
Schulter
schummeln
Schuppe
schüren
Schutt
schütteln
schütten

Lauthäufung

Schaschlik
Schauspieler/in
Schornstein
Schultasche

SCH und S/Z in einem Wort

Schatz
schätzen
Schaufenster
Scherz
scheußlich
Schiedsrichter
schießen
Schimpanse
Schonzeit
Schoß
Schürze
Schüssel
Schuster
Schüttelfrost
Schutz

SCH-Anlaut in Konsonantenverbindungen

SCHL
schlachten
Schlaf
Schläfe
Schlag
Schlamm
schlampig
Schlange
Schlange stehen
sich schlängeln
Schlaraffenland
schlapp
schlau
Schlauch
Schlaufe
schlecht
schlecken
schleichen
Schleier
Schleife
schleifen
schlemmen
schlendern
Schleppe
schleppen
Schlepper
schleudern
schlicht
schlichten
schlimm
Schlinge
Schlitten
Schlittschuh
Schlucht
Schluck
Schluckauf
schlucken
schlummern
schlüpfen
schlürfen

SCHM
schmackhaft
schmal
schmecken
schmeicheln
Schmetterling
Schmiede
schmieden
schmiegen
Schmiere
schmieren
Schminke
schmollen
schmoren
Schmuck
schmuddelig
Schmuggler

SCHN
Schnabel
Schnalle
schnappen
schnarchen
schnattern
schnaufen
Schnecke
Schnee
Schneeglöckchen
schneiden
Schneider/
Schneiderin
schneien
schnell
Schnitt
Schnittlauch
Schnorchel
schnüffeln
Schnuller
Schnupfen
schnuppern
Schnur
schnüren
schnurgerade
Schnurrbart
schnurren

SP
Spachtel
Spaghetti
spähen
Spalt
Span
Spange
Spanien
spannen
Spannung
sparen
Spargel
spät
Spaten
Specht
Speer
Speiche
Speicher
speichern
Spektakel
Spende
Sperre
Spiegel
Spiel
Spinat
Spinne
spinnen
Spirale
spontan
Sport
Spott
Spucke
Spuk
Spule
Spüle
Spur
spüren

SPL
Splitter
splittern

SPR
Sprache
sprechen
Sprengung
Sprichwort
springen
Spruch
Sprudel
sprühen
Sprung

SCHR
Schräge
Schramme
Schrank
Schranke
Schraube
Schreck
Schrei
schreiben
Schreinerei
schreiten
Schrift
Schritt
Schrott
Schrubber
schrumpfen

ST
Stab
stabil
Stachel
Stachelbeere
stachlig
Stadion
Stadt
Staffel
Stahl
Stall
Stamm
stammeln
stampfen
Stand
Ständer
Stange
Stängel
Stapel
stapfen
Star
stark
starr
starren
Start
Station
stattfinden
Stau
Staub
stauen
staunen
stechen
stecken
Stecker
Steg
stehen
stehlen
steif
steigen
steigern
steil
Stein
Stelle
stellen
stemmen
Stempel
Steppe
sterben
Stereoanlage
Stern
steuern
Stich
sticken
stickig
Stiefel
Stiefmutter/-vater
Stiel
Stier
Stift
stiften
Stille
Stimme
stimmen
stinken
Stirn
stöbern
Stock
Stockwerk
Stoff
stöhnen
Stollen
stolpern
stopfen
Stoppuhr
Storch
stören
störrisch
stottern
Stück
Student/
Studentin
Stufe
Stuhl
stülpen
stumm
stumpf
Stunde
stur
Sturm

STR
Strafe
Strahl
strahlen
Strähne
stramm
strampeln
Strand

Strandgut
Strandräuber
Strang
sich sträuben
Strauch
Strecke
sich strecken
Streich
streicheln
streichen
streifen
Streifen
streiten
streng
streuen
Strich
Strick
stricken
Stroh
Strömung
Strophe
strubbelig
Strudel
Strümpfe
struppig
Struwwelpeter

SCHW

schwach
Schwalbe
Schwamm
Schwan
schwanger
schwanken
Schwarm
schwärmen
schweben
Schweden
schweigen
Schwein
Schwelle
Schwellung
schwenken
schwer
Schwert
schwierig
Schwimmbad
schwimmen
Schwindel
schwingen
schwirren
schwitzen
schwören
Schwung
Schwur

SCH-Konsonantenverbindung, S/Z in einem Wort und SCH-Inlaut

Schleuse
schließen
schließlich
Schlingpflanze
Schlitz
Schloss
Schlosserei
schluchzen
Schluss
Schlüssel
Schlüsselblume
Schmalz
schmatzen
schmeißen
schmelzen
Schmerz
schmunzeln
schmusen
Schmutz
schnalzen
Schnauze
sich schnäuzen
Schnipsel
Schnitzel
schnitzen
Schnürsenkel
Spaß
Spatz
spazieren gehen
Speise
spezial
Spezialitäten
Spieß
Spiritus
Spitz
sprießen
Spritze
Spritzer
Spross
Sprosse
Sprungschanze
Stelze
stolz
stolzieren
Stöpsel
Stoß
Sturz
stürzen
Stütze
Strapaze
Straße
Strauß
Streichholz
Streusel
Schwanz
schwänzen
schwarz
Schweiß
schweißen
Schweiz
Schwester

SCH-Silbeninitial

SCH zwischen Vokalen

Asche
Bescheid
bescheiden
beschenken
bescheren
beschimpfen
Böschung
Brosche
Dusche
Esche
Fasching
fischen
Flasche
flauschig
Fleischer/in
Geschäft
gescheit
Geschenk
Geschichte
Geschirr
huschen
kreischen
Lasche
lauschen
löschen
Masche
Maschine
mischen
Muschel
naschen
Nische
rascheln
rauschen
Tasche
tauschen
Täuschung
Tusche
tuscheln
Wäsche
wischen

SCH mit Konsonanten

Abscheu
Abschied
Abschnitt
Absperrung
Abstand
Ansporn
Anstrengung
Aufschnitt
Aufschwung
Aufstieg
Aufstrich
einstimmig
Entscheidung
entschuldigen
Entspannung
entstehen
Erscheinung
ersparen
erstarren
ersticken
Fälschung
feilschen
fletschen
forschen
Gletscher
glitschig
Grätsche
Herrscher
Ketchup
Kirsche
kitschig
klatschen
knirschen
Kutsche
Lutscher
marschieren
menschlich
Nachschub
Patsche
Peitsche
pirschen
planschen
plätschern
Pritsche
quetschen
quietschen
Rückstand
rutschen
Überschwemmung
Umschlag
umschwärmen
umständlich
unscheinbar
Unterschied
Unterschlupf
Unterschrift
unterstreichen
verschenken
verschieden
verschlingen
verschweigen
verschwenden
sich verspäten
versprechen
Versteck
Vorsprung
Vorstadt
wünschen

SCH-Auslaut

SCH nach Vokalen

Busch
diebisch
elektrisch
englisch
Fisch
Flausch
Fleisch
frisch
Frosch
Gekreisch
Geräusch
komisch
launisch
mürrisch
neckisch
neidisch
Plüsch
praktisch
rasch
Tausch
tierisch
Tisch
tragisch
tückisch
Tusch
wählerisch

SCH nach Konsonanten

Barsch
barsch
Deutsch
Dorsch
falsch
forsch
Hirsch
hübsch
Kitsch
Marsch
Matsch
Mensch
morsch
Pitsch-patsch
Punsch
Quatsch
Wunsch

SCH mit anderen Zischlauten in einem Wort

anschmiegsam
Blitzschlag
Fixstern
Fuchsschwanz
Gesellschaft
Glasscheibe
Großstadt
Halsschmerzen
Königsschloss
mucksmäuschen-still
musikalisch
Obstschüssel
Sandsturm
Schatzkästchen
Schatzsuche
Schaufenster
Scherz
Schiedsrichter
Schimpanse
Schleuse
schließen
Schlosser
Schlossgespenst
schluchzen
Schluss
Schlüssel
schmatzen
schmausen
schmelzen
Schmerzen
schmerzhaft
schmunzeln
Schmutz
schmutzig
schnalzen
Schnauze
Schneise
Schnellzug
Schnitzel
schnitzen
Schuhbürste
Schüssel
Schuster
Schwanz
schwarz
schweigsam
Schwester
schwitzen
selbstständig
Siebenschläfer
Spaß
spaßen
Spatz
Spazierstock
Spielzeug
spitz
Spitze
Spritze
Sprosse
Sprungschanze
Station
Stolz
stolz
Straße
Strauß
Sturz
Taxistand
Zeitschrift
zerspringen
Zielscheibe
zischen
Zuschauer
Zwiebelschale
zwischen
Zwischenraum
zwitschern

N-Anlaut (Hinweis: |KN| siehe unter |K|, |SCHN| unter |SCH|) und N-Inlaut

Nabel
Nachbar
Nachbarschaft
Nachmittag
Nachricht
Nachspeise
Nacht
Nachteil
Nachtigall
Nachtisch
nackt
Nadel
Nagel
Nagetier
Nähe
Nahrung
Nahrungsmittel
Naht
Name
Napf
Narbe
Narr
Narzisse
Nase
nass
Natur
Nebel
Neffe
Neigung
Nelke
Nerv
Nest
nett
Netz
neu
neugierig
Neuigkeit
Neujahr
neutral
nicht
Nichte
Nichtschwimmer
Niederschlag
niedlich
Niere
Niete
Nikolaus
Nilpferd
Nische
Nixe
Nomade
Nordpol
Nordsee
Not
Note
nötig
Notiz
Notruf
November
Nudel
Nugat
null
Nummer
Nuss
nützen
nützlich
nutzlos

N-Silbeninitial

Beine
Biene
Bohne
Bühne
Fahne
Henne
Kanne
Krone
Leine
Mähne
Rinne
Scheune
Sonne
Tanne
Tonne
Träne

Wanne
wenig

Lauthäufung mit Anlaut

nachahmen
nachdenken
nacherzählen
nachgeben
Nacken
nageln
nagen
nähen
sich nähern
naschen
Nashorn
neben
Nebensache
necken
nehmen
nein
nennen
Neptun
neun
nicken
niedergeschlagen
nieseln
niesen
nippen
nirgendwo
Nonne
Norden
nörgeln
Norwegen
notwendig
nutzen
notieren

Lauthäufung In- und Auslaut

brennen
Brunnen
gähnen
gewinnen
kennen
können
planen
scheinen
spinnen
weinen
wohnen

N mit Konsonanten

Anfang
Birne
Dornen
Ende
Ente
gerne
Indianer
Inhalt
lernen
Unfall
Unfug
Unglück
Unruhe
Unsinn
unter
vorne

N-Auslaut

N nach Vokalen

Bahn
Bein
braun
dein
dünn
fein
Föhn
Gewinn
grün
Hahn
in
Kahn
Kinn
klein
Kran
Mann
mein
Mohn
Plan
schon
schön
Schwein
Sohn
wann
wenn
Zahn

N nach Konsonanten

Bern
Dorn
Farn
fern
gern
Horn
Kern
Luzern
Stern
Stirn
vorn

L-Anlaut (Hinweis: |PL| / |PFL| siehe unter |P|, |BL| unter |B|, |FL| unter |F|, |SCHL| unter |SCH|, |GL| unter |G|, |KL| unter |K|)

Labyrinth
lachen
Lachs
Lack
laden
Lage
Lager
Lagerfeuer
lahm
Laken
Lakritz
Lama
Lamm
Lampe
Land
landen
Landschaft
lang
langsam
Lappen
Lärm
Larve
lassen
lässig
Lasso
Last
lästig
Laterne
Latte
Laub
Lauch
lauern
laufen
Laune
Laus
lauschen
laut
Laut
läuten
lauwarm
Lava
Lawine
leben
Lebkuchen
lecken
lecker
Leder
leer
legen
Lehm
Lehne
Lehrer/in
leicht
leichtsinnig
leider
leihen
Leim
Leine
Leinwand
leise
Leistung
leiten
Leiter
Leitung
Leckerbissen
lenken
Lenker
Leopard
Lerche
lernen
lesen
leuchten
Lexikon
Leuchtturm
Leute
Licht
Lichtung
Lid
lieb
lieben
Lied
liefern
liegen
Lift
Limonade
Linde
Linie
links
Linse
Lippe
Liste
listig
Liter
Lob
Loch
Locke
locken
locker
logisch
Lok

Lokomotive
Los
löschen
lose
Löwe
Löwenzahn
lösen
Lösung
Lotse
Lotto
Lücke
Luft
luftig
Luftpost
Luftschiff
Lüge
Luke
Lumpen
Lunge
Lupe
Lust
lustig
lutschen
Luxemburg

L-Inlaut

L zwischen Vokalen

alle
bellen
Bulle
eilig
Eule
Falle
fehlen
Fohlen
füllen
Halle
heilen
heulen
holen
Keller
Kohle
kraulen
mahlen
malen
Mühle
Qualle
rollen
Schale
Scholle
Schule
Sohle
spielen
teilen
Teller
Weile
Welle
Wolle
wollen

Lauthäufung

Flügel
lächeln
lallen
Langeweile
länglich
lautlos
Lebensmittel
Libelle
liebevoll
Lieblingsspeise
lila
Lilie
Lineal
Löffel
Löschblatt
Luftballon
Luftschlange
Lümmel

L mit Konsonanten

Algen
Alm
alt
balgen
Bild
elf
Elfe
Falke
falten
Falter
Feld
Felsen
Film
folgen
gelb
Gold
hageln
halb
Halm
Hals
helfen
Helm
Holz
Kalb
melden
melken
Pilz
qualmen
rodeln
schaufeln
Schild
Schilf
Schwalbe
segeln
Silbe
stempeln
trommeln
Tulpe
verriegeln
Wald
wedeln
welk
Welpen
Welt
wild
Wolf
Wolke
Zelt

L-Auslaut

Aal
Ampel
Apfel
Beil
Dackel
Deckel
Esel
Fabel
Fackel
faul
Fell
Gabel
Gipfel
Hagel
Hebel
hell
Hobel
Hügel
Hummel
Igel
Kabel
kühl
Kuppel
Maul
Mehl
Möbel
Müll
Muschel
Nadel
Nebel
Öl
Pudel
Riegel
Rudel
Rüssel
Saal
Sattel
Schal
Schaufel
Schimmel
schmal
Schnabel
schnell
Segel
Seil
Sessel
Spiel
Stall
steil
Stempel
Stiefel
Stuhl
Tafel
Tal
Teil
toll
Trommel
Tunnel
voll
Waffel
Wiesel
Zettel
Ziel

G-Anlaut

Gabel
Gabelstapler
gackern
gähnen
galoppieren
Gämse
Gang
Gangschaltung
Gans
ganz

gar nicht
Garage
Garantie
Garderobe
Gardine
garstig
Garten
Gast
Gaststätte
Gaumen
Gauner
Gebäude
geben
Gebiet
Gebot
Gebrüll
Geburt
Gebüsch
Gedächtnis
gefährlich
Gefäß
Gefieder
Gefriertruhe
gefroren
Gefühl
geheim
Geheimnis
gehen
Gehirn
Gehör
gehorchen
gehören
Geier
Geist
geizig
Gelächter
Gelände
gelb
Geld
Gelenk
gelten
Gemälde
gemein
Gemeinde
Gemeinheit
gemeinsam
Gemeinschaft
Gemüse
Gemurmel
gemütlich
genau
genauso
genial
genießen
Genuss
gerade
Gerät
Geräusch
gerecht
Gericht
gern
Geröll
Gerümpel
Gerste
Geruch
Gerüst
gesamt
geschafft
Geschäft
Geschichte
Geschirr
geschlossen
Geschnatter
Geschrei
geschützt
Geschwister
Gesicht
Gespenst
Gespräch
Gestalt
gestern
Gestöber
gestreift
Gestrüpp
gesund
Getreide
Gewehr
Geweih
Gewicht
Gewinn
gewissenhaft
Gewitter
sich gewöhnen
Gewölbe
Gewürz
Giebel
gierig
gießen
giftig
Gipfel
Gips
Giraffe
Girlande
Gischt
Gitarre
Gitter
Gold
Goldhamster
Gondel
gönnen
Gorilla
Gott
gültig
Güterbahnhof
Gummi
Gurt
Gürtel
Guss
gut

Lauthäufung

Gebirge
gebirgig
Geburtstag
Gefängnis
Geflügel
gegen
Gegend
Gegensatz
gegenseitig
Gegenstand
Gegenteil
gegenüber
Gegner
Gehege
Gehweg
Geige
Gelegenheit
gelingen
genehmigen
genug
gering
Gleichgewicht
Gong
gurgeln

G und K in einem Wort

Gebäck
Gedanke
gelenkig
Genick
Gepäck
Geschenk
geschickt
Geschmack
geschminkt
Geschwindigkeit
Gestank
Getränk
Gewächs
Glocke
Glück
glücklich
Gockel
Gurke
Gymnastik
Sackgasse

G-Anlaut in Konsonantenverbindungen

GL

glänzen
Glas
Glaserei
glatt
Glatze
glauben
gleich
gleichaltrig
gleichzeitig
Gleis
gleiten
Gletscher
glitzern
Globus
glühen
Glut

GN

Gnade
gnädig
Gnom

GR

graben
Graf
Gramm
Gras
grässlich
Gräte
gratis
gratulieren
grau
greifen
Greis
grell
Grenze
Griechenland
Gries
Grießbrei
Griff
Grill
Grille
Grimasse
grimmig
grinsen
Grippe
grob
grollen
Groschen
groß
großartig
Großmutter
Großvater
Grube
grübeln
grün
Grund
gründlich

Grundschule
Gruppe
gruslig
grüßen

G-Silbeninitial

Auge
Bagger
biegen
fegen
Feige
Flagge
Fliege
fliegen
Flügel
Geige
Hagel
Igel
jagen
liegen
Magen
mager
Nagel
nagen
neugierig
pflegen
Roggen
sagen
Spiegel
Tage
Tiger
tragen
Vogel
Waage
Wagen
Wiege
wiegen
zeigen
Zeiger

G mit Konsonanten

abgeben
Alge
ärgerlich
ärgern
balgen
begegnen
Berge
besorgen
borgen
Folge
folgen
irgendwo
Morgen
nachgeben
vergessen
Wildgans

G Inlaut mit Konsonanten-verbindung

Magnet
regnen
umgraben
Vergnügen
wegnehmen
wegwerfen

NG mit Vokalen

Angel
bringen
düngen
Engel
fangen
Finger
gelingen
Hangar
hängen
Hunger
Junge
Klingel
klingen
lange
Ringelnatter
Sänger
Schlangen
schwingen
singen
springen
Stange
Wange
Zange
Zunge

NG mit Konsonanten

Angst
England
Hengst
hungrig
Pfingsten

K-Anlaut

Kabel
Kabine
Kachel
Käfer
Café
Käfig
kahl
Kahn
Kaimauer
Kaiser
Kajüte
Kalb
Kalender
kalt
Kamel
Chamäleon
Kamera
Kamin
Kamm
kämmen
Kampf
kämpfen
Kanal
Kaninchen
Kanister
Kanne
Kante
Kanu
Kapitän
Kappe
kaputt
Kapuze
Karawane
kariert
Karneval
Karpfen
Karte
Kartoffel
Karton
Karussell
Käse
Kasper
Kasse
Kassette
Kastanie
Kasten
Kater
Katze
Cowboy
kauen
kaufen
Kauffrau/Kauf-mann
Couch
Kauz
kehren
keimen
Kelle
Kellner
kennen
kentern
Kerl
Kern
Kerze
Kessel
Ketchup
Kette
Keule
kichern
Kiefer
Kies
Kilometer
Kind
Kinn
Kino
kippen
Kirche
Kirmes
Kirsche
Kissen
Kiste
Kittel
kitzeln
Koch/Köchin
Koffer
Kohl
Kombizange
komisch
kommen
Kommissar/in
Kommode
Kompass
Computer
Kompliment
kompliziert
Kompost
Kompott
Konditor
Konfetti
König
können
Kontinent
Container
Kontrolle
konzentrieren
Konzert
Kopf
Kopfweh
Koppel
Chor
Korb
Korn
Körper
kostbar
kosten
Kostüm
Kübel
Küche
Kuchen
Kuh
kullern
kümmerlich
Kunde/Kundin
Kunst
Künstler

künstlich
Kunststoff
kunterbunt
Kurbel
Kürbis
Kurs
Kurve
Currywurst
kurz
Cool
Cousin/Cousine
kuscheln
Kuss
küssen
Küste
Kutsche
Kutter

Lauthäufung
Kakao
Kaktus
Kaulquappe
Keks
Keramik
kicken
Kiosk
Kokosnuss
Korken
Cornflakes
Kuckuck
Kühlschrank
Küken

K und G in einem Wort

Campingplatz
Kanarienvogel
Känguru
Katalog
Kaugummi
Kegel
Kilogramm
Königin
Kotflügel
Kugel

K-Anlaut in Konsonantenverbindungen

KL
Klammer
Klang
klappen
klappern
klar
Klarinette
Klasse
klatschen
Clown
Klavier
kleben
Klebstoff
Klee
Kleid
Kleidung
klein
klemmen
Klempner
Klette
klettern
Klimmzug
klimpern
klopfen
Kloß
Klotz
Klub
klug
Klumpen

Kl und K
Lauthäufung
kleckern
Klecks
Klettergerüst
Klinik

KL mit NG oder NK in einem Wort

Klinge
Klingel
klingeln
klingen
Klinke

KN
knabbern
Knall
knallen
knapp
knattern
Knäuel
kneifen
Knete
Knie
Kniff
Knirps
knirschen
knistern
Knoblauch
Knöchel
Knochen
Knolle
Knopf
knorrig
Knospe
Knoten
knüpfen
knurren
knusprig

KN und K
Lauthäufung
Knäckebrot
knacken
knicken

KR
krabbeln
Krach
krächzen
Kraft
Krähe
Kralle
Kramladen
Kran
Kranz
Krater
kratzen
Krebs
Kreide
Kreis
kreischen
Kreisel
Creme
Kreuz
Kreuzotter
Krippe
kritzeln
Krone
Kröte
Krümel
krumm
Kruste

KR und K/G
Lauthäufung
Kragen
krank
Krankenhaus
kraxeln
Christkind
Krokodil
Krokus
Krug

KW (QU)
Quadrat
quaken
Qual
Qualität
Qualle
Qualm
Quark
Quartett
Quartier
Quarz
quasseln
Quatsch
quacken
Quecksilber
Quelle
quer
querfeldein
quetschen
quieken
Quirl
quietschen
Quitte
Quittung
Quiz

K-Inlaut

K zwischen Vokalen

Acker
backen
Bäcker/in
Brücke
Dackel
Decke
Dickicht
Ecke
Fackel
Hacke
Hecke
Jacke
knicken
lecken
Locke
Lücke
Mücke
Nacken
nicken
packen
Paket
Pauke
pflücken
Rücken
schicken
schmecken
schmücken
Schnecke
Schokolade
Socken
stecken
trocken
wackelig
wecken
Wecker
Zacke
Zucker
zudecken

K mit Konsonanten

Axt
Balken
Birke
Biskuit
Boxer
Dachs
Echse
Falke
Ferkel
Flughafen
Fuchs
Harke
Hexe
Keks
Maske
melken
mixen
Mixer
Muskatnuss
Muskel
Nelke
Nixe
parken
Taxi
Text
Vulkan
Wachs
wachsen
Wegweiser
welken
Wolke

NK-Inlaut

Anker
Blinker
danken
denken
dunkel
Enkel
Funke
funkeln
gelenkig
Henkel
Klinke
lenken
Onkel
Planke
schenken
Schinken
sinken
stinken
tanken

K-Auslaut

K nach Vokalen

Blick
dick
Druck
Fleck
Flug
Lack
Lok
Rock
Sack
Schmuck
Schreck
Sieg
Steg
Stock
Tag
Teig
Trick
Weg
Zug
Zweig

Lauthäufung

Geschmack
Picknick
Zickzack

K nach Konsonanten

Berg
Burg
Kalk
Mark
Park
Werk
Zwerg

NK-Auslaut

Bank
Dank
Fink
flink
Geschenk
krank
Rundfunk
Schrank

J-Anlaut

Ja
Jacht
Jacke
Jagd
jagen
Jäger
Jahr
Jahreszeit
Jahrhundert
Jähzorn
Jammer
Januar
jäten
Jauche
jauchzen
jaulen
jemand
jodeln
Joghurt
Johannisbeere
Jubel
jubeln
Jubiläum
Judo
Jugendherberge

Juli
jung
Junge
Juni
Jupiter
Jurist
Juwelier
Jux

J-Inlaut

J zwischen Vokalen

Boje
Kajak
Kajüte
Koje
Kojote
Neujahr

J mit Konsonanten

verjagen
verjubeln

CH1-Anlaut

Chemie
China
Chinese

CH1-Inlaut

CH1 zwischen Vokalen

Becher
brechen
Eiche
Fächer
kriechen
Küche
riechen
schleichen
Sichel
sprechen
stechen
streichen
vergleichen
Weiche
Zeichen

CH1 mit Konsonanten

Arche
berichten
besichtigen
dicht
echt
Fenchel
feucht
Fichte
fürchten
Gericht
Geschichte
Gesicht
Gewicht
Hecht
Kaninchen
Kirche
leicht
Lerche
leuchten
Leuchtturm
Licht
Märchen
München
nicht
Nichte
Pechvogel
rechnen
reich
Richter
richtig
schlecht
schnarchen
Specht
Veilchen
wichtig
zeichnen

CH1-Auslaut

CH1 nach Vokalen

dich
gleich
ich
mich
Pech
reich
Stich
Streich
Strich
Teich
weich

CH1 nach Konsonanten

Dolch
durch
Elch
Milch
Storch

CH2-Inlaut

CH2 zwischen Vokalen

brauchen
Buche
buchen
Drachen
fauchen
hauchen
Kachel
kochen
krachen
Kuchen
lachen
Sachen
Stachel
stachelig
stochern
suchen
Woche
wuchern

CH2 mit Konsonanten

Bachstelze
betrachten
Docht
Fracht
Frucht
Kochlöffel
Nachbar

Nacht
Schacht
Schachtel
schlachten
Schlucht
schluchzen
verkracht
verstaucht

CH2-Auslaut

auch
Bach
Bauch
Buch
Dach
doch
Fach
Geruch
hoch
Koch
Krach
Lauch
Loch
Rauch
Schlauch
schwach
Tuch
wach

R-Anlaut (Hinweis: |BR| siehe unter |B|, |FR| unter |F|, |DR| unter |D|, |TR| unter |T|, |SCHR/SPR/STR| unter |SCH|, |GR| unter |G|, |KR| unter |K|, |PR| unter |P|)

Rabe
Rache
Rad
Radiergummi
Radieschen
Radio
raffiniert
Rahmen
Rakete
Rand
Ranke
rasch
rascheln
rasen
Rasen
Rasse
Rassel
rasseln
Rast
raten
Rathaus
ratlos
Rätsel
Ratte
rattern
rau
rauben
Räuber
Raubtier
Rauch
räuchern
raufen
Raum
räumen
Raumschiff
Raupe
rauschen
sich räuspern
Rebe
Rebhuhn
rechnen
Recht haben
Rechteck
rechts
rechtzeitig
Reck
recken
Redakteur
reden
Regal
Regatta
Regel
sich regen
Regen
Regenbogen
Regenmantel
Regenwurm
Reh
reiben
reich
Reich
reichen
reif
Reifen
Reihe
Reiher
Reim
Reinigung
Reis
Reise
reißen
reiten
reizbar
reizen
Reklame
Rekord
rempeln
rennen
Rentier
Reptil
Respekt
Rest
restlos
retten
Rettich
Reue
Revier
Rezept
Rhythmus
Richter
Richtfest
richtig
Richtung
riechen
Riege
Riegel
Riemen
Riese
rieseln
riesig
Rille
Rind
Rinde
Ring
Ringelnatter
ringen
Rinne
Rinnstein
Rippe
Risiko
Riss
Ritter
Ritze
Robbe
Roboter
robust
Rock
Rockmusik
rodeln
roden
Roggen
roh
Rohr
Rolle
Roller
rosa
Rose
Rosine
Rost
rot
rubbeln
Rübe
rücken
Rücken
Rücklicht
Rucksack
rückwärts
Rudel
Ruder
rufen
Rügen
Ruhe
Ruhm
Ruine
Rummel/-platz
Rumpf
rümpfen
rund
Runde
Rundfunk
rundlich
runter
runzlig
runzeln
Rüpel
rupfen
Ruß
Rüssel
rußen
Rüstung
Rute
Rutsche
rütteln

R-Lauthäufung

radieren
rasieren
reagieren
Redakteurin
Reederei
renovieren
Reparatur
reparieren
Reporter
Reporterin
reservieren
Restaurant
Rhabarber
Richterin
rühren
Rührung
rundherum

R-Inlaut

R zwischen Vokalen

Beere
bohren
Dürre
Ehre
Fähre
fahren
Fuhre
führen
gierig
gurren
hören
irren
klirren
leeren
Möhre
murren
ernähren
Nahrung
Niere
Quere
scharren
Schere
schmoren
stören
störrisch
tierisch
während
Ware
wehren
zerren

R mit Konsonanten

Alarm
ankurbeln
arbeiten
Arche
ärgern
Arm
Arzt
Barsch
Bart
Berg
Birke
Birne
Burg
Bürste
Dorf
Dornen
dürfen
Durst
Erbse
Erde
Fahrt
Farbe
Ferkel
Ferne
Ferse
Fjord
fordern
Form
Forscher/in
Förster/in
Gardine
Garn
Garten

Gebärde
gehorchen
Gerste
Gurke
Gürtel
Harfe
Harke
Herd
Herde
Herz
Hirsch
Hirte
horchen
Horn
Hürde
Irrtum
Karpfen
Karte
Kerbe
Kern
Kerze
Kirche
Kirmes
Kirsche
Korb
Kordel
Kork
Korn
Körper
Kurbel
Kurve
kurz
Lärm
lärmen
Larve

Lerche
lernen
Märchen
Marder
Marke
Marmor
März
merken
Morgen
morsch
murmeln
Narbe
Nerz
Norden
Orden
Ordnung
Ort
Park
parken
Perle
Person
Pferde
Pfirsich
Purzelbaum
Quirl
Scherben
Schirm
schlürfen
schnarchen
Schwarm
Schwert
Sorge
Sorte
Sperling
Sport

stark
Stern
Stirn
Storch
Sturm
stürzen
Torte
Turban
Türkei
Turm
turnen
Urlaub
Ursache
versinken
Versuch
verzeihen
vierzehn
Vorsicht
vorsichtig
Vorsprung
vorwärts
warm
wärmen
Warnung
warten
Werbung
werfen
Wort
Würfel
Wurm
Wurst
Wurzel
würzen
Zorn
Zwerg

R-Auslaut

Bär
Bauer
Eier
er
fair
Feuer
Flur
für
Geier
Haar
Herr
Jahr

klar
Kür
Lauer
leer
Mauer
Meer
mehr
Mohr
Narr
nur
Ohr
Paar

quer
Reiher
Rohr
sauer
Schar
Schnur
Schur
schwer
Schwur
sehr
Star
Stier

Teer
teuer
Tier
Tor
Tür
Uhr
vier
vor
wer

H-Anlaut

Haar
Habicht
Hacke
Hafen
Hafer
Hagel
Hahn
Hai
Haken
Halbzeit
Hälfte
Halle
Hallo
Halm
Hals
Halt
Haltung
Hammer
Hampelmann
Hamster
Hand
handeln
Handschuh
Handwerk
Hang
hängen
Harfe
Harke
Harpune
Hase
Hauch
Hauptsache
Haus
Haustier
Haut
Hebel
heben
Hecht
Hecke
Hefe
Heft
Heide
Heidelbeere
heilen
Heiligabend
heilsam
Heilung
Heim
Heimat
Heimfahrt
heimlich
Heimweg
Heimweh
heiraten
heiser
heiß
heißen
heiter
Heizung
Held
helfen
hell
Helm
Hemd
Henne
Herbst
Herd
Hering
Herkunft
Herr
herstellen
Herz
herzlich
hetzen
Heu
heulen
Heuschrecke
heute
Hexe
Hilfe
hilfsbereit
Himbeere
Himmel
Hindernis
hinken
hinten
Hinweis
Hirsch
Hirte
Hit
Hitze
Hobby
Hobel
hoch
Hochwasser
Hochzeit
Hocke
Hocker
Hockey
Hof
hoffen
höflich
hohl
Höhle
holen
Holz
Honig
hoppla
hopsen
horchen
hören
Hörer
Horizont
Horn
Hornisse
Hose
Hotel
Huhn
Hülle
Hummel
Humor
humpeln
Hund
hundert
Hunger
hupen
hüpfen
Hürde
hurra
huschen
Husten
Hut
Hütte
Hydrant

H-Lauthäufung

Haushalt
Hochhaus
hochziehen
Höhe
Hoheit

H-Inlaut

H zwischen Vokalen

aha
Ahorn
Gehalt
Uhu

H mit Konsonanten

Eichhörnchen
Haushalt
herzhaft
Rebhuhn
Unterholz

2 Wortliste Vokale

A-Anlaut

Acker
Affe
Ampel
Amsel
Angel
Anhänger
Anker
Antenne
Antwort
Apfel
Applaus
Arm
Auge
Ausgang
Auto

A-silbenwertig

Abend
Ameise

E-Anlaut

Ei
Eiche
Eichel
Eidechse
Eile
Eimer
Eis
Empfänger
Ente
Erbse
Erdbeere
Erde
Essen
Elefant
Esel

E-silbenwertig

Efeu

I-Anlaut

Iltis
Indien
Imker
Immer
Inge
Insel
Iris
Irrtum

I-silbenwertig

Igel
Iglu

O-Anlaut

Obst
Ohr
Onkel
Otto
Orgel

O-silbenwertig

Ober
Ofen
Oma
Opa

U-Anlaut

Ulme
Ulrich
Umhang
Ungeheuer
Unterhemd
Ursula

U-silbenwertig

U-Bahn
U-Boot
Ufer

3 Wortschatzsammlung nach Artikeln

Nahrungsmittel

der	die	das
Apfel	Ananas	Bonbon
Blumenkohl	Apfelsine	Brot
Joghurt	Aprikose	Brötchen
Käse	Banane/Birne	Ei
Keks	Bohne	Eis
Kuchen	Brombeere	Fleisch
Pfirsich	Butter	Hähnchen
Pilz	Erbse	Kaugummi
Pudding	Erdbeere	Mehl
Reis	Frikadelle	Müsli
Rotkohl	Gurke	Obst
Saft	Heidelbeere	
Salat	Himbeere	
Zucker	Kartoffel	
	Kirsche/Kiwi	
	Mandarine	
	Marmelade	
	Melone	
	Milch	
	Möhre	
	Nudel	
	Nuss	
	Paprika	
	Pflaume	
	Schokolade	
	Suppe/Tomate	
	Torte	
	Weintraube	
	Wurst	
	Zitrone	
	Zwiebel	

Kleidung

der	die	das
Badeanzug	Badehose	Hemd
Bademantel	Bluse	Kleid
Gürtel	Hose	T-Shirt
Hut	Jacke	Unterhemd
Koffer	Jeans	
Mantel	Kappe	
Pullover	Krawatte	
Rock	Mütze	
Schal	Sonnenbrille	
Schlafanzug	Weste	

Tiere und ihre Lebensräume

der	die	das
Affe	Ameise	Eichhörnchen
Ameisenbär	Biene	Gehege
Bär/Eisbär	Ente	Kamel
Elefant	Gans	Krokodil
Esel	Giraffe	Lama
Fisch/Frosch	Höhle	Nashorn
Hahn	Katze	Nest
Hai	Kuh	Pferd
Hase	Maus	Reh
Hund	Mücke	Schaf
Igel	Muschel	Schwein
Krebs	Qualle	Stinktier
Löwe	Ratte	Wildschwein
Maulwurf	Raupe	Zebra
Papagei	Savanne	
Regenwurm	Schildkröte	
Schmetterling	Schlange	
Seehund	Schnecke	
Seestern	Spinne	
Stall	Steppe	
Storch	Weide	
Tiger	Wespe	
Tintenfisch	Wiese	
Vogel	Wüste	
Wal	Ziege	
Wald		
Zahn		

Fahrzeuge/Auf der Straße

der	die	das
Bagger	Ampel	Auto
Bahnhof	Eisenbahn	Boot
Ballon	Fähre	Dreirad
Bürgersteig	Haltestelle	Fahrrad
Bus	Lok	Flugzeug
Gabelstapler	Rakete	Motorboot
Hubschrauber	Straße	Motorrad
Kinderwagen	Straßenbahn	Polizeiauto
Krankenwagen	U-Bahn	Ruderboot
Lieferwagen		Schiff
LKW		Schild
Parkplatz		Taxi
Radweg		
Roller		
Trecker		
Zebrastreifen		
Zug		

Möbel/Einrichtung/Dinge im Haus

der	die	das
Bügel	Badewanne	Bett
Fernseher	Blume	Bild
Herd	Gardine	Bügeleisen
Hocker	Heizung	Handtuch
Kalender	Lampe	Klavier
Korb	Nähmaschine	Radio
Mülleimer	Pfanne	Regal
Ofen	Tasche	Sofa
Regenschirm	Toilette	Telefon
Schirmständer	Waschmaschine	Waschbecken
Schrank		
Schuhschrank		
Sessel		
Spiegel		
Stuhl		
Teppich		
Tisch		
Topf		

Nomen ohne Artikel einsetzbar

Gemüse	Nudeln	Schuhe
Handschuhe	Obst	Socken
Käse	Plätzchen	Sonnencreme
Kuchen	Reis	Waschpulver
Mehl	Sandalen	Zucker

4 Pluralformen

Pluralform mit /-s/

Meist Nomen, die auf a, i, o oder u enden, auch Abkürzungen und Fremdwörter aus dem Englischen

der		die		das	
LKW	LKW-s	CD	CD-s	Auto	Auto-s
Opa	Opa-s	Kiwi	Kiwi-s	Bonbon	Bonbon-s
Papa	Papa-s	Mama	Mama-s	Foto	Foto-s
		Oma	Oma-s	Handy	Handy-s
				Lama	Lama-s
				Polizeiauto	Polizeiauto-s
				Radio	Radio-s
				Sofa	Sofa-s
				Taxi	Taxi-s
				T-Shirt	T-Shirt-s
				Zebra	Zebra-s

Pluralform mit /-e/

Die meisten männlichen und sächlichen Nomen enden im Plural auf /-e/. Die männlichen Nomen haben oft einen Umlaut, die weiblichen immer.

der		die		das	
Tiere				*Tiere*	
Hai	Hai-e			Kamel	Kamel-e
Hund	Hund-e			Krokodil	Krokodil-e
Krebs	Krebs-e			Pferd	Pferd-e
Schmetterling	Schmetterling-e			Reh	Reh-e
Seestern	Seestern-e			Schaf	Schaf-e
Wal	Wal-e			Schwein	Schwein-e
Sonstiges				Stinktier	Stinktier-e
Arm	Arm-e			Wildschwein	Wildschwein-e
Pfirsich	Pfirsich-e			*Fahrzeuge*	
Pilz	Pilz-e			Boot	Boot-e
Regenschirm	Regenschirm-e			Flugzeug	Flugzeug-e
Rettungsring	Rettungsring-e			Klavier	Klavier-e
Stift	Stift-e			Motorboot	Motorboot-e
Teppich	Teppich-e			Ruderboot	Ruderboot-e
Tisch	Tisch-e			Schiff	Schiff-e
				Sonstiges	
				Bein	Bein-e
				Brot	Brot-e
				Regal	Regal-e

Pluralform /-e/ mit Umformung der Vokale zu Umlauten

der		die		das	
Tiere		*Tiere*			
Frosch	Frösch-e	Gans	Gäns-e		
Hahn	Hähn-e	Kuh	Küh-e		
Storch	Störch-e	Maus	Mäus-e		
Kleidung		*Sonstiges*			
Badeanzug	Badeanzüg-e	Bank	Bänk-e		
Hut	Hüt-e	Frucht	Frücht-e		
Rock	Röck-e	Hand	Händ-e		
Schlafanzug	Schlafanzüg-e	Nacht	Nächt-e		
Sonstiges		Nuss	Nüss-e		
Baum	Bäum-e	Stadt	Städt-e		
Bart	Bärt-e	Wand	Wänd-e		
Fuß	Füß-e				
Kopf	Köpf-e				
Korb	Körb-e				
Schatz	Schätz-e				
Stuhl	Stühl-e				
Turm	Türm-e				
Zaun	Zäun-e				

Pluralform mit /-er/

Die meisten neutralen Nomen enden im Plural auf /-er/, auch einige maskuline Nomen. Meist bei a, o oder u Veränderung im Plural zum Umlaut.

der		die		das	
Geist	Geist-er			Kind	Kind-er
				Ei	Ei-er
				Bild	Bild-er
				Schild	Schild-er
				Schwert	Schwert-er
				Brett	Brett-er
				Gesicht	Gesicht-er
				Gespenst	Gespenst-er
				Nest	Nest-er
				Kleid	Kleid-er

Pluralform /-er/ mit Veränderung der Vokale zu Umlauten

der		die		das	
Mann	Männ-er			Blatt	Blätt-er
Wald	Wäld-er			Buch	Büch-er
Wurm	Würm-er			Dach	Däch-er
				Dorf	Dörf-er
				Fach	Fäch-er
				Glas	Gläs-er
				Haus	Häus-er
				Horn	Hörn-er
				Huhn	Hühn-er
				Kalb	Kälb-er
				Lamm	Lämm-er
				Loch	Löch-er
				Rad	Räd-er
				Schloss	Schlöss-er
				Tal	Täl-er
				Wort	Wört-er

Pluralform mit /-n/ bzw. /-en/

Männliche Nomen der n-Deklination enden auf /-n/ bzw. /-en/ sowie die meisten weiblichen Nomen. Die Pluralform wird in dieser Gruppe fast immer ohne Umlaut gebildet.

der		die		das	
Tiere		*Tiere*			
Affe	Affe-n	Ameise	Ameise-n		
Bär	Bär-en	Biene	Biene-n		
Elefant	Elefant-en	Ente	Ente-n		
Hase	Hase-n	Giraffe	Giraffe-n		
Löwe	Löwe-n	Katze	Katze-n		

der		die		das	
		Mücke	Mücke-n		
		Ratte	Ratte-n		
		Raupe	Raupe-n		
		Schlange	Schlange-n		
		Schnecke	Schnecke-n		
		Spinne	Spinne-n		
		Wespe	Wespe-n		
		Ziege	Ziege-n		
		Lebensmittel			
		Apfelsine	Apfelsine-n		
		Aprikose	Aprikose-n		
		Banane	Banane-n		
		Bohne	Bohne-n		
		Brombeere	Brombeere-n		
		Erbse	Erbse-n		
		Erdbeere	Erdbeere-n		
		Gurke	Gurke-n		
		Himbeere	Himbeere-n		
		Kartoffel	Kartoffel-n		
		Kirsche	Kirsche-n		
		Melone	Melone-n		
		Möhre	Möhre-n		
		Schokolade	Schokolade-n		
		Tomate	Tomate-n		
		Torte	Torte-n		
		Weintraube	Weintraube-n		
		Zitrone	Zitrone-n		
		Zwiebel	Zwiebel-n		
		Kleidung			
		Bluse	Bluse-n		
		Hose	Hose-n		
		Jacke	Jacke-n		
		Kappe	Kappe-n		
		Krawatte	Krawatte-n		
		Mütze	Mütze-n		
		Sonnenbrille	Sonnenbrille-n		
		Möbel u.ä.		*Möbel u.ä.*	
		Badewanne	Badewanne-n	Bett	Bett-en
		Blume	Blume-n		
		Gabel	Gabel-n		
		Gardine	Gardine-n		
		Kanne	Kanne-n		
		Lampe	Lampe-n		
		Laterne	Laterne-n		
		Schere	Schere-n		
		Tasse	Tasse-n		
		Toilette	Toilette-n		
		Waschmaschine	Waschmaschine-n		

der		die		das	
		Körperteile		*Körperteile*	
		Nase	Nase-n	Auge	Auge-n
				Ohr	Ohr-en
		Sonstiges			
		Leiter	Leiter-n		
Sonstiges					
Pirat	Pirat-en				

Singular- und Pluralform bleiben gleich

Männliche und sächliche Nomen, die auf –er, -en, -el, -chen oder –lein enden, haben keine Pluralendung. Männliche Formen mit Vokalen a, o, u bekommen einen Umlaut.

der		die		das	
Tiere					
Esel	Esel				
Igel	Igel				
Tiger	Tiger				
Möbel u.ä.				*Möbel u.ä.*	
Becher	Becher			Fenster	
Bügel	Bügel			Messer	
Eimer	Eimer				
Hocker	Hocker				
Koffer	Koffer				
Löffel	Löffel				
Ritter	Ritter				
Sessel	Sessel				
Teller	Teller				
Sonstiges				*Sonstiges*	
Gürtel	Gürtel			Mädchen	
Knochen	Knochen				
Kuchen	Kuchen				
Pinsel	Pinsel				

Singular- und Pluralform gleich mit Veränderung des Vokals zum Umlaut

der		die		das	
Apfel	Äpfel				
Boden	Böden				
Garten	Gärten				
Vater	Väter				
Vogel	Vögel				

Anmerkungen und Quellen

1 ähnlich beschrieben in Kittel 2000
2 verändert nach Monschein 1998, 77, „Elefanten“
3 ähnlich beschrieben in Struck 1990, 42, Nr. 45 „Tauziehen“, 43, Nr. 48 „Gewichte heben und tragen“, 44, Nr. 49 „Knopfangelspiel“. – In ähnlicher Weise wird diese Übung dargestellt in Monschein 1998, 75 und Franke 2001, 77.
4 verändert nach Struck 1990, 14, „Slalom Pusten“
5 ähnlich beschrieben in Struck 1990, 30, Nr. 31
6 ähnlich in Lauer 2006, 4
7 ähnlich in Schnitzler 2008, 11
8 ähnlich in Lauer 1999a, 70, Übung 1–3
9 ähnlich in Löwe 1973, 58 f.
10 ähnlich in Lauer 1999a, 71, Übung 6
11 ähnlich in Lauer 1999a, 71, Übung 4, und Löwe 1973, 40 f.
12 ähnlich in Lauer 1999a, 71, Übung 8, und Löwe 1973, 85
13 ähnlich in Lauer 1999a, 72, Übung 1
14 ähnlich in Lauer 1999a, 72, Übung 4
15 ähnlich in Lauer 1999a, 96, Übung 1
16 ähnlich in Lauer 1999a, 97, Übung 8
17 ähnlich in Lauer 1999a, 98, Übung 1
18 ähnlich in Lauer 1999a, 99, Übung 4
19 ähnlich in Lauer 1999a, 99, Übung 5
20 ähnlich in Lauer 1999a, 99, Übung 7
21 ähnlich in Lauer 1999a, 100, Übung 8
22 ähnlich in Lauer 1999a, 82, Übung 1
23 ähnlich in Zimmer 2000a, 95
24 ähnlich in Lauer 1999a, 82, Übung 3
25 ähnlich in Lauer 1999a, 83, Übung 4–7, und Löwe 1973, 116 f.
26 ähnlich in Löwe 1973, 52 f.
27 erweitert nach Lauer 1999a, 78 f.
28 ähnlich in Arends 2005, S. 53
29 Seyd 1988
30 ähnlich in Löwe 1973, 42 f., 46–48, 62 f.
31 ähnlich in Löwe 1973, 66 f.
32 ähnlich in Olbrich 1989, 59 und Horsch/Ding 1981, 155
33 ähnlich in Löwe 1973, 49–51
34 ähnlich in Zimmer 2000a, 94 f.
35 ähnlich in Zimmer 2000a, 96
36 ähnlich in Arends 2005, 109/110 und Küspert/Schneider 2000, 39
37 ähnlich in Arends 2005
38 ähnlich in Lauer 2006, 109
39 ähnlich in Horsch/Ding 1981, 165
40 ähnlich in Christiansen 2002, 33
41 ähnlich in Küspert/Schneider 2006, 41
42 ähnlich in Lauer 1999a, 18
43 ähnlich in Lauer 1999a, 109, Übung 3 und 4
44 ähnlich in Lauer 1999a, 110, Übung 10
45 ähnlich in Lauer 1999a, 109, Übung 3
46 ähnlich in Lauer 1999a, 110, Übung 8
47 ähnlich in Lauer 1999a, 106, Übung 1 und 2
48 ähnlich in Monschein 2010, 64
49 ähnlich in Lauer 1999a, 106 f., Übung 3–7
50 Zollinger 1999 und Zollinger 2000
51 Zollinger 1990, 21
52 Szagun 1991a, 62–77, und Szagun 1991b, 37–53
53 Gotthardt 1998, 265
54 Kiese-Himmel 1995, 288
55 verändert nach Dannenbauer 1997, 6
56 Eisenberg/Linke 1996
57 Günther 1991, 176
58 ähnlich beschrieben in Baumgartner/Füssenich 1999, 99
59 „Logische Blöcke“ von Z. P. Dienes im Verlag Herder Freiburg. Hier gibt es Quadrate, Rechtecke, Kreise und Dreiecke jeweils in zwei Größen, zwei Stärken und drei Farben.
60 vgl. Ayres 1992
61 ähnlich beschrieben in Zimmer 2000a, 80, „Detektivauge“
62 ähnlich beschrieben in Zimmer 2000a, 123 und in Meier/Richle 1997, 74
63 ähnlich beschrieben in Meier/Richle 1997
64 ähnlich beschrieben in Zimmer 2000a, 125, „Roboterbewegungen“
65 ähnlich beschrieben in Pauli/Kisch 2003, 58
66 ähnlich beschrieben in Friedl 2001, 69
67 ähnlich beschrieben in Friedl 2001, 87

68 ähnlich beschrieben in Zimmer 2000a, 112, „Rückenbilder" und in Meier/Richle 1997, 39
69 ähnlich beschrieben in Herrmann-Röttgen 1995, D. 2.2e „Marionette"
70 ähnlich beschrieben in Zimmer 2000a, 128
71 ähnlich beschrieben in Herrmann-Röttgen 1995, D. 2.2b „Zwerg – Riese"
72 ähnlich beschrieben in Herrmann-Röttgen 1995, D. 2.2a „Dirigent"
73 ähnlich beschrieben in Coblenzer/Muhar 1999, 42 und in Herrmann-Röttgen 1995, D. 2.2c „Korb"
74 ähnlich beschrieben in Fischer-Voosholz/Spenthof 1996, 10
75 ähnlich beschrieben in Monschein 1998, 67 „Wieviele Karten schaffen wir?"
76 ähnlich beschrieben in Pauli/Kisch 2003, 48
77 ähnlich beschrieben in Pauli/Kisch 2003, 88 und in Huber/Giezendanner 2002, 41 „Vielfraß"
78 ähnlich beschrieben in Huber/Giezendanner 2002, 53 und in Dahms/Jäger 1978, 135
79 ähnlich beschrieben in Huber/Giezendanner 2002, 59 „Zauberseil" und in Pauli/Kisch 2003, 67
80 verändert nach Pauli/Kisch 2003, 89
81 verändert nach Pauli/Kisch 2003, 79
82 ähnlich beschrieben in Huber/Giezendanner 2002, 44 und in Pauli/Kisch 2003, 87
83 ähnlich beschrieben in Huber/Giezendanner 2002, 52 und in Pauli/Kisch 2003, 72
84 verändert nach Huber/Giezendanner 2002, 57
85 verändert nach Franke 2001, 120 „Diebe"
86 in Anlehnung an Dreher 1983, 20
87 verändert nach Monschein 1998, 33, „Dinosaurier"
88 ähnlich beschrieben bei Monschein 1998, 109, „Luftballon antippen"
89 verändert nach Monschein 1998, 26, „Der fleißige Esel"
90 verändert nach Monschein 1998, 96, „Der Zug fährt über Berg und Tal"
91 vgl. Dannenbauer 1984, Dannenbauer/Kotten-Sederqvist 1990 und Dannenbauer 1999
92 vgl. Clahsen 1982 und 1986
93 übernommen und leicht modifiziert aus Dannenbauer/Kotten-Sederqvist 1990, 40 und Dannenbauer 1999, 153
94 ähnlich beschrieben in Hansen 1996, 149
95 ähnlich beschrieben in Hansen 1996, 154ff.
96 ähnlich beschrieben in Dannenbauer 1999, 144
97 ähnlich beschrieben in Hansen 1996, 155
98 ähnlich beschrieben in Haffner 1995, 67
99 ähnlich beschrieben bei Homburg 1991, 138

Literatur

Adams, I., Struck, V., Tillmans-Karus, M. (2010): Kunterbunt rund um den Mund. Materialsammlung für die mundmotorische Übungsbehandlung. 9. A. Dortmund
Affolter, F. (2006): Wahrnehmung, Wirklichkeit und Sprache. 10. A. Villingen-Schwenningen
Arends, M. (2005): Holta di Polta. Pädagogisch-therapeutisches Übungsmaterial zur Förderung der phonologischen Bewusstheit. Leer
Aust-Claus, E., Hammer, P.-M. (2005/2020): Das A. D.S.-Buch. Neue Konzentrationshilfen für Zappelphilippe und Träumer. Ratingen
Ayres, A. J. (1992/2016): Bausteine der kindlichen Entwicklung. 2./6. A. Berlin

Balster, K., Zollitsch, P. (1995): Bewegungsanlässe fördern die Sprachentwicklung. Bewegung als Motor für das Sprechen. Förderschulmagazin 4, 31–33.
Baumgartner, S., Füssenich, I. (Hrsg.) (1999/2002): Sprachtherapie mit Kindern. 4./5. A. München/Basel
Böhme-Dürr, K. (1987): Fördert Sprachbewußtsein die Sprachentwicklung? Sprache und Kognition 4, 177–191
Brack, U. (Hrsg.) (1999): Frühdiagnostik und Frühtherapie. 2. A. München
Broich, I. (1999): Die dynamischen Voraussetzungen der Sprach- und Kieferentwicklung. Logos Interdisziplinär 7, 4, 244–255
Brügge, W., Mohs, K. (2009): Arbeitsheft zur Therapie der Sprachentwicklungsverzögerung. 3. A. München/Basel
Burhop, U., Determann, N., Dirks, S., Schmülling, R. (2005): Mundmotorische Förderung in der Gruppe. Der Berliner Therapieansatz. 3. A. München/Basel

Castillo-Morales, R. (1985): Die Behandlung von Kau-, Schluck- und Sprachstörungen bei behinderten Kindern mit der orofazialen Regulationstherapie. Zahnärztliche Mitteilungen 75, 9, 935–951
Christiansen, Ch. (2002): Förderung der Phonologischen Bewusstheit zur Vorbeugung von Lese-Rechtschreib-Schwierigkeiten. Übungskatalog für den Kindergarten und den Schulanfang. 3. A. Kiel
Clahsen, H. (1982): Spracherwerb in der Kindheit. Eine Untersuchung zur Entwicklung der Syntax bei Kleinkindern. Tübingen
Clahsen, H. (1986): Die Profilanalyse. Berlin
Clahsen, H. (1988): Normale und gestörte Kindersprache. Amsterdam/Philadelphia
Clausnitzer, R. (1998): Muskelfunktionsübungen im orofacialen Bereich. 4. A. Luzern
Coblenzer, H., Muhar, F. (1999/2002): Atem und Stimme. Anleitung zum guten Sprechen. 16./17. A. Wien

Dahan, J. (1985): Orale Wahrnehmung und Motorik. Fortschritte der Kieferorthopädie 46, 442–460
Dahms, A.-G., Jäger, U. (1978): Motorik und Sprache. Limburg
Dannenbauer, F. M. (1984): Techniken des Modellierens in einer entwicklungsproximalen Therapie für dysgrammatisch sprechende Vorschulkinder. Der Sprachheilpädagoge 16, 35–49
Dannenbauer, F. M. (1991): Vom Unsinn der Satzmusterübungen in der Dysgrammatismustherapie. Die Sprachheilarbeit 36, 202–209
Dannenbauer, F. M. (1997): Mentales Lexikon und Wortfindungsprobleme bei Kindern. Die Sprachheilarbeit 42, 4–21

Dannenbauer, F. M. (1998): Wenn Kinder keine Worte finden. Forum Logopädie 5, 12–16
Dannenbauer, F. M. (1999/2002): Grammatik. In: Baumgartner/Füssenich (Hrsg.): Sprachtherapie mit Kindern. 4./5. A. München/Basel, 105–161
Dannenbauer, F. M., Kotten-Sederqvist, A. (1990): Sebastian lernt Subj + Mod + XY + V (inf): Bericht von einer entwicklungsproximalen Sprachtherapie mit einem dysgrammatisch sprechenden Kind. Vierteljahreszeitschrift für Heilpädagogik und ihre Nachbargebiete 59, 27–45
Dreher, W. (1983): Studien und Übungen zur Sprachtherapie. Stuttgart

Eggert, D. (1997): Psychomotorisches Training. Ein Projekt mit lese-rechtschreibschwachen Grundschülern. 7. A. Weinheim/Basel
Ehlich, K. (Hrsg.) (1996): Kindliche Sprachentwicklung. Konzepte und Empirie. Opladen
Eisenberg, P., Linke, A. (1996): Wörter. Praxis Deutsch 139, 20–30
Esser, G. et al. (1987): Auditive Wahrnehmungsstörungen und Fehlhörigkeit bei Kindern im Schulalter. SprachecStimme – Gehör 11, 10–16

Fischer-Voosholz, M., Spenthof, U. (1996): Spaß, Erfolg und Grenzen bei der Behandlung oraler Dysfunktionen. Forum Logopädie 4, 9–13
Fox, A. (2011/2015): Kindliche Aussprachestörungen. Phonologischer Erwerb Differenzialdiagnostik Therapie. 6./7. A. Idstein
Franke, U. (2008/2016): Logopädisches Handlexikon. 8./9. A. München/Basel
Franke, U. (2001/2008): Artikulationstherapie bei Vorschulkindern. Diagnostik und Didaktik. 6./7. A. München
Friedl, J. (2001): Spielend die Sinne entdecken. Ravensburger
Frühwirth, I., Haslauer, C., Kalmar, M., Pratschner, E., Saßmann, M., Seifert, A., Weichart, K. (1998/2004): Die Spielewerkstatt der Wiener Sprachheilschule/TDLN. 2. A. Wien

Gleiniger, Ch., Ritterfeld, U. (1999): Was verstehe ich unter einer Sprachentwicklungsverzögerung? Ein Beitrag in drei Teilen. Teil 1: Forschungsanliegen, Methoden und drei Expertenmodelle. Logos Interdisziplinär 7, 1, 4–20. Teil 2: Drei weitere Expertenmodelle. Logos Interdisziplinär 7, 2, 84–95. Teil 3: Subjektive Theorien von TherapeutInnen. Logos Interdisziplinär 7, 3, 164–174
Gotthardt, E. (1998): Diagnostik und Therapie von semantisch-lexikalischen Störungen. Logos, Interdisziplinär 6, 4, 265–270
Grimm, H. (1994): Entwicklungskritische Dialogmerkmale in Mutter-Kind-Dyaden mit sprachgestörten und sprachunauffälligen Kindern. Zeitschrift für Entwicklungspsychologie und Pädagogische Psychologie 26, 35–52
Grimm, H. (2002/2012): Störungen der Sprachentwicklung. 2./3. A. Göttingen/Bern/Toronto/Seattle
Grohnfeldt, M. (1988): Sprachtherapie auf systemtheoretischer Grundlage. In: Sprache – Stimme – Gehör 12, 14–17
Günther, K. -B. (1991): Probleme der Diagnostik lexikalisch-semantischer Störungen. In: Grohnfeldt, M. (Hrsg.): Handbuch der Sprachtherapie. Band 3: Störungen der Semantik. Berlin, 167–195
Guthke, J., Wolschke, P., Willmes, K., Huber, W. (1992): Leipziger Lerntest – Diagnostisches Programm zum begriffsanalogen Klassifizieren (DP-BAK). Aufbau und Konstruktionseigenschaften. Heilpädagogische Forschung 18, 4, 153–161

Haberfellner, H. (1989): Überlegungen zur Therapie orofazialer Dyskinesien und Erfahrungen mit kieferorthopädischen Geräten. Krankengymnastik 41, 355–361
Hacker, D., Wilgermein, H. (2001): Aussprachestörungen bei Kindern. Ein Arbeitsbuch für Logopäden und Sprachtherapeuten. 2. A. München/Basel
Haffner, U. (1995): „Gut reden kann ich". Das Entwicklungsproximale Konzept in der Praxis – eine Falldarstellung. Dortmund

Hansen, D. (1996): Spracherwerb und Dysgrammatismus. Grundlagen, Diagnostik, Therapie. München/Basel

Hellrung, U. (1998): Diagnose und Therapie lexikalischer Störungen bei Kindern. Forum Logopädie 5, 5–11

Herrmann-Röttgen, M. (1995): Spiele zur Sprachtherapie. Wehrheim

Holle, B. (2011): Die motorische und perzeptuelle Entwicklung des Kindes. Ein praktisches Lehrbuch für die Arbeit mit normalen und retardierten Kindern. 6. A. München/Weinheim

Homburg, G. (1991): Konzepte und Ansatzpunkte der Dysgrammatismustherapie. In: Grohnfeldt, M. (Hrsg.): Handbuch der Sprachtherapie. Band 4: Störungen der Grammatik. Berlin, 113–143

Horsch, D., Ding, H. (1981): Sensomotorisches Vorschulprogramm für behinderte Kinder. Heidelberg

Huber, I., Giezendanner, C. (2002): „Oh je, die Spitze ist abgebrochen!". Dortmund

Kannengieser, S. (2012/2021): Sprachentwicklungsstörungen. 2./4. A. München

Kiese-Himmel, C. (1995): Die Wortschatzentwicklung im frühen Kindesalter. Logos Interdisziplinär 3, 4, 284–290

Kiese-Himmel, C. (1998): Taktil-kinästhetische Störung. Behandlungsansätze und Förderprogramme. Göttingen

Kiese-Himmel, C., Schiebusch-Reiter, U. (1995): Taktil-kinästhetisches Erkennen bei sprachentwicklungsgestörten Kindern – erste empirische Ergebnisse. Sprache & Kognition 14, 3, 126–137

Kittel, A. (2000/2012): Übungsblock für Myofunktionelle Therapie. 62 Übungsanweisungen. 7. A. Idstein

Krimm-von Fischer, C. (2002): Rhythmik und Sprachanbahnung. Material zur Förderung des entwicklungsgestörten und des behinderten Kindes. 4. A. Ravensburg

Küspert, P., Schneider, W. (2000/2008/2018): Hören, lauschen, lernen. Sprachspiele für Kinder im Vorschulalter. 2./6./7. A. Göttingen

Lauer, N. (1999a/2006/2014): Auditive Verarbeitungsstörungen im Kindesalter. Grundlagen – Klinik – Diagnostik – Therapie. 3./4. A. Stuttgart/New York

Lauer, N. (1999b): Ein neues Modell für die zentral-auditive Verarbeitung. Forum Logopädie 3, 24–26

Löwe, A. (1973/1997): Hörenlernen im Spiel. Praktische Anleitungen für Hörübungen mit hörgeschädigten Kleinkindern. 2./6. A. Berlin

Meier, C., Richle, J. (1997/2011): Sinn-voll und alltäglich. Materialiensammlung für Kinder mit Wahrnehmungsstörungen. 12. A. Dortmund

Monschein, M. (2010/2011/2018): Laute spüren – Reime rühren. Spiele zur phonologischen Bewusstheit. 2./9. A. München

Monschein, M. (1998/2008/2020): Die 50 besten Spiele zur Sprachförderung, 15. A. München

Motsch, H.J. (2010/2017): Kontextoptimierung. Evidenzbasierte Intervention bei grammatischen Störungen in Therapie und Unterricht. 3./4. A. München

Motsch, H.J. (1984): Sprachliches Imitationslernen – oder was nützt dem Kind ein gutes Sprachmodell? Vierteljahreszeitschrift für Heilpädagogik und ihre Nachbargebiete 3, 310–323

Motsch, H.J. (1986): Zusammenarbeit mit Eltern sprachentwicklungsgestörter Kinder. In: Bächthold, A. et al. (Hrsg.): Sonderpädagogik. Handlung – Forschung – Wissenschaft. Berlin, 209–226

Olbrich, I. (1989/2002): Auditive Wahrnehmung und Sprache. 3. A. Dortmund

Pauli, S., Kisch, A. (2003/2011): Geschickte Hände. Feinmotorische Übungen für Kinder in spielerischer Form. 9./12. A. Dortmund

Rothweiler, M. (1988): Ein Fall von Dysgrammatismus – eine linguistische Analyse. Frühförderung Interdisziplinär 7, 114–124
Rothweiler, M. et al. (1995): Spontansprachdiagnose bei Dysgrammatismus. Die Sprachheilarbeit 40, 331–350

Sarimski, K., Hoffmann, W., Süß, H. (1985): Entwicklungsdysphasie und Symbolgebrauch im Spiel. Zeitschrift für Kinder- und Jugendpsychiatrie 13, 354–361
Scheib, K., Rothmann, G. (1994): Nenne mir alle Tiere, die dir einfallen. Logos Interdisziplinär 2, 84–89
Schmidt, R.F., Thews, G. (1995/2019): Physiologie des Menschen. 26./32. A. Berlin
Schnitzler, C.D. (2008): Phonologische Bewusstheit und Schriftspracherwerb. Stuttgart/New York
Schöttl, W. (2013): Die cranio-mandibuläre Regulation. 2. A. Heidelberg
Seyd, W. (1988/2010): Sprache und Bewegung. 10. A. Villingen-Schwenningen
Steiner, F., Steiner, R. (2000): Die Sinne. Spielen – Gestalten – Freude entfalten. Förderung der Wahrnehmungsfähigkeit bei Kindern – Ein Arbeitsbuch für Kindergarten, Schule und Eltern. 5. A. Linz
Stengel, I., v.d. Hude, L., Meiwald, V. (2002): Sprachschwierigkeiten bei Kindern. Wie Eltern helfen können. 11. A. Stuttgart
Struck, V. (1990): Sprechwerkzeugkiste – 50 Mundmuskelspiele zur Vorbereitung von Artikulationstherapie und MFT. Leverkusen
Szagun, G. (1990): Die Konstruktion mentaler Begriffe am Beispiel des Begriffs Mut. Unterrichtswissenschaft 18, 368–381
Szagun, G. (1991a): Psychologische Perspektiven zum Erwerb von Wortbedeutungen. Der Deutschunterricht 43, 62–77
Szagun, G. (1991b): Zusammenhänge zwischen semantischer und kognitiver Entwicklung. In: Grohnfeld, M. (Hrsg.): Handbuch der Sprachtherapie. Band 3: Störungen der Semantik. Berlin, 37–53
Szagun, G. (2013/2019): Sprachentwicklung beim Kind. 5./7. A. Weinheim

Veit, S.E., Castell, H. (1992): Sprachproduktion und Sprachverständnis bei dysgrammatisch sprechenden Kindern. Zeitschrift für Kinder- und Jugendpsychiatrie 20, 12–21

Weinrich, M., Zehner, H. (201172016): Phonetische und Phonologische Störungen bei Kindern. Dyslalietherapie in Bewegung. 4./5. A. Berlin, Heidelberg
Wendlandt, W. (2015/2016): Sprachstörungen im Kindesalter. Materialien zur Früherkennung und Beratung. 7./8. A. Stuttgart
Wendler, J., Seidner, W., Eysholdt, U. (2014): Lehrbuch der Phoniatrie und Pädaudiologie. 5. A. Stuttgart
Winnicott, D.W. (2012/2019): Vom Spiel zur Kreativität. 13./16. A. Stuttgart

Zimmer, R. (2000a/2015): Handbuch der Sinneswahrnehmung. Grundlagen einer ganzheitlichen Erziehung. Freiburg/Basel/Wien
Zimmer, R. (2000b/2019): Handbuch der Psychomotorik. Theorie und Praxis der Förderung von Kindern. Freiburg/Basel/Wien
Zollinger, B. (1990): Frühtherapie spracherwerbsgestörter Kinder. Vierteljahreszeitschrift für Heilpädagogik und ihre Nachbargebiete 59, 1, 14–26
Zollinger, B. (1999/2015): Die Entdeckung der Sprache. 9. A. Bern/Stuttgart/Wien
Zollinger, B. (2000/2008): Spracherwerbsstörungen. Grundlagen zur Früherfassung und Frühtherapie. 8. A. Bern/Stuttgart

Sachregister